社 会 心 理 服 务 书 系

精神障碍的认知行为治疗：总论

李献云　著

JINGSHENZHANG'AI DE
RENZHI XINGEWEI
ZHILIAO: ZONGLUN

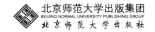

北京师范大学出版集团
BEIJING NORMAL UNIVERSITY PUBLISHING GROUP
北京师范大学出版社

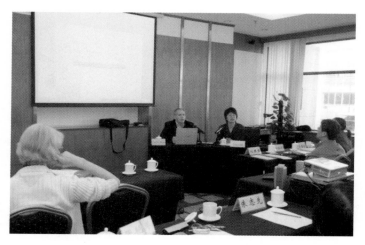

　　2008 年 10 月 6 日，基思·多布森（Keith Dobson，加拿大卡尔加里大学临床心理学教授，加拿大心理学会主席，世界认知行为疗法联合会主席）和李献云在北京上课

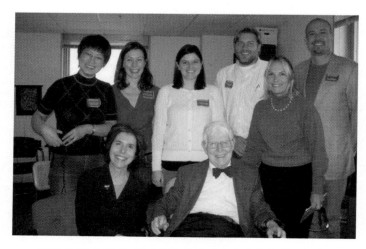

　　2009 年 10 月 20 日，贝克认知治疗研究院奖学金学员与艾伦·贝克（Aaron Beck，美国费城大学教授，认知治疗创始人）、朱迪思·贝克（Judith Beck，美国费城贝克认知治疗研究院主任，艾伦·贝克的女儿）和莱斯莉·索科尔（Leslie Sokol，心理学博士，美国费城认知治疗研究院培训部主任）于费城

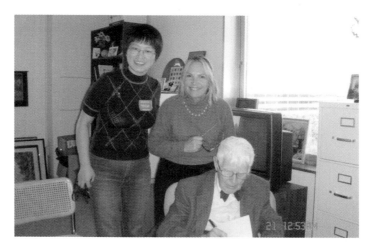

2009 年 10 月 21 日，李献云与艾伦·贝克和莱斯莉·索科尔于费城

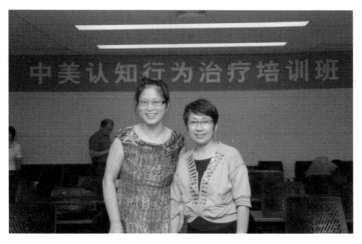

2012 年 6 月 25 日，李献云与叶丽琼（Annie Yip，香港理工大学护理学院教师，认知行为治疗督导师）于北京

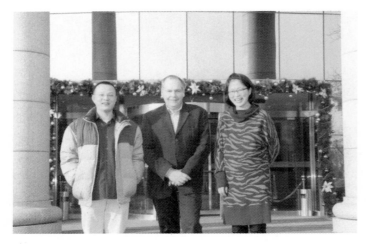

2013 年 12 月 6 日，李献云、基思·多布森和胜利（北京大学第六医院精神科医师）于北京

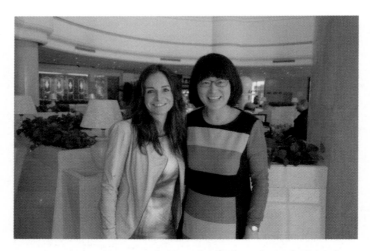

2014 年 5 月 28 日，李献云与莉莎·纳波利塔诺（Lisa Napolitano，美国纽约认知行为治疗／辨证行为治疗合伙咨询公司创始人及主任）于北京

感谢悉心教授和指导我学习认知行为治疗的老师、接受我治疗的患者以及给予我支持的家人、同事和领导！

正是因为有了他们，才有了我在认知行为治疗上的进步！

推荐序一

张　宁①

　　心理治疗起源于欧洲，是从精神病学发展而来的。心理治疗的出现有以下两个条件：一个条件是摆脱思想禁锢后，人们对人的认识逐渐加深，例如，西方社会在挣脱了宗教压制后的人性复活，产生了很多思想，其中精神分析就是一个极其大胆、富有创意的学说。另外一个条件是当时的治疗师对精神障碍的病因认识不清，同时治疗缺乏非常有效的手段。人们尝试了包括心理治疗在内的其他方法，而氯丙嗪、丙米嗪等真正具有治疗作用的药物是20世纪50年代后出现的，西方的心理治疗诞生之时没有实际意义上对精神障碍有效的治疗手段。在心理治疗界，精神分析学说自出现以来长期占据着统治地位，直到20世纪五六十年代站上巅峰。在精神分析学说站上巅峰的同时，心理治疗进入了一个短暂的调整发展时期。认知行为治疗和人本主义治疗就是于诞生这一阶段。其实它们的本意是反对精神分析学说的，后来经过不断地发展，同时又积淀了大量理论依据才逐渐成为独立的学说。

　　心理治疗最开始来源于精神医学，目的是治疗存在各种痛苦的患者。但是，由于心理治疗的思想是基于对人的认识而产生的，因此除了治疗外，对其他领域，如文学、艺术、教育等领域也同样产生了影

　　①　张宁，主任医师，教授，博士生导师，南京医科大学附属脑科医院副院长，南京神经精神病学研究所所长，国家临床重点专科（精神科）、江苏省重点学科（精神科）及江苏省临床重点专科（临床心理科）学科带头人，中华医学会精神病学分会副主任委员，中国医师协会精神科医师分会副会长，中国心理卫生协会认知行为治疗专业委员会主任委员，亚洲认知行为治疗协会主席，中国医师协会精神科分会认知行为治疗工作委员会主任委员。

响。一段时间以来，心理治疗作为干预手段的界限并不清晰。近期国内的一批青年学者，如王纯、马现仓等提出了"精神医学框架下的心理治疗"的概念。对此，我认为其核心是心理治疗应该针对具有精神医学意义的障碍，在目前的诊断体系下回归其"干预"本质。

中国的心理治疗发展走过了一条与欧美国家既相似，但又不完全不同的道路，只是过程缩短了。中国的心理治疗应该是改革开放以后才真正开始启动和发展的。当时的中国，摆脱了"文化大革命"的思想禁锢，思想得到了极大的解放，精神分析学说因其极具西方特点，差异化明显，受到人们的热烈追捧。进入 21 世纪后，由于精神医学得到了长足发展，病因学日益明确，药物治疗也得到了迅猛发展，以精神分析学说为代表的心理治疗不再受到精神医学界的广泛认可。然而，药物治疗虽然解决了大量严重的心理疾病，但是对于焦虑症、抑郁症等却效果欠佳，尤其是在症状得到控制后，对恢复患者的心理社会功能作用甚微。2000 年以来，心理治疗再次受到关注，但是，主角变成了认知行为治疗。

认知行为治疗（cognitive behavioral therapy，CBT）起源于美国，早期分别为认知治疗和行为治疗，20 世纪 70 年代组合成为认知行为治疗，现已成为世界范围内应用最多、循证证据最多、实用性最好的心理治疗方法。中国的认知行为治疗差不多起步于 20 世纪 80 年代，但是，由于多种原因并没有真正发展起来。经历了多年的积累，以及认知行为治疗界的多方努力，2008 年南京首次举办了全国认知行为治疗年会，至今已经举办了 6 届，而且参会人数逐年增加，规模已达 800人。认知行为治疗已经成为中国精神医学界应用最为广泛，患者获益最多的心理治疗方法。

李献云主任邀请我写这篇推荐序，我当时就欣然同意了。我非常赞赏她为推广认知行为治疗所做的努力和贡献。她作为一位精神科医生，是国内最早系统学习并推广认知行为治疗的学者之一，曾经做了大量的培训和推广工作，卓有成效。在《精神障碍的认知行为治疗：总论》一书中，她详细地介绍了认知行为治疗的基本理论和治疗干预技术，抑郁障碍、焦虑障碍和自杀的认知模型，认知和行为治疗的框架和具体原理，同时也采用人们熟悉的文学和艺术作品，如用《红楼梦》、样板戏、诗歌等举例。文笔犹如她本人一样，从容不迫，娓娓道来。我相信读者们可以从这本书中学习到很多认知行为治疗的知识和操作技巧，一定会有很大收获。

我愿意向大家推荐李献云主任的这本书，更加希望有更多的人参与到认知行为治疗中，希望有更多的临床心理学的学者成为认知行为治疗师，完善精神医学治疗体系，帮助更多的患者摆脱痛苦。让我们共同祝愿中国的认知行为治疗能发展得更好！

2021 年春节

于南京

推荐序二

基思·多布森博士[1]

认知行为治疗（CBT）自诞生之日起就飞速发展，现已成为世界范围内被使用最多的心理治疗方法。这种发展是因为它有坚实的证据支持，并且相对而言它对许多精神疾病的治疗效果好。此外，它可用来处理许多不同的问题，还适用于不同的文化和背景。这本书的作者作为中国真正的CBT权威人士之一，在书中系统介绍了CBT的基础知识和实践应用。李献云医生是中国最早亲自学习和实践CBT的专家之一，与此同时，她还向中国的同事和学员孜孜不倦地推广这种治疗模式。她也是最富实践经验和最熟练的CBT治疗师之一。这本书是根据她自身丰富的CBT经验编写的，重点介绍了CBT治疗常用的技术以及在具体案例中的应用。新接触CBT的读者和接受过培训并已经开始应用CBT的读者，将通过此书了解案例评估和治疗的架构、基本心理治疗技能、如何从CBT模型的视角概念化问题、CBT治疗中使用的关键干预措施以及如何将此治疗灵活地应用于拥有不同信念的患者。我特别把此书推荐给对心理治疗感兴趣的学生和从业者，也同时特别推荐给那些致力于寻求最佳医疗护理方法的医务人员。他们在临床上给患者多提供CBT治疗，就可能让患者获益更多。

---

[1] 基思·多布森博士（Dr. keith），加拿大卡尔加里大学临床心理学教授，世界认知行为疗法联合会主席（2019—2022年）。

目　录

前　言

　　美国的精神科医生艾伦·贝克（Aaron T. Beck）是认知治疗（cognitive therapy，CT）的鼻祖，他于 20 世纪 60 年代在美国宾夕法尼亚大学开创了认知治疗这一流派。作为精神科医生，他受训的心理治疗背景是精神分析疗法，但他在临床观察和研究中却发现，情绪障碍（抑郁障碍、双相障碍）患者和焦虑障碍患者的核心问题是思维障碍，就是患者对自己的经历或体验的解释有偏差，这种偏差在认知治疗中被称作认知歪曲、认知谬误或者认知陷阱。正是基于这一发现，他摒弃了精神分析治疗，创立了旨在纠正认知歪曲的认知治疗。

　　随着时间的推移及行为治疗（behavioral therapy，BT）的发展，贝克及相关学者又将行为治疗融入认知治疗，形成了风格独特的认知行为治疗（CBT）。认知行为治疗中的行为治疗特别强调行为实验前和实验后，患者在认知方面的收获或改变，而非单纯强调行为改变。目前 CBT 已成为循证的多种精神障碍治疗指南推荐使用的一线治疗方法，如抑郁障碍、焦虑障碍、进食障碍、躯体形式障碍、强迫障碍、创伤后应激障碍、人格障碍等。双相障碍和精神病性障碍的治疗指南也推荐在药物治疗的基础上合并使用 CBT，或者在拒绝药物治疗的患者中使用 CBT。对于躯体疾病共病精神心理问题或精神障碍以及儿童精神障碍，CBT 的疗效也非常显著。

　　贝克的认知行为治疗虽然将 BT 结合进去了，但它依然充满着浓郁的 CT 色彩。它始终强调对歪曲的认知或功能失调性认知（又被称作"适应不良性认知"）的识别、挑战与改变。无论是通过苏格拉底式提问直接挑战认知（想法），还是通过行为实验（或暴露）来获得对实验之前假设（认知）的检验，最终都会落脚在认知的转变上。读者如果想更好地理解这一点，就需要首先了解贝克的认知理论。

贝克的认知理论认为个体的精神障碍或心理障碍与功能不良性自动化思维有关，也就是个体如何看待其特定的经历或体验（这种对经历或体验的看法、解读、解释即自动化思维，属于认知的范畴）影响了他的情绪、行为和生理反应（即症状），简单来说就是想法（或认知）影响情绪、行为和生理症状；将个体的功能不良性自动化思维改变为功能适应性的，就可改善症状；个体功能不良性自动化思维与其功能不良性信念被激活有关（中间信念和核心信念，即一个人的人生观与价值观），而信念又是个体基于既往经历习得形成的，并在特定情形下被激活。如果能够通过治疗进一步改变或调整个体的功能不良性信念，就可导致个体症状持久的改善，进而预防个体精神障碍的复发或降低精神障碍复发的概率。在 CBT 早期，认知治疗侧重于质疑、挑战自动化思维和行为激活；在治疗的中后期则侧重于信念的调整。

我真正系统学习 CBT 是从 2008 年开始的，时间不长也不短。我当时刚作为访问学者从美国哈佛医学院学习一年归来，就被直接安排承担北京心理危机研究与干预中心的第一届中美 CBT 督导师培训班的所有工作。举办这个培训班需要跟美国或其他国家 CBT 领域的专家沟通，并邀请合适的专家来北京授课。这个 CBT 督导师培训班开始于 2007 年，也就是我去哈佛医学院的那一年。起初举办这个培训班的目的是培训一批国内的认知行为治疗督导师，以便他们能够作为种子在不同的省份生根发芽。他们一方面自己能够开展 CBT 治疗工作，另一方面也能够带动和培养身边的同行来学习和掌握 CBT。这一愿景非常美好，但实际举办 CBT 培训班后我们才发现其实我们还需要一步一步来。只有先培训出合格的 CBT 治疗师，才有可能培训出合格的 CBT 督导师，跨越式地直接将不懂 CBT 的精神科医生、心理治疗师和心理咨询师培训成 CBT 督导师的难度很大。我们有时会为一个英文单词的中文意思争论很久。尽管这个词语大家都认识，但对它在 CBT 中对应的确切意思却不明确，因为在座的人当中谁都没有见过真正合格乃至优秀的认知行为治疗实际上是如何开展的，国内也没有可以求教的合格的认知行为治疗老师。

　　第一届 CBT 培训从 2007 年到 2011 年持续了 5 年，共 8 期，一般每年举办 2 期。第一年 2 期培训，每期培训 8 天；2008 年开始每期培训 3 至 6 天，一般为 5 天。在培训班以外的时间，我们尽力安排学员参加黄富强教授组织的网上小组案例督导和个别学员提出的一对一案例督导。第一届培训班老师有来自美国的唐纳·苏达克（Donna Sudak）、丹尼斯·特尔奇（Dennis Tirch）和莉萨·纳波利塔诺（Lisa Napolitano）博士，来自加拿大的基思·多布森教授，来自我国香港的黄富强教授、黄炽荣教授、张婵玲老师和陈皓宜（Cindy Chan）老师，以及来自长沙的道家认知行为治疗的张亚林教授和曹玉萍教授。2007 年第一期培训班经过筛选的学员将近 30 人，到最后完成五年全部培训的学员不足 10 人。幸运的是，第一届培训班结束后不久，先后有两名学员获得了美国认知治疗研究院（Academy of Coynitive Therapy）颁发的认知行为治疗师资格证书，在这之前我国大陆地区从来没有人获得过此类证书。

　　在总结第一届培训班经验教训的基础上，我们从 2012 年开始调整培训策略，开设每届 2 年、每年 2 期、每期 5 天的中美认知行为治疗师培训班。到 2019 年，我们已连续举办了 5 届培训班。目前已是第六届培训班。第二、三届的培训老师有来自加拿大的基思·多布森教授，来自美国的莉萨·纳波利塔诺博士、莱斯莉·索科尔（Leslie Sokol）博士和克里斯蒂娜·赖莉（Christine E. Reilly）博士，来自我国香港地区的叶丽琼（Annie Yip）老师，以及我和我的同事梁红。每期培训班期间，我们用晚上的时间为学员举办小组案例督导。在培训班以外的时间，我们为有需求的学员联系老师，提供个案督导。

　　我从小接受的是辩证唯物主义教育，又接受了 5 年制的生物学模式浓厚的医学本科教育。尽管研究生教育开始越来越强调医学的生物—心理—社会模式，但还是以生物学模式为主。我曾经一直将心理治疗当作一种唯心的、非科学的东西看待。不过，日常的精神科临床工作及走街串巷的自杀学研究工作让我思索很多，我开始越来越认识到我所习惯的精神科医生的诊断、药物治疗及对患者进行说服教育这套模式的不足。学校教育让我相信科学。他人的研究结果在不断展示着 CBT 的临床效果，工作要求我接手举办 CBT 培训班。于是，我就在这种对 CBT 存在怀疑的情况下踏上了学习 CBT 之路。

从 2008 年开始，我既是 CBT 培训班的组织者，负责协调安排培训班的相关事宜，又是第一届培训班的学员。考虑到自己作为培训班的组织者和实践者，有必要接受美国方面的系统培训，于是在莉萨博士的推荐下，我申请了美国贝克认知治疗研究所的奖学金，成为 2009—2010 年美国贝克认知治疗研究所的 CBT 校外培训项目奖学金学员。我去美国费城贝克认识治疗研究所参加了三期培训班，有幸跟艾伦·贝克教授、朱迪思·贝克(Judith Beck)博士一起共进中餐、晚餐，与艾伦·贝克教授对话，聆听朱迪思·贝克博士、莱斯利·索科尔博士和其他老师的授课，观看艾伦·贝克教授的治疗示范和聆听他治疗示范后的答疑。我的英文并非那么流畅，不能像听说中文一样自如。我需要克服时差反应，于是晚上服用安眠药，白天喝冰水抑制瞌睡。虽不能 100% 掌握学习内容，但这样磕磕碰碰地努力听讲也使自己收获颇丰。

在这一年中，我接受了贝克认识治疗研究所安排的莱斯莉·索科尔博士每两周一次的一对一案例督导。我在做治疗之后将录音转化成中文逐字稿，再翻译成英文逐字稿。只能两周进行一次督导，因为一周一次根本完不成。可是半年的督导过去了，我却依然难以成为一个合格的 CBT 治疗师。考虑到我的语言问题，莱斯莉·索科尔博士将我推荐给了香港的吴文建老师。由于不需要花时间转写逐字稿和翻译成英文，因此督导就变成了一周一次，交流也顺畅了很多。可是又是半年过去了，我依然没有成为一个合格的 CBT 治疗师。当时的吴文建老师工作繁忙，无法继续为我督导，在我的要求下，吴老师推荐了叶丽琼做我的督导老师。接着进行了为期一年的一周一次的督导，其间给我提供案例督导的还有卡尔加里大学心理学系的基思·多布森教授。这些老师为我的成长付出了不少心血，他们的悉心指导成就了今天的我。

从 2008 年初到 2012 年 6 月，我组织 CBT 培训班、参加面授培训班、读英文 CBT 书籍、观看英文治疗示范录像、做 CBT 治疗、接受一对一案例督导、为其他学员答疑解惑、承担部分授课内容，以及将 CBT 治疗的内容应用于自己的生活、工作，其中的曲折与艰辛很难用文字来形容。我也曾经无数次怀疑自己能否真正掌握 CBT 或者是否适合成为一个认知行为治疗师。看起来、读起来那么简单的内容，怎么做起来就那么难呢？我的负性自动化思维也曾让我动摇，但我性格中不撞南墙不回头的一面发挥了作用，我就那么坚持着。我最终取得了美国贝克认识治疗研究所的培训合格证书，并获得了美国认知治疗研究院认证的认知行为治疗师资格证书。更为重要的是，在这个过程中，我发现了自己真正热爱的领域。以前的我只是做着我该做的事情，无论喜欢与否，只是在努力地履行自己的职责，走一步算一步，并没有清晰的个人职业生涯发展方向。我的这段经历告诉我，只有去行动、去做才更有机会发现自己真正喜欢的是什么。即使在获得培训合格证书之后，我依然不时地接受叶丽琼、莱斯莉·索科尔和基思·多布森老师们的案例督导，不断提高 CBT 治疗的水平。

谈了这么多，我只是想强调，CBT 看起来容易，做起来难，需要持之以恒地学习、实践、接受督导提高、再实践练习与学习，如此循环往复。只有经过了量的积累才能促成质的飞跃。任何期望走捷径或者期望短期内就掌握 CBT 治疗是不现实的，就像我们的患者希望经过一两次的治疗就帮他解决问题、使他痊愈一样，那只是小概率或者罕见事件。

如前所述，即使在有一对一案例督导的情况下，我依然很长时间游走在掌握 CBT 要领的边缘，经过数年的学习与实践后才逐步掌握了 CBT 理论模型和核心技术的规范。此外，一个很重要的因素是，我很喜欢朱迪思·贝克博士的《认知疗法基础与应用（第 2 版）》这本书。我曾反复阅读这本书，也读过 CBT 领域的其他英文书籍，观看治疗录像以及阅读一些中译本 CBT 书籍，模仿着做 CBT 治疗，这些书籍和录像对我的帮助很大。可是，鉴于将国外的英文书翻译成中文书时，翻译者往往更擅长英文而非 CBT 治疗，所以其中一些 CBT 治疗的精髓很难被翻译出来。哪怕是阅读 CBT 英文原版书，因为文化背景不同，对于习惯中文表达的读者来说，书中的一些表达习惯和内容也很难让国内的大多数读者有一个完整的印象。由此我深刻地体会到，我需要撰写一本基于中文实践且面向中国患者开展的认知行为治疗图书，这样才能让更多的同行在学习 CBT 的时候少走弯路，有模板可以学习，缩短学习时间，提高学习效率。

在序言最后想谈的是，我之所以拿出勇气写这本书，并非认为自己做得已经很好了，尽管我的认知行为治疗得到了国际上知名专家莱斯莉·索科尔、基思·多布森和艾伦·布瑞思（Aaron Brass）的充分认可，也得到了国内同行和学员的认可。我只是想把我在学习 CBT 过程中的经验教训与大家分享，使大家在学习 CBT 的路途中避免走我走过的弯路，从而能够跟大家一起在国内继续学习乃至将 CBT 发扬光大。于是，我就结合我的治疗案例和学习历程，结合国内 CBT 初学者在心理学与精神科领域知识与技能的现状，在参考其他学者的 CBT 书籍的基础上，撰写了这本书。希望这本书能够深入浅出地介绍 CBT，能成为国内同行初学 CBT 的助手。

当然，我期望自己能够像艾伦·贝克教授、朱迪思·贝克博士、莱斯莉·索科尔博士和基思·多布森教授那样，做 CBT 治疗时一气呵成，如行云流水般自然妥帖，这依然是我奋斗的目标。我在没有实现自己目标之前就敢于写书与诸君分享，只是想传达一个理念"没有完美无缺的心理治疗，没有完美无缺的治疗师，世上从来没有完美无缺的人或物"。我们只有坦然认可、接纳并面对自己的不足，才能朝向期望的目标迈进。也只有迈出了前进的步伐，承受着来自自己和他人的不满意甚至指责，朝着目标不断修正自己并努力向前，才有可能部分接近乃至实现自己的理想。剩下的就是，接纳各方面离完美依然很远的自己。

第一章

认知行为治疗概述

　　20 世纪上半叶精神分析一统心理治疗的天下，但从 20 世纪 20 年代开始行为主义萌芽并发展壮大，行为治疗于 20 世纪 50 年代左右（behavioral therapy，BT）蔚然成风。与此同时，认知科学的研究也日渐取得进展，认知治疗（cognitive therapy，CT）就在 20 世纪 50 年代应运而生。比如，美国临床心理学家阿尔伯特·艾利斯在学习精神分析之后，开始质疑经典分析方法的有效性并对其感到失望，于是开始在心理治疗中实验使用更积极、更具指导性的治疗技术，并于 20 世纪 50 年代末和 60 年代早期创立了理性情绪治疗（rational emotive therapy，RET），随后被称作理性情绪行为治疗（rational emotive behavior therapy，REBT），这是认知行为治疗（CBT）流派的一个主要分支。艾利斯创立的 REBT 的核心内容就是假设人类的思维和情绪显著相关。他的理论模型被称作 ABC 模型，即认为个体的症状是个体对其特定诱发经历或事件（A）所持的非理性信念系统（B）的结果（C）。治疗的目的就是识别和挑战个体在情绪紊乱时出现的非理性信念。艾利斯确定了 12 种非理性的信念，这些信念要么不符合现实情况，要么属于绝对化的期望。他在 REBT 中将认知、情绪和行为治疗整合在一起，通过科学地提问、挑战和争辩这种经典逻辑方式，来帮助个体将其非理性思维转变为理性思维，这样个体的情绪困扰就会减轻、持续缓解乃至消失。所以辩论是 REBT 的核心技术。此外，REBT 的技术还包括自我监测想法、阅读治疗、角色扮演、榜样示范、理性情绪想象、放松技术、操作性条件反射、技能训练等。治疗的主要目标是关注个体的自我利益、社会利益、自我指导、忍受自己和他人、灵活性、接纳不确定性、投入关键事情、接纳自我、科学思考以及采用非乌托邦的视角看待生活。如果个体能够采纳这种理性的哲学态度，就会较少体验到情绪困扰。

与艾利斯几乎处于同一时代的美国费城精神科医生艾伦·贝克，也同样是在学习精神分析之后开始质疑精神分析流派对于神经症的理论解释。比如，精神分析理论认为，抑郁症是个体的敌意内化指向自我的结果，抑郁症患者有遭受痛苦的需求。但艾伦·贝克通过观察研究抑郁症患者和其他精神障碍患者，发现结果并非如此，而是患者的思维模式表现为系统性的歪曲，于是他将这种系统性的思维歪曲命名为认知歪曲，比如，妄下断论、选择性概括、以偏概全、夸大和缩小等，于是他在 20 世纪 60 年代提出并创立了认知治疗。认知治疗最初应用的对象是抑郁症患者，然后逐步扩展到焦虑障碍、强迫障碍、应激相关障碍、双相障碍、人格障碍、物质使用障碍、进食障碍、精神病性障碍、睡眠障碍、婚姻问题、愤怒敌意、危机管理等许多领域。他本人及后人对认知治疗开展了很多研究，证实了认知治疗的效果。这才使得认知治疗成为多种精神障碍的一线治疗方法。

认知理论强调的是，个体歪曲的思维和对事件不符合现实的认知评价可以引起个体的负性感受（情绪）和不良行为，即个体如何看待现实、环境或内外部事件决定了其情绪状态和所采取的行为。同时，认知理论也认为，个体的认知、情绪和行为之间是相互影响的，任何一个方面的变化可以导致另外两个方面的相应变化。贝克的认知治疗的主要目标是将个体对生活事件歪曲的评价替换为合理的、符合现实的或适应性的评价，从而缓解其情绪、行为和生理方面的症状，恢复其功能，这与艾利斯的理性情绪治疗相似；但不同的是，贝克的认知治疗采用的方式是苏格拉底式提问，即引导性发现，着重于在合作联盟的基础上启发个体思考产生替代思维，而艾利斯的理性情绪治疗着重于通过辩论使个体产生替代思维，后者给个体的压力更大。到 20 世纪八九十年代，认知治疗和行为治疗逐渐融合，形成了认知行为治疗。不过，贝克一脉的认知治疗虽然与行为治疗结合起来了，但其认知行为治疗也比较独特，即哪怕进行的是行为治疗，也特别强调在行为实施前后以及过程中个体认知上的收获和转变。

在认知行为治疗流派中，除了上述两个大的分支之外，还有很多其他分支，比如，有着重于通过改变认知和应对策略来改变显性行为的认知行为调整（cognitive-behavioral modification），有主要用于处理青少年心理问题的自我指导训练（self-instructional training，SIT），有应激免疫训练

（stress inoculation training），有系统理性重建（systematic rational restructuring，SRR）和焦虑管理训练（anxiety management training，AMT）等自我控制治疗（self-control treatment），有问题解决治疗（problem-solving therapy，PST），有结构化与建构主义者心理治疗（structural and constructivist psychotherapy）等。这些认知行为治疗分支都是在 20 世纪六七十年代及以后创立的。

进入 20 世纪七八十年代及以后的阶段，认知行为治疗流派又涌现了新的治疗方法，比如，辩证行为治疗（dialectical bechavior theary，DBT）、接受与承诺治疗（acceptance and commitment therapy，ACT）、正念治疗（mindfulness therapy）等，这些治疗方法形成了认知行为治疗的第三次浪潮。在心理治疗领域，相对于精神分析治疗而言，行为治疗的出现是第一次浪潮，认知治疗以及行为治疗与认知治疗的结合形成了心理治疗的第二次浪潮，在认知行为治疗基础上涌现的上述新的治疗方法形成了第三次浪潮。对前人乃至伟人有质疑是人类不断取得进步的动力源泉，当然质疑的前提是需要今人真正了解前人所创立的某个领域。如此才能发现其不足或局限性，也才能在此基础上有所创新，从而推动这一领域继续向前发展、诞生出新的领域。心理治疗的发展亦是如此。

这本书介绍的是艾伦·贝克一脉的认知行为治疗，因为我受训的背景和提供的心理治疗都是基于此。并且此书也模仿了朱迪思·贝克的《认知行为治疗：基础与应用》一书的结构，结合我这些年在临床实践、教学培训和案例督导中获得的经验与宝贵的教训，考虑到国内学习心理治疗的专业人员的背景的优势与劣势，比如，缺乏扎实心理学训练但医学背景强的精神科医师、精神科护士和其他专业的医师，一大批医学和心理学专业背景均不强但对心理学有浓厚的兴趣且是速成培训出身的心理咨询师，了解理论但缺乏实践经验的大学心理学毕业的人员和社工等，希望将我所喜爱的认知行为治疗介绍给那些可能或已经对认知行为治疗感兴趣的人，将初学者快速引入门，从而推动更多的专业人员在中国这片土地上更多地应用、推广、研究乃至发展认知行为治疗。

现实中人们对认知行为治疗存在着各种各样的误解。认知行为治疗看起来、听起来都很简单，甚至可以说是平淡无奇，缺乏高深难懂且拗口的理论。因此一部分人在粗浅地了解认知行为治疗后就对其产生误解，认为认知行为治疗无非是自欺欺人、掩耳盗铃，或者将认知行为治疗简单地看作从好的方面想、不想不好的方面等；也有一部分人认为认知行为治疗那么简单，只适合临床上简单的案例，不适合处理复杂案例；还有一部分人把认知行为治疗看作与患者辩论，说服患者改变其既往想法。但一个人只有真正掌握了认知行为治疗之后才会发现这些误解害人不浅。掌握认知行为治疗这一心理治疗方法并非易事，持续地阅读相关书籍、接受培训、实践和接受案例督导并将它应用于自己的生活中是真正掌握这一治疗方法的唯一秘笈，如此也才能有机会发现自己原来对认知行为治疗的误解是如何把自己引向误区的。认知行为治疗的理论模型不仅适合于精神障碍患者，而且适用于生活在这个世界上的每一个人。

一、认知理论

在《美国精神障碍诊断与统计手册（第五版）》中，精神障碍的定义如下：精神障碍是一种综合征，其特征是个体出现临床上明显的认知、情绪调节或行为紊乱，这种紊乱反映了潜在的心理功能在心理学、生物学或发育过程中的功能不良。精神障碍通常与显著的困扰或者社交、职业或其他重要活动方面的功能障碍有关。那么，认知理论或认知模型是如何看待精神障碍的呢？

艾伦·贝克的精神病理学认知模型认为，个体的心理障碍或精神障碍与其功能不良性认知有关；个体如何看待自己的经历（自动化思维）影响其情绪、行为和生理反应，即思维或认知影响情绪、行为和生理反应；个体学会将其功能不良性思维改变为功能适应性思维，就可改善其情绪、行为和生理症状；如果个体能够将导致功能不良性思维出现的功能不良性信念改变为功能适应性信念，就可导致症状更持久的改善并预防精神障碍的复发。见图 1-1。

认知模型中有三个基本的假设，即认知活动影响行为、情绪和生理症状，认知活动是可以被监测和改变的，可以通过改变认知来影响并达到所期望的行为、情绪和生理症状的改变。实际上，研究和实践经验证实，不仅认知可以影响行为、情绪和生理症状，而且认知、行为、情绪和生理症状之间是相互影响的关系。修正后的贝克认知模型见图 1-2。任何一个方

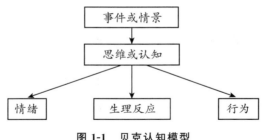

图 1-1　贝克认知模型

面的改变，可以带动其他三个方面相应的变化。比如，我们正在做被人追杀而逃跑的噩梦，这是头脑中的认知和行为，惊醒后有紧张、恐惧等情绪反应，同时会出现心跳加速、大声喘气、憋气、手心与额头出汗等生理症状；当我们做"白日梦"的时候，我们会感受到愉悦的情绪，有笑出声的行为，身体肌肉呈放松状态；我们本来非常郁闷，如果跟朋友一起畅聊或者出去走走，郁闷的心情和身体上的不舒服就会减轻或者消失，人就会变得不再那么消沉悲观，似乎比之前更能看到希望或者好的方面；抑郁的人在服用抗抑郁药两周之后，在情绪和生理症状改善的同时，有目的的行为也会增多，悲观负性的认知也会改善。精神卫生和心理学领域的同行，如果想成为一名合格的认知行为治疗师，需要在日常生活中留意观察自己的情绪、行为和生理反应的变化与认知的关系，并养成习惯，才能有助于自己养成在与患者接触的过程中用认知理论模型来思考的职业惯性。因为认知治疗鼻祖艾伦·贝克说过，认知行为治疗师只有充分理解心理病理学的认知模型，才能在临床上有效地应用认知行为治疗。

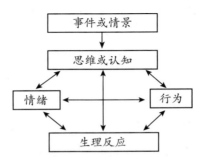

图 1-2　修正后的贝克认知模型

二、什么是认知治疗和认知行为治疗

艾伦·贝克在《抑郁症的认知治疗》一书中写道，认知治疗是一种用于治疗多种精神障碍（如抑郁症、焦虑症、恐怖症、疼痛问题等）的主动的、有指向性、有时间限制且结构化的方法。它依据的理论就被称为认知理论，即个体的情绪和行为主要受到个体看待这个世界的方式（认知）的影响，个体的认知（在其意识流中出现的语言或画面）受其态度和假设（图式）的影响，态度和假设是个体在其既往经历基础上形成的。

认知治疗是贝克在有关抑郁症的精神病理学的认知模型的基础上发展起来的。认知治疗是一种相对短期、以目前问题和目标为取向的、结构化的心理治疗，它着重于通过改变功能不良性的认知来治疗精神障碍。认知包括自动化思维和潜伏于自动化思维下面的功能不良性信念（图式）。认知治疗是通过一些治疗技术来识别患者歪曲的认知，然后对歪曲的认知进行现实检验和必要的更正。对于患者感到痛苦的问题或情景，认知治疗师教授患者一些方法去找到其中的歪曲认知，引导患者重新评估和更正他的歪曲认知，启发患者学着用更符合现实和更具适应性的方式去重新思考、重新看待和应对这些问题或情景，并用更符合现实、更有帮助或更具适应性的方式行动，从而减轻其精神症状或痛苦感。

在早期，把认知治疗中要改变的认知称作错误的、歪曲的、不合理的或非理性的认知，这些认知现象也被称作认知歪曲、认知谬误、认知陷阱、认知错误或思维陷阱。由于此类措辞有评判或价值观判断的意味，而且临床上发现一些被调整的认知也不见得都是歪曲的、错误的、不合理的或非理性的，于是后期的专业文章对需要改变的认知的修饰措辞做了调整，倾向于使用适应不良性的、功能不良性的或功能失调性的认知来表述，以强调此类认知对个体的生活、工作和人际交往等功能起的是反作用（即不利作用），需要被调整为对个体的生活、工作和人际交往等功能起促进作用（即有利的作用）的认知，也即适应性强的或功能良好的认知。

随着时代的发展，为了突出行为治疗的价值，弥补认知治疗的短板，贝克又将其认知治疗命名为认知行为治疗。认知行为治疗不仅强调调整功能不良性的思维模式，还强调改变功能不良性的显性和隐性的行为模式

（即应对策略）在认知转变中的作用。认知行为治疗的基本原则一直是教授患者自我帮助的技术，以便患者能够学会方法去缓解其精神症状、困扰及负性生活事件带来的不良影响，从而减少患者对治疗师的依赖并最终成为自己的治疗师，真正实现自我帮助。

认知行为治疗是结构化的和以问题为取向的，每次治疗均有时间限制，关注更多的是现在和未来，而不是患者的童年早期经历。尽管在认知行为治疗的评估和治疗阶段，治疗师会了解患者的童年早期经历和成长史，但其目的是了解患者特定的认知与行为模式形成的背景及持续因素，从而形成患者的案例概念化表（即案例分析表），为制定治疗方案打下基础。治疗中强调的是平等合作的治疗关系，强调建立稳固的相互信任的合作联盟，这是治疗得以开展的基础；依靠苏格拉底式提问的引导性发现是其治疗技术的核心，这是治疗开展下去能够起效的具体措施；通过患者做家庭作业来达到患者在生活、工作和人际交往中演练和推广治疗所学方法的目的，这是治疗效果得以持续下去的因素。因此，患者在治疗中的收获与患者付诸努力的程度往往成正比。

认知行为治疗中除了会用到认知治疗、行为治疗以外，还会用到许多其他技术，比如，心理健康教育、一般心理支持、问题解决治疗、情绪管理、环境改变、基于药物的生物学治疗、做实验和人际关系治疗等，但其核心治疗方法是认知治疗和行为治疗。认知行为治疗的适用人群很广，不受年龄、受教育程度、收入和所处文化背景的影响；治疗形式既可以是一对一的个体治疗，也可以是夫妻或小组治疗；既可以面对面治疗，也可以通过电话或互联网提供远程音频、视频治疗；除了有传统的认知行为治疗师提供的治疗以外，还有计算机辅助的或网络认知行为治疗以及读书治疗。每次个体治疗的时间一般在 45 分钟左右，但也会根据患者的具体情况和治疗的主题灵活调整，可长可短；夫妻或小组治疗会根据具体安排明确每次所需的治疗时间，通常为 90 分钟甚至 2 小时以上。

三、认知的三个层面

认知行为治疗将个体的认知分为三个层面：最浅层的是自动化思维（automatic thought，AT）或自动化表象（automatic image），中间的是中间信念（intermediate belief，IB），最深层的是核心信念（core belief，CB）。

（一）自动化思维或自动化表象

自动化思维或自动化表象就是个体在某一具体情形下脑海中自动浮现或跳出来的想法、画面、图像或非常详细、清晰的回忆等。它们不需要个体刻意去推导或安排，自然而然地就出现在脑海中了。自动化思维往往是个体对某一情形或事件（包括对自己或他人）的直觉，也可以是解释、看法、判断、评判、态度或赋予的含义；而自动化表象就是个体脑海中出现的那些画面、图像，可能是非常详细、清晰的回忆或对未来的展望。比如，中学生小文在教室看见同学在认真学习，就马上想到"他会超过我，我有可能不如他"，于是就会很难受，焦虑和无力感袭来，接着脑海中出现了想让同学消失的念头。"他会超过我，我有可能不如他"就是小文在教室看见同学学习事件下的自动化思维，出现想让同学消失的念头是这一自动化思维影响的结果。之后小文留意到了自己的这个念头，就是想让同学消失，于是又想"自己为什么会这么想？觉得自己很恶心、自己很坏，自己对不起他，自己会受到惩罚"，就此感到愧疚、自责、失望，也有自杀的念头。"自己为什么会这么想？觉得自己很恶心、自己很坏，自己对不起他，自己会受到惩罚"是后续"想让同学消失的念头"这一主观情形下小文的自动化思维。小文在街头看见流浪汉、流浪动物的时候，心里会很不舒服，想帮助他们，因为脑海中闪现的是未来有一天自己就这样在街头流浪的画面。这个画面就是小文在"看见流浪汉、流浪动物"事件下的自动化表象。

通过上面的例子，我们可以看到自动化思维的特征如下：

①自发出现；

②常常不会被当事人留意到；

③当事人容易觉察到的是与自动化思维在逻辑推理上相一致的情绪、身体感觉或行为变化；

④往往不是出现单一的想法，通常会出现一连串的想法，即思维流；

⑤其内容和寓意与当事人当时的情绪体验是一致的；

⑥出现后通常在意识层面停留的时间非常短暂，甚至一闪即逝；

⑦有时出现的形式就像电报或者是非常简短的一个或几个语气词，如果不询问当事人的话，旁人不太可能知道此简短表达所代表的实际意思；

⑧它们可以是言语或图像、画面，内容可以是关于过去的回忆，也可以是对现在的看法或对未来的预测；

⑨即使当事人留意到出现的自动化思维，也常常会把它们看作正确的或者是事实而加以接受，几乎不会或者很少有人会反思其自动化思维的真实性或合理性。

小文对她的一连串的自动化思维、自动化表象并未觉察到，她留意到的是其自动化思维影响下的情绪和行为反应，哪怕治疗师引导她抓住那些影响她的想法，她也不认为那些只是她的想法而已，而是把它们看成事实加以接受，不会对此有什么怀疑。

自动化思维其实是人类在进化过程中大脑不断习得的产物。在日常生活中，我们每个人无时无刻不出现自动化思维，它的出现为我们节约了大量时间，有利于我们的大脑自动或快速地应对来自外界或内部世界的纷繁复杂的信息，提高我们的效率。进化习得的任何东西都是有利有弊的。自动化思维在带给我们益处的同时，不可避免地也会有相应的弊端出现。有时我们大脑浮现的自动化思维会误导我们，给我们制造麻烦。比如，某位女士一天出门后，伸手一摸提包中通常放手机的位置，发现是空的，心中突然一惊：啊呀，坏了(这是自动化思维第七个特征的体现)！"坏了"这个自动化思维的潜台词是：糟糕，我忘记带手机了，会耽误大事(在此种情形下自动化思维"坏了"的确切意思)。她会在着急、心慌(情绪和生理反应)的同时，马上往家跑去取手机(行为反应，把自动化思维作为事实加以接受)；回家后没有找到手机，拿家里的电话一拨手机，发现手机就在自己身上，此时才意识到自己的误判，即发现自动化思维并不成立，但当事人已被自动化思维引入小的歧途，徒劳回去；当然也有可能这位女士回家后找到了手机，即可以证实当时的自动化思维是对的，在这样正确的自动化思维的引导下快速应对找回了手机。此外，还有少数当事人遇到此种情况，会在着急、心慌的同时，马上检查提包的其他位置和自己衣服的口袋(行为反应)，确认自己是真的没带手机还是把手机放在了其他地方，即不马上接受其自动化思维的正确性，而是核查自动化思维是否正确。一旦发现其实带手机了，只是放在了其他地方，则会在虚惊一场下继续前行。一旦确认没带手机，则马上思考时间是否允许回去取手机：若时间允许，就会快速跑步回去取；若时间不允许，就会思考先去办公室报到，然后再做进一步处理，以免因迟到被领导批评或者被人力资源部门将自己的迟到记录在案。

在通常情况下，我们无须关注我们的自动化思维，因为它即使出现错误，对我们的心情、行为和身体造成的不良影响并不会很大或持续很长时间；而且我们也有可能自动去检验它的合理性，然后制定并采取与当时情形相适合的应对措施。当然作为当事人的我们，在不了解认知行为治疗的情况下，也不会意识到那时影响存在的那个念头叫自动化思维。何况当一个人未患精神障碍、履行功能良好时，其自动化思维对当事人来说通常是有帮助的、有益的，不论其自动化思维是正性的、负性的还是中性的。适度合理的负性自动化思维，如恰当的自我批评有助于当事人想办法弥补其曾经犯过的错误，督促自己少犯或不再犯同样的错误。个体的许多负性预测有助于其提前做些准备，以保持自身的安全、降低危险情形出现的可能性或者避免其出现，与此同时也能够看到这样做准备带来的好处而非仅关注负面。产生愤怒情绪的负性自动化思维可以促使当事人面对问题采取有帮助的行动。

但是当我们罹患某种精神障碍，或者既往的成长经历让我们形成了相对持久僵化的不良认知模式，或者经常遭遇负性生活事件（即挫折压力）时，就会在特定情形下出现负性的或功能不良性的自动化思维，我们就会感觉到郁闷、不开心、困扰、烦恼、焦虑、愤怒、内疚或者其他的痛苦等，并可能因此出现躯体不适症状，言行与平常明显不同。如果在一段日子里或者比较长的时间里总是感到烦恼痛苦或者心情糟糕，我们就需要学会留意和找出我们在相应情形下的自动化思维的具体内容。同样拿上面的例子来说，如果一个抑郁症患者遇到忘记带手机的情况，他可能除了有前面提到的自动化思维外，还可能会想到："我怎么这么笨！这点儿小事都干不好！还能有什么出息！我整个就是一个废物！"在这样的负性自动化思维流的影响下，他就会变得更加郁闷、消沉、悲观，不再想去上班。

在认知行为治疗中，对于个体的认知、行为、情绪和生理反应，关键是看它对当事人的作用，是有助益的还是有损害的。如果是前者，则无须在意；如果是后者，就需要在治疗中关注并给予恰当的处理。认知行为治疗就是教授精神障碍患者一套方法，一方面去留意、抓住自己的自动化思维，并学会评估其自动化思维的不真实、不合理或带来的损害程度，从而找出更具适应性的替代思维，用新思维去重看或重新理解那一特定情形或事件；另一方面认知行为治疗引导患者思考如何行动才能帮助他不再那么郁闷或陷入糟糕情绪中，从而改善其认知、情绪、行为和生理症状，并逐步引导他学会管理自己的负面情绪。

为了帮助大家理解自动化思维对人的影响，我们拿《红楼梦》第二十二回"听曲文宝玉悟禅机　制灯谜贾政悲谶语"中的一些片段来谈一谈。在这个章回中，作者谈到这样一个情节。

　　至晚散时，贾母深爱那作小旦的与一个作小丑的，因命人带进来，细看时益发可怜见。因问年纪，那小旦才十一岁，小丑才九岁，大家叹息一回。贾母令人另拿些肉果与他两个，又另外赏钱两串。凤姐笑道："这个孩子扮上活像一个人，你们再看不出来。"宝钗心里也知道，便只一笑不肯说。宝玉也猜着了，亦不敢说。史湘云接着笑道："倒像林妹妹的模样儿。"宝玉听了，忙把湘云瞅了一眼，使个眼色。众人却都听了这话，留神细看，都笑起来了，说果然不错。一时散了。晚间，湘云更衣时，便命翠缕把衣包打开收拾，都包了起来。翠缕道："忙什么，等去的日子再包不迟。"湘云道："明儿一早就走。在这里作什么？——看人家的鼻子眼睛，什么意思！"宝玉听了这话，忙赶近前拉他说道："好妹妹，你错怪了我。林妹妹是个多心的人。别人分明知道，不肯说出来，也皆因怕他恼。谁知你不防头就说了出来，他岂不恼你。我是怕你得罪了他，所以才使眼色。你这会子恼我，不但辜负了我，而且反倒委曲了我。若是别人，那怕他得罪了十个人，与我何干呢。"湘云摔手道："你那花言巧语别哄我。我也原不如你林妹妹，别人说他，拿他取笑都使得，只我说了就有不是。我原不配说他。他是小姐主子，我是奴才丫头，得罪了他，使不得！"宝玉急的说道："我倒是为你，反为出不是来了。我要有外心，立刻就化成灰，叫万人践踏！"湘云道："大正月里，少信嘴胡说。这些没要紧的恶誓，散话，歪话，说给那些小性儿，行动爱恼的人，会辖治你的人听去！别叫我啐你。"说着，一径至贾母里间，忿忿的躺着去了。

如果用认知模型再看上述内容，而湘云是来访者，那么事件就是宝玉听湘云说那个孩子像林妹妹的时候给湘云递眼色，湘云当时的自动化思维（对宝玉递眼色这一行为的理解）就是"看人家的鼻子眼睛，什么意思！""我也原不如你林妹妹，别人说他，拿他取笑都使得，只我说了就有不是。我原不配说他。他是小姐主子，我是奴才丫头，得罪了他，使不得"。因此湘云在这样的思维流（自动化思维）的影响下，情绪反应就是生气，生宝玉的气；行为反应就是收拾衣包说要明天一早离开，并忿忿地躺着去了。从字里行间和宝玉的辩解中可以看出宝玉的真实意图是好意提醒湘云，以免惹恼多心的林妹妹。如果湘云按后者（符合现实的替代思维）去理解宝玉递眼色的行为，则不会出现上面的情绪与行为反应。

紧接着书中又写道：

> 宝玉没趣，只得又来寻黛玉。刚到门槛前，黛玉便推出来，将门关上……宝玉随进来问道："凡事都有个原故，说出来，人也不委曲。好好的就恼了，终是什么原故起的？"林黛玉冷笑道："问的我倒好，我也不知为什么原故。我原是给你们取笑的——拿我比戏子取笑。"宝玉道："我并没有比你，我并没笑，为什么恼我呢？"黛玉道："你还要比？你还要笑？你不比不笑，比人比了笑了的还利害呢！"宝玉听说，无可分辩，不则一声。黛玉又道："这一节还恕得。再你为什么又和云儿使眼色？这安的是什么心？莫不是他和我顽，他就自轻自贱了？他原是公侯的小姐，我原是贫民的丫头，他和我顽，设若我回了口，岂不他自惹人轻贱呢。是这主意不是？这却也是你的好心，只是那一个偏又不领你这好情，一般也恼了。你又拿我作情，倒说我小性儿，行动肯恼。你又怕他得罪了我，我恼他。我恼他，与你何干？他得罪了我，又与你何干？"

同样的事件，再用认知模型去看来访者黛玉，事件依然是"宝玉听湘云说那个孩子像林妹妹的时候，给湘云递眼色，且事后向湘云解释自己递眼色的用意"，她的自动化思维则是"我原是给你们取笑的——拿我比戏子取笑。""你不比不笑，比人比了笑了的还利害呢！""再你为什么又和云儿使眼色？这安的是什么心？莫不是他和我顽，他就自轻自贱了？他原是公侯的小姐，我原是贫民的丫头，他和我顽，设若我回了口，岂不他自惹人轻贱呢"。所以黛玉的情绪反应是生气，行为反应就是将刚到门槛前的宝玉推走，并关上了门。如果多心的黛玉学会按照宝玉的真实意思去理解宝玉递眼色和找湘云解释的行为，哪里又会有这一出生气的情绪和推人的行为呢？

红楼梦中的另一个故事情节"贾政在贾母面前猜灯谜"更是一个帮助我们理解认知模型的例子。

> 贾政心内沉思道："娘娘所作爆竹，此乃一响而散之物。迎春所作算盘，是打动乱如麻。探春所作风筝，乃飘飘浮荡之物。惜春所作海灯，一发清净孤独。今乃上元佳节，如何皆作此不祥之物为戏耶？"心内愈思愈闷，因在贾母之前，不敢形于色，只得仍勉强往下看去。只见后面写着七言律诗一首，却是宝钗所作……贾政看完，心内自忖道："此物还倒有限。只是小小之人作此词句，更觉不祥，皆非永远福寿之辈。"想到此处，愈觉烦闷，大有悲戚之状，因而将适才的精神减去十分之八九，只垂头沉思。贾母见贾政如此光景，想到或是他身体劳乏亦未可定，又兼之恐拘束了众姊妹不得高兴顽耍，即对贾政云："你竟不必猜了，去安歇罢。让我们再坐一会，也好散了。"贾政一闻此言，连忙答应几个"是"字，又勉强劝了贾母一回酒，方才退出去了。回至房中只是思索，翻来复去竟难成寐，不由伤悲感慨，不在话下。

事件就是上元佳节几个女孩子做的灯谜或诗词，来访者贾政对此的解读，其自动化思维是"今乃上元佳节，如何皆作此不祥之物为戏耶？""小小之人作此词句，更觉不祥，皆非永远福寿之辈"，这些解读出来的含义让他"心内愈思愈闷"，"勉强往下看去"，"愈觉烦闷，大有悲戚之状，因而将适才的精神减去十分之八九，只垂头沉思"。"回至房中只是思索，翻来复去竟难成寐，不由伤悲感慨"。其郁闷悲伤的情绪外露出来，行为上就变得低头沉思，他的睡眠也受到了影响，出现失眠的生理症状。

通过上面《红楼梦》中的例子理解自动化思维及其影响之后，我们再来看看哪些情形会引发个体出现自动化思维。引发自动化思维的情形既可以是外界客观世界发生的某一具体外在事件或所处的环境；也可以是当事人主观世界即脑海中出现的某个或某些想法、回忆或记忆、某个画面；还可以是当事人的情绪、行为、身体上的不适或变化，视听触嗅味觉中的某一感官体验等。

从前面举的那些例子中就可以看出，自动化思维往往出现在某一具体事件之后。此时个体的认知模型比较简单，可以用图1-1的形式直接写出个体自动化思维层面的认知，即某一事件发生后个体出现了的自动化思维及相应的情绪、行为乃至生理反应。但有时个体自动化思维层面的认知模型图会比较复杂，可以在一个情形下出现自动化思维，引发一定的情绪、行为和生理反应；然后其中的情绪、行为或生理症状又可以成为新的诱发事件，引发新一轮的自动化思维和相应的反应。图1-3所示的就是一位对身体不适非常敏感的女士，在两种不同情形下出现的自动化思维及相应的情绪、行为和生理反应；在这两种情形中，她体验到的身体不适（生理症状）又成为新的诱发事件（即新的情形），引发新的自动化思维和相应的反应。

对于同一个情形或事件，不同的人当时出现的自动化思维可能相同，也可能完全不同。比如，路遥在《平凡的世界》中写到，孙少安通过田晓霞找到他弟弟孙少平的住处，被人告知他弟弟一个人住在正盖着的第二层楼房里。于是少安和晓霞磕磕绊绊地进了正在建筑的楼里，摸索着爬上了二楼。楼里没水没电、没门没窗、非常凌乱，于是：

> 两个人在楼道里愣住了：这地方怎么可能住人呢？是不是那些工匠在捉弄他们？
>
> 正在纳闷之时，两个人几乎同时发现楼道尽头的一间"房子"里，似乎透出一线光亮。
>
> 他们很快摸索着走了过去。
>
> 他们来到门口，不由自主地呆住了。
>
> 孙少平正背对着他们，卧在麦秸秆上的一堆破烂被褥里，在一粒

事件或情形1

在家里洗东西、干活，想到姐姐回老家了，再过两天得自己一个人去看病

↓

AT

我只能一个人去熬这个时间
我挺孤单的

↓

情绪反应：悲伤、失落

行为反应：掉眼泪

生理反应：恶心、胃疼、肝区疼、乏力

↓

新的情形

觉察到自己的恶心、胃疼、肝区疼、乏力

↓

新的AT

我吃的这些药把胃伤了
我的肾脏是不是也有问题了？

↓

情绪反应：烦躁

行为反应：打算去医院查肝功、肾功和血常规

事件或情形2

看抗战片中日本兵烧杀强奸的画面

↓

AT

日本人没有人性，没有人性地对待中国人
一个人弱，就会受到别人的欺负

↓

情绪反应：痛恨日本人

生理反应：心前区不舒服

↓

新的情形

觉察到心前区不舒服

↓

新的AT

我的心理防线不堪一击
这点儿事就把我整成这样！
感觉自己比较脆弱

↓

情绪反应：焦虑、沮丧

生理反应：心前区难受，后背疼

图 1-3 认知模型下复杂的自动化思维（AT）及其反应

豆大的烛光下聚精会神地看书。那件肮脏的红线衣一直卷到肩头，暴露出了令人触目惊心的脊背——青紫黑癞，伤痕累累！

大概完全凭第六感觉，孙少平猛地回过头来。他在惊讶之中，下意识地两把将线衣扯下来，遮住了自己的脊背。

他跳起来，喊了一声"哥"，就赶忙迎到门口。"你怎到这儿来了？是不是家里出了什么事？"没等他哥回答，他又不自在地扭头对晓霞笑了笑，似乎为了解脱一种尴尬，说："欢迎来寒舍做客。可惜我无法招待你。你看，连个坐的地方也没有！"

晓霞看来还没有从一种震惊中清醒。她面对此情此景，竟不知说什么是好。她原来就猜想少平的日子过得很难，但她无法想象居然能到这样的地步！

少安的眼圈已经红了。他声音中有些哽咽地说："没想到你……"

他自己心里也有点难过。他难过的倒不是自己的处境，而是自己的处境被这两个人看见了。他已经习惯了这种日子，觉得也没有什么；但这两个人显然为他的窘况而难过——还有什么能比得上亲近的人悲悯你而更使你自己难过呢？

他只好掩饰着这种心境，说……

书中接着谈到孙少安在宾馆里劝说弟弟孙少平跟自己回家一起干，但弟弟不同意，又谈到妹妹兰香不要他给的钱：

"可我给她钱，她却不要。这叫我心里难过……"

"你不要难过，哥。兰香现在有我哩。咱们分了家，不要叫我嫂子不高兴……"

"兰香这么说！你也这么说！"

"你要理解我们的心情哩！"

"我……"

孙少安突然用一只手捂住两只眼睛，当着弟弟的面哭了。

少平慌忙起来给他冲了一杯茶水，端到他面前，劝慰说："哥，不要哭。男子汉，哭什么哩！咱们一家人现在不都好好的？"

少安抹去脸上的泪水，说："可我就是难过！日子过不下去难过，日子过好了还难过！你想想，我为一家人操心了十几年，现在却把老人和你们撇在一边管不上……"

"不要这样说！无论是父母，还是我和兰香，都会永远感激你的！你已经尽到了你的责任。分家前，在东拉河边，我就对你说过这些话。哥，你对我们问心无愧。真正有愧的是我们。现在应该是我们为你着想的时候了。爸爸妈妈也是这个意思。我们都希望你能过几天畅快日子！"

从上面的内容可以看出，孙少安面对弟弟的状况，想到的是"自己日子过好了，却把老人和弟弟妹妹撇在一边管不上，自己没尽责"，因此难过和哭泣。而弟弟孙少平面对自己的处境，却并不这样认为，他"觉得没什么"，只是为"亲近的人悲悯自己"有些难过而已。他对哥哥没有任何抱怨，因为他认为"哥哥已经问心无愧，为这个家尽到了责任。现在是该自己为哥哥着想的时候了"。由此可见，面对少平的窘况，兄弟两人的所思所想不同，情绪反应和言行也就明显不同。

同一个人在其人生的不同阶段经历同一类情形或事件时，可能会出现完全不同的自动化思维，其相应的情绪、行为和生理反应也就不同。此外，在临床上常见的是，同一个人虽然经历了各种不同的情形或事件，其出现的自动化思维的内容却会非常相似。那么，究竟是什么在影响着一个人在经历不同情形或事件时所出现的自动化思维呢？

（二）信念或图式

一个人所持的信念，在认知行为治疗中包括两部分，即中间信念和核心信念，它们直接影响着个体在不同情形下的自动化思维的出现。《现代汉语词典》对信念的词语解释是"自己认为可以确信的看法"。而《牛津词典》对英文"belief"的解释有三点：

①一种对某人或某事存在或者是真实的强烈感觉；对某人或某事是好的或正确的确信。

②对某事的观点；认为某事是真实的。

③相信某事，特别是作为宗教的一部分。

由此可知，信念就是一个人信以为真、不容置疑的东西。

核心信念是个体对自己、对他人（对世界）和对未来的基本看法，是更深层次的信念。也就是我们通常所说的人生观（对人生的根本看法，也就是对于人类生存的目的、价值和意义的看法）、价值观（人们对价值问题的根本看法）或世界观（一个人对整个世界或宇宙的根本看法）。

核心信念通常僵化、高度概括且难以改变，不受具体情形的影响。这样的看法始于个体的童年早期经历和其他的成长经历，它深植于其内心，个体一直或很久以来就把它看作绝对真理加以接受。核心信念既可以是正性的，也可以是负性的，还可以是中性的。核心信念的语句表达概括、抽象和简短。比如，我很好，我不好；我招人喜欢，我不招人喜欢；我有能力，我没能力；我一般，我是普通人；等等。

中间信念是位于核心信念和自动化思维之间的认知，它是在核心信念的支配下逐渐形成的，帮助个体在面对纷繁复杂的信息时有一定之规可以遵循。它代表的是个体对待生活的一种态度、规则（或应该陈述）和假设，用于避免让其痛苦，以使得其不愿直面的核心信念看起来不是事实，或者有助于个体判断什么情况下其核心信念就是事实。它的语句表达通常比核心信念长，它的概括、抽象、僵化和难改变程度弱于核心信念，但强于自动化思维。中间信念和核心信念一样，同样是去情景化和去具体化的。比如，一个认为自己无能的人，在此核心信念的影响下，可能就会形成下述中间信念：事情做不好就太可怕了（态度）；我应该事事追求完美（应该陈述）；只要有一件事情做不好，就说明我不行（假设）；如果我把每件事都努力做好，就说明我还行（假设）；如果我不去做那些困难的事情，就不会被人发现我不行（假设）。

核心信念和中间信念又被称作图式。那么图式的定义是什么呢？图式就是个体用于组织和处理进入头脑中信息的认知框架，即结合内外部事件将进入头脑中的信息赋予意义并将意义整合在一起的一种认知架构。换句话说，个体在面对新信息时会不自觉地用既有的认知框架去指挥大脑对新信息进行提取、加工，以及对大脑中已储存的信息进行提取和整合，这个过程就是图式在起作用。也就是说，大脑的信息摄入、加工、提取和整合过程均受到个体的认知框架的指导，这一认知框架就是图式。从字面上看，信念和图式不同，艾伦·贝克曾经说过，图式是个体头脑中的认知框架，而其中的内容才是信念。虽然如此，但很多学者认为信念就是图式，艾伦·贝克在自己的书籍中也经常将信念和图式混用，这表明在他的概念中，信念就是图式。

无论信念也罢、图式也罢，个体的认知框架其实都是个体在遇到具体情况后用于自动衡量自己、外界或看待未来的尺子或标准。遇到具体的情况后，个体在脑海中不自觉地快速用此标准进行评估，从而形成特定情形下的自动化思维，然后产生相应的情绪、行为和生理反应。那么一个人的信念是如何形成的呢？

个体的认知框架（图式或信念）就是个体根据自己的童年经历总结出来的一套概括性认识。一个人的童年经历，特别是童年早期经历，也就是他个人的历史，促使其形成了特定的核心信念；在童年后期经历及核心信念的影响下，个体又形成了便于使用的中间信念，正是中间信念这把标尺影响着个体在特定情形下产生的自动化思维，而自动化思维与个体当时的情绪体验（或感受）、行为和生理症状密切相关。

我们常说父母是我们的第一任老师。也就是说，我们呱呱坠地，白纸一张，父母也罢、其他养育者也罢，这些养育我们长大的人在养育我们身体成长的同时，也潜移默化地教会了我们很多东西，影响着我们心理的成长。虽然随着出生，我们携带的遗传基因已基本定型，更改的可能性不大，但我们最终获得的知识和经验，很大一部分与养育者后天对我们经年累月的言传身教分不开。有关这一点，我们从 20 世纪英国诗人菲利普·拉金（Philip Larkin）的一首诗《这就是诗》中可以看出来。这首诗的核心思想就是，个体的痛苦与其父母的养育脱不了干系。

你的父母，就是他们让你如此糟糕。

这也许并非其本意，可事实如此。

他们不仅把自己全部的缺点灌输给你，还苦心孤诣地为你增加了不少。

不过轮到他们自己，情况也不无两样。

那些穿戴土气的傻瓜们，一半时间固执而愚蠢，一半时间又拔刀相见。

然而就是他们造就了你的父母。

人们把痛苦一代一代传递下去，如同大陆架一步一步下陷海底。

劝你尽可能趁早脱离这一切，别再生孩子把这痛苦延续。

我们接下来举一些例子来进一步理解核心信念和中间信念的形成。假如一个人出生在一个家庭中，父母、祖父母总说他自小身体很弱，跟其他孩子不同，他的饮食穿衣被照顾得格外周到，自然就不会让他经历风雨寒冷的洗礼。天气一凉他必会被加衣，稍微有点儿咳嗽、打喷嚏即会被嘘寒问暖、带着看病就医。小学时候曾经有邻居的孩子因为头天晚上身体不适没有及时就医，第二天死亡，于是一旦邻居有人生病，他必被细心呵护一翻；一旦身体不适，父母必会送他就医以免发生意外。高考体检发现窦性心律不齐，即使医生说他的身体没有什么问题，他的父母还是带他去大医院做了所有检查，待检查结果均显示阴性才肯放心。高考期间的一个晚上，他突然感觉憋气、呼吸急促、难以入睡，他的父母按心脏病发作马上给他服用家里爷爷奶奶服用的复方丹参片，半个小时后他的上述不适缓解。父母联想到体检发现的窦性心律不齐，更加认为他心脏有问题，于是嘱咐他每天带着复方丹参片以备不时之需，不要活动量太大。在这样背景下被养育大的他会怎么看待自己呢？他自然会觉得自己体弱、与其他人不同，也自然会格外关注自己的身体是否有不适。这样的成长经历让他形成了"我身体弱""我跟其他人不一样"的核心信念，并形成了"如果身体有不适，就需要及时就诊或休息，才能避免发生意外，如果不就诊或不休息，就会发生意外"，"如果我不让自己劳累、回避太累的情形或及时休息，我的身体就还可以，如果我让自己劳累或没有及时休息，我的身体就会出问题"，"身体有问题不治疗是非常可怕的"这样的中间信念。

再比如，一个人出生后由爷爷奶奶照顾，虽然也跟父母生活在一起，但其生活起居主要由爷爷奶奶照顾。由于是独孙，爷爷奶奶格外疼爱，很少带着他外出跟别的小伙伴玩耍，因为怕自己的孙子会受到人家孩子的欺负，也经常对孙子说，"我们不跟他们玩，免得他们欺负我们"。在家里，爷爷奶奶教孙子学习的时候，任何人不得出声，以免干扰孙子的学习，哪怕是姑姑打扫卫生发出声响也会被斥责。他逐渐长大到了上幼儿园、上学的年龄，他无论在幼儿园还是随后在学校，难免在活动或游戏中被小朋友推搡，却不懂得如何跟小伙伴交流处理；由于说话声音细弱，也会被小朋友嘲笑"娘娘腔"。感觉受到欺负的他回家将情况告诉爷爷奶奶，爷爷奶奶更多地认为就是孙子弱小、不够强大才受到了同伴的欺负，更多地嘱咐孙子不跟那些坏孩子一起玩耍，也更加不让他在课外的时间出去玩，而不是教给他与小伙伴相处的技巧。爷爷奶奶反复告诉孙子，"你只有学习好了，自己变强大了，才不会被人欺负"。所以小小年纪的他很多时间是待在家里玩耍或者学习，而不是跟同龄人交往互动，也就失去了学习人际方法、提升人际交往能力的机会。一旦与同龄人待在一起，他由于缺乏基本的人际交往、自我保护技能，无论学习有多好，感觉依然不时会受到同学的欺负。但初中之前还好，因为他学习好，老师会对他相对呵护有加，同学们也就没有特别过分的情况出现。那么这样长大的他会怎么看自己和其他人呢？他认为"自己弱小、其他人欺负自己、其他人是邪恶的"，这是他形成的对自己和对他人的核心信念。他认为"只有远离人际交往，才能避免被人欺负"；他"只有足够敏感，才能让他尽早有应对的方法，避免被人欺负，保护好自己；如果不够敏感，就无法让自己避免被人欺负；只有让自己变得强大，别人才不敢欺负自己"。这是他根据自己的既往经历所形成的中间信念。

那么试着想一想，假如一个人生长在被亲人性侵犯的家庭中，或者生长在父亲不断对母亲拳脚相加、母亲不断抱怨辱骂的家庭中，或者在对他人充满敌意、相互不信任、相互设防的家庭中长大，他会怎样看待自己、他人和未来？或者说，他由此逐渐形成的信念又会是怎样的呢？下面的心理治疗片段就为我们展示了童年经历对于一个人的影响，在经过找正、反证据形成替代思维的过程中，患者小马就谈到了他的相关童年经历对他的影响。小马是一个30多岁的外国年轻人，未婚，在个别情况下用中文表达有难度，所以治疗师需要把治疗的节奏放慢一些，治疗中需要猜测他的语义，才能把他想表达的意思搞清楚。[①]

李：所以你可以想想怎么写替代的想法，写在这儿。替代的想法可以怎么说？他们会说"西蒙会知道我在想什么"，你可以想想你怎

---

① 编者注：本书的案例为作者在治疗过程中的真实对话记录，已经过患者知情同意，采用化名并去敏感化处理。患者在交流过程中可能出现语言表述不清、重字或多字等情况。为保证对话的真实性，编者对这部分内容未进行编辑处理。

么说？

小马：这是自己的想法，是自己的想法，没有人……

李：没有人能知道。

小马：没有人能知道，对。

李：好，"这只是我自己的想法，并没有人知道我在想什么"，是吧？（治疗师把小马说的替代思维小结在一起。）

小马：我以前的那个心理医生觉得是因为我们家里面，我自己没有那个，叫什么隐、隐私吗？（小马由此回想起曾经心理治疗师谈过的内容。）

李：没有隐私，噢。

小马：没有隐私。

李：嗯嗯。

小马：我没有那个……

李：隐私。

小马：我没有权利把我自己的那个卧室的门关一下，我妈随时要进来。（小马回想起相关的童年经历。）

李：哦哦。

小马：然后她一直觉得这个房间是她自己的，但是我住在她家里面，她完全有权利在任何时间进来，如果我自慰或者换衣服或者做什么事她都会进来。

李：噢，所以就是……

小马：她要、她要控制我们生活每一个方面。

李：所以你就是不管……

小马：没有什么隐私，还有那个我的想法，我从小……

李：你从小到大的房间一直不允许被关上吗？（治疗师了解小马相关童年经历持续存在的时间段，以帮助治疗师判断问题出在哪一方。）

小马：对呀。

李：还是说只是在几岁的时候不允许被关上？

小马：你知道，所以我18岁就离开家了，我没有原因。

李：你18岁之前你的房间不允许关上？（小马没有针对治疗师的

问题给出回答，于是治疗师继续了解情况。）

小马：对呀，我们没有任何隐私。

李：嗯嗯。

小马：我拿一个苹果，拿一个牙刷，拿任何一个东西，都是我妈的东西，就是我们都住在她家里面，不是我们自己的家。

李：她明确告诉你们，是这么说的？（就小马谈到的情况，治疗师请他澄清，以方便治疗师就问题做出判断。）

小马：她说我没有权利自己拿东西。（小马母亲养育孩子的方式。）

李：噢。

小马：说拿什么，拿水果，拿东西吃，一定要跟她先问一下。

李：先让她知道，噢。

小马：对，因为有一次我拿了一个牙刷，因为我以前我用了一个牙刷好几个月就……

李：你换了一个。

小马：我自己就拿一个，然后我在洗澡，洗澡的时候，她差一点儿把那个门……

李：给踹开。

小马：浴室的门，对，就是，就这样子把它，我把它锁上，然后她差一点儿踹开门，她要破坏那个门！（小马母亲处理问题的方式。）

李：噢，她要破门而入。

小马：因为我我拿拿了一个牙刷，我拿了一个牙刷，我觉得她肯定有问题，我。

李：好，所以跟这个有关系呀。

小马：还有我小、小的时候，我我想什么东西，我都要汇报。

李：噢，你想什么都要跟她汇报。

小马：对呀，对呀，她说："如果你要想做什么坏事，你，我会对你很失望。"所以我从小……有一次我7岁开始抽烟……

李：嗯嗯。

小马：然后就内疚得不行，不能睡觉，一直在哭，感觉哎呀，然后最后要、就是说出来。我每次都是这样，就像那个天主，天主教里面，她像我的牧师，知道吗？我做一件坏事，我就会从我妈妈的想法来判断我做了什么事情，不能跟……

李：不能说。

小马：对，不能跟，完全不能跟她那个说说谎。（小马母亲对小马的教育。）

李：嗯，不能说谎，噢。

小马：对对对，她会、她疯了，因为她妈是有这个习惯。（小马母亲受小马姥姥的影响。）

李：噢。

小马：也就，我们看她疯了，她有好多问题。

由此可知，母亲在养育孩子的过程中，日常处理跟孩子有关的一些琐事有明显的不当，就会给孩子带来深远的不良影响。当然，母亲的心理问题、母亲童年被养育的经历影响着她养育孩子的方式。每个人在其成长环境中，不可避免地会不时地或者在一段时间遭受这样那样的、或轻或重的不如意乃至挫折，比如，遭受躯体或精神上的虐待，被欺凌，被辱骂，被贬损；父母吵架、打架甚至离婚，罹患躯体或精神疾病；遭遇创伤，被抛弃；重要的亲人死亡，与亲人分离；生活窘迫，反复搬家迁移，父母偏心，受到不公正对待，没有满足父母或其他人的期望等不良生活事件；父母的过度保护或者严格限制，剥夺了孩子与社会接触、锻炼成长的机会。这些都有可能促使个体在成长过程中习得性地形成僵化程度不等的功能失调性信念。精神障碍患者的这种功能失调性信念一般是负面的、绝对化的和僵硬的。

通常情况下，个体的功能失调性信念处于未被激活的状态。但个体罹患精神障碍期间或者遭遇挫折、感到压力大难以承受的时候，其功能失调性信念就被激活了，即个体的这种认知框架就开始处于工作状态。此时个体看待周围的情形、其经历和自己就会受到图式的指导，就像戴了墨镜一样，选择性地关注并放大那些跟其信念保持一致的信息，而忽略、低估甚至歪曲解释那些相反的、不一致的信息，即个体的大脑在信息关注（收集）、处理和提取方面出现明显的偏倚。比如，一个女孩的核心信念是自己不招人喜欢，平常顺利的时候，她的这个核心信念处于失活状态，即使有几个朋友出去玩但没告诉她，她也不会太在意。但当她抑郁以后，她听说几个朋友周末出去玩而独独没有邀请她的时候，她就会觉得他们是因为不喜欢自己或者讨厌自己才没有对自己发出邀请；如果朋友邀请她一起去了，她可能会觉得他们是可怜她才邀请她去的，或者认为他们是怕自己知道了不高兴才邀请自己一起的，而不是因为喜欢跟她待在一起。其他的一些与负性信念不一致的信息，比如，别人主动打电话给她，主动跟她聊天，等等，她会自动地忽略掉，脑海中不自觉反复记住的就是那些自己认为自己不招人喜欢的片段或场景。这样的话，她的负性信念或图式就会得到进一步的强化，遇到特定的情形时继续表现为信息关注、处理和提取方面的偏倚。

核心信念、中间信念和自动化思维的关系见图 1-4。

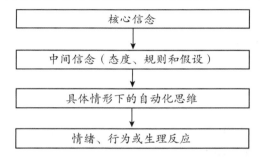

图 1-4　核心信念、中间信念和自动化思维的关系

四、代偿或补偿策略

几乎每个人在成长过程中都会形成有关自己某一方面的负性信念，而面对自己被激活的负性信念往往是痛苦的。为此，个体就会采取一定的应对措施来避免其负性信念被激活，个体的这种应对措施就被称作补偿策略。比如，个体的核心信念是认为自己不招人喜欢，则他的补偿策略有可能是过分讨好、迎合别人，这样就感觉会被人喜欢；也有可能是回避人际交往，这样就不给对方表示不喜欢自己的机会；还有可能是主动找茬，从而显示是自己不喜欢对方而非对方先不喜欢自己。再比如，一个人的核心信念是认为自己无能，他的补偿策略可能是非常努力地学习或工作，追求完美，从而证明自己是有能力的而非无能；也有可能是回避困难，不做那些有难度的事情，这样就不会被认为无能；也可能会避免主动寻求帮助，

以免被人发现自己无能。每个人基于自身经历和核心信念，就形成了在特定阶段对其有帮助的补偿策略。个体又根据自己落实补偿策略后以及未落实补偿策略后产生的不同体会，在其成长过程中归纳总结出了在不同情形下均具有指导作用的中间信念。而一旦有了自己的核心信念、中间信念和补偿策略的指导，个体面对纷繁复杂的世界就有了参照标准，感受到自己对生活的掌控。当个体生活的这个世界（包括个体在内）一直按照原来的模式运作、没有变化或者变化不大的话，一切就还可以；如果发生了比较大的变化或者遭受了更多外部刺激，就会导致其固有的信念和补偿策略与现实世界之间的冲突或不协调，从而出现心理行为问题或罹患精神障碍。

个体在成长过程中的经历，特别是童年早期经历，让其习得形成了特定的核心信念。个体在核心信念的指引下，随着年龄的增长和心智的发育，在童年后期和成年早期形成了个体独特的中间信念和补偿策略。在中间信念的指导下，个体遭遇特定不良情形或事件时，就出现了相应的自动化思维，从而引发了相应的情绪、行为或生理方面的症状，而个体行为层面的应对就是其补偿策略的体现。具体见图 1-5。也就是说，个体的情绪、行为和生理反应与其相应的自动化思维在逻辑关系上是说得通的；而其不同情形下自动化思维的内容与图 1-5 所示的信念、补偿策略也是符合逻辑关系的。这样作为旁观者的治疗师才能发现并理解个体的成长经历与其信念和补偿策略之间的逻辑关系是否成立，也才能有机会引导当事人去挖掘必要的信息，以帮助当事人清楚地理解其问题。换句话说，引发个体出现问题的情形可能很多，这些形形色色问题情形下的自动化思维，尽管具体表述不同，但其核心的意思却是一样的或相似的，即都是个体核心信念的体现；如果分析一下个体不同情形下的行为反应的话，就会发现其行为模式也是相似的，都是其补偿策略或中间信念的具体体现。

五、常见的认知歪曲

无论是否患有精神障碍，个体在其日常的生活、工作和人际交往中不时会出现各种各样的认知歪曲。比如，一个容易焦虑的母亲，在得知孩子没有在规定的时间返回家中后，就会想到孩子是不是遭遇了车祸或者被坏人拐跑等可怕的结果，为此焦虑、恐惧、坐卧不安。其实过了一个小时

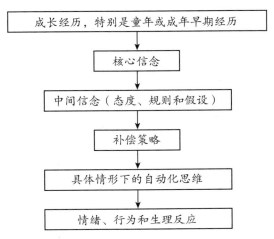

图 1-5 个体的童年经历、核心信念、中间信念、补偿策略与自动化思维的关系

后，孩子平安回到家中，这位母亲询问才得知孩子只是在外面和小伙伴玩耍太投入了，而忘记了和妈妈约定的回家时间。这位妈妈的思维方式就是典型的灾难化思维模式，或者说有灾难化的认知歪曲。未罹患精神障碍的个体，即使有认知歪曲，也因为其认知歪曲局限于某一方面或者对其产生的不良影响不大，容易自我修正其认知歪曲，一般不需要特别接受心理治疗来调整其认知歪曲。而罹患精神障碍的个体，认知歪曲往往弥散于其生活的方方面面或者对其产生的不良影响较大，个体不容易自我修正其认知歪曲，往往需要接受专门的心理治疗来发现和调整其认知歪曲。

为了便于理解和记忆，这里将常见的认知歪曲以列表的形式介绍，具体见表 1-1。

表 1-1 常见的认知歪曲

类别	描述	举例
1. 非黑即白（black-and-white thinking）或黑白思维； 极端化思维（polarized thinking）； 两极化思维（dichotomous thinking）； 全或无思维（all-or-nothing thinking）。	用非此即彼或极端的方式看待。即只看到某一情形的两个极端情况，没有看到其中间状态。其实无论看待情形、事件还是人，往往需要从连续谱、动态或多维度的方面去看待。	• 如果我没有做好这件事，我就是一个失败者； • 这个情况太糟糕了； • 我不正常； • 其他人不可信。

类别	描述	举例
2. 贴标签(labeling)。	给自己或他人贴上一个夸大的负面标签，而不考虑那些更合理的正面或中立方面。即用充满负性情绪、激发自己负性感受的词语描述自己或他人。	• 我是个失败者； • 我坏。 • 他不是好人。 • 他是个混蛋。
3. 灾难化(catastrophizing)；预测未来（fortune telling）。	负性地或消极地预测未来，而不考虑其他更有可能发生的或好的结局。即将事情的后果灾难化，认为将来肯定发生糟糕的事情而且自己也承受不了。	• 我肯定做不好。 • 我的未来会一塌糊涂。 • 我注定会失败。 • 我考不上大学，将来会像乞丐一样。
4. 感情用事（emotional reasoning）；情绪推理。	相信个人的感觉或直觉是对的、合理的或者就是事实。也就是，完全接纳个人强烈情绪下的感觉，据此认为它就是对的或事实，却忽略或低估了相反的证据。即个体感觉到什么就认定会发生什么，或者认为自己的感觉就是事实或对的。	• 我知道我各方面的条件还可以，但我就感觉自己是个失败者。 • 我觉得别人不喜欢我。 • 我觉得别人讨厌我。 • 我预感到我做不好。 • 我感觉到我会被骗，我肯定会被骗。
5. 低估或贬低正性信息 (disqualifying or discounting the positive)。	认为个人那些积极的经历、事件、行为或品质都不重要。即贬低、否定或忽略个人好的、正面的、积极的经历、事件、行为或品质。	• 我这件事做好了，并不说明我能力强，只是运气好而已。 • 我考上了大学，没什么了不起，现在是个人就能上大学。
6. 夸大（magnification）；缩小（minimization）。	评价自己、他人、事件或情形时，不合理地高估消极面、负面，或者低估正面、积极面。即放大负面、消极面的重要性，缩小正面、积极面的重要性。	• 这个成绩就说明我有多无能。 • 这门课得高分并不说明我有能力，真正有能力的人任何一门课都是全年级第一。
7. 心理过滤（mental filter）；选择性提取(selective abstraction)。	过分关注负面细节而非全部。即只关注一个情形中的负面或不好的方面，而忽略了中性和正性的方面。	• 评分中有一条得分低，这就说明我不行。 • 他不够敏锐，不是一个合格的老师。

续表

类别	描述	举例
8. 过度概括（overgeneralization）；以偏概全、妄下断论（arbitrary inference）。	根据目前的某种不利，做出一个过度的负性概括。即把当前的某种不利看作常态，或在缺乏有力证据的情况下过早得出负性结论。	• 参会人员中有人对会务不满，那就说明我做得很糟糕。 • 这件事都做成这样，还有什么事能做好？
9. 读心症（mind reading）。	凭别人的表情、语气、语调或态度，就认为自己知道别人内心的想法，而不去考虑其他更合理的可能性。	• 他在心里笑话我。 • 他认为我丑。 • 他在讽刺我。 • 他看不起我。
10. 个人化或揽责上身（personalization）。	认为别人的行为或外部事件源于自己或与自己有关，而不考虑其他更合理的解释。即让自己承担不应该承担的责任。	• 他想指责我，那还是我有问题，他为什么不指责别人？ • 那个人敢对我很无理，就是因为我招人厌。 • 他这样对待我，都是因为我不好。
11. 应该和必须声明（should and must statement; imperatives）。	认为自己或他人就应该或者不应该做什么，当此期望或要求不能被满足时，则高估坏的结局。这与黑白思维、贴标签、夸大或缩小的认知歪曲有关。	• 我犯了一个大错（我不应该犯这个错）。 • 他应该知恩图报。 • 他不应该那样对待我！ • 他凭什么这么跟我说话？
12. 管状视野（tunnel vision）。	只看到负面或不好的部分。这跟心理过滤、夸大或缩小相似。	• 我一无是处，个子矮，长得丑，工作不行。

在认知行为治疗中，区分患者的认知或想法属于哪个种类的认知歪曲，就患者的认知歪曲类别进行讨论，目的不是为了教授患者在识别其认知歪曲的类别时不能出错、必须准确无误，而是为了便于患者发现其认知的歪曲特性，从而能够有意识地提醒自己学会转变，甚至可以通过特定的自我提问技巧来质疑自己的认知，从而形成新的更有功能的认知。比如，患者可以通过发现自己总是容易出现"贴标签"的认知歪曲，来提醒自己这个标签的公认定义是什么，根据这一公认定义，在那一具体情形下这个标签贴的不恰当之处有哪些或者说不符合标签定义的方面有哪些，从而学会

转变贴标签的思维模式。因此，在治疗中对这部分内容进行讨论时，无须特别讨论某个认知歪曲是"贴标签"还是"两极化思维"，抑或是"夸大或缩小""以偏概全"，患者习惯于用哪个术语就遵从患者的习惯。

比如，一个女士硕士毕业，有一份很不错的工作，在北京有房，在发现丈夫有外遇且婚外生子的情况下罹患抑郁症，正在打离婚官司。她说："最近这段时间我就觉得，我那种很无用的感觉又回来了，就说我很无用。我读了那么多年的书，20 年，然后到现在就觉得自己好像，嗯，连挣钱的能力都没有了。我现在不想工作，我害怕工作。嗯，就这场官司，打这场官司，然后从年后开始去找律师，然后每次来回，然后再或者什么的，都会让我想起去年的那种痛苦的经历，就会牵扯，把所有我不想想起的事情都牵扯出来，所以我就有的时候就会很悲伤，有的时候会很、情绪很失控。"其中"我很无用""就觉得自己好像连挣钱的能力都没有了"属于患者的自动化思维。它们的认知歪曲类别，既是非黑即白，也是情绪推理，还属于夸大或缩小（低估或贬低正性信息）。为了帮助患者学会留意其认知歪曲，治疗师可以请患者选择她认为合适的术语来表达。

第二章

认知理论下的抑郁焦虑障碍和自杀倾向

　　精神障碍是生物、心理和社会因素随着时间的推移共同作用于个体的结果。这三方面因素在时间的平台上互动发展的过程中，一般是在不良的社会因素或叠加生物因素的影响下，个体出现功能不良性的认知、情绪和行为反应（心理因素），后者再与社会、生物因素相互作用，从而互为因果，形成恶性循环，个体就出现明显的痛苦感，或者履行重要职能（自我照料、工作或学习、生活或人际交往等）受到明显的不良影响，此时个体就可能罹患精神障碍。个体一旦罹患精神障碍，在缺乏外力干预或专业治疗的情况下，这种恶性循环通常会持续存在下去，甚至逐渐加重；但也有一部分深陷痛苦中的个体会有所觉醒，自觉或不自觉地在情绪、行为或认知方面做出适应性的调整，进行自我救赎，在与社会、生物因素互动的过程中继续学习调整，慢慢形成正性循环，逐步引导自己打破恶性循环，从而使其精神障碍的症状减轻或者最终从精神障碍中自我康复，但这个过程往往会比较缓慢。而临床上对精神障碍的治疗，就是在一定的理论指引下，系统地采用经过效果验证的方法来加速个体康复的进程或加大个体康复的程度。

　　前面介绍的认知模型是通用的理论模型，适合于各种精神障碍和各种心理行为问题。但对于不同类别的精神障碍，其认知理论有各自的特殊性。这里主要介绍常见的抑郁障碍、焦虑障碍和自杀倾向的认知行为治疗理论。对于抑郁障碍和焦虑障碍，本书会首先介绍《美国精神障碍诊断与统计手册（第五版）》（以下简称 DSM-5）中相关典型疾病的诊断标准。

一、抑郁障碍的认知行为模型

根据 DSM-5，抑郁障碍包括破坏性心境失调障碍、重性抑郁障碍、持久性抑郁障碍（恶劣心境）、经前期心境不良障碍、物质/药物诱发的抑郁障碍、其他躯体疾病所致抑郁障碍、其他特定的抑郁障碍和未特定抑郁障碍。抑郁障碍患者的共同特征是均存在悲伤、空虚或容易被激惹的心境（irritable mood），这是抑郁患者常见的情绪状态，伴有躯体不适和认知改变，且履行其重要职能的能力受到明显的不良影响。抑郁障碍上述各个疾病之间的区别在于病程长短、起病时间或推测的病因不同。DSM-5 中的重性抑郁障碍，也就是我们常说的抑郁症，是抑郁障碍的典型代表。

（一）重性抑郁障碍的诊断标准

DSM-5 中重性抑郁障碍的诊断标准如下。

A. 同时有 5 项（或更多）下述症状，持续存在时间至少 2 周，并且较既往有显著的功能变化；另外症状中至少有 1 项是①抑郁心境或②兴趣或愉快感丧失。

1. 几乎每天的大部分时间存在抑郁心境，可以是主观叙述（如感到悲伤、空虚、绝望），也可以是他人观察到（如流泪）。（备注：儿童和青少年可表现为易激惹的心境。）

2. 几乎每天的大部分时间对所有活动或几乎所有活动缺乏兴趣或愉快感（可以是主观叙述，也可以是他人观察到）。

3.（非节食或非故意增重期间）体重显著降低或增加（即一个月内体重变化超过 5%），或几乎每天有食欲减退或增加。（备注：如果是儿童的话，则以未达到标准体重作为标准。）

4. 几乎每天失眠或睡眠过多。

5. 几乎每天存在精神运动激越或迟滞（他人可观察到，并非只是主观感到不安或迟缓）。

6. 几乎每天感到疲乏或精力丧失。

7. 几乎每天感到无价值或过分的、不恰当的自责（可达妄想程度）（并非只是对自己生病的自我责备或内疚）。

8. 几乎每天存在思考或集中注意力能力的减退，或犹豫不决（可以是主观叙述，也可以是他人观察到）。

9. 反复想死（不仅仅是怕死），反复有自杀意念但无具体计划，或自杀未遂或有准备自杀死亡的具体计划。

B. 上述症状引起临床上显著的痛苦或社会、职业或其他重要功能的损害。

C. 发作不能归因于某种物质的生理效应或其他躯体疾病。

备注：符合标准 A—C 就代表个体有重性抑郁发作。在特殊丧失（如居丧、经济损失、自然灾害导致的丧失、严重躯体疾病或残疾）的情况下，个体可以出现符合标准 A 所列的强烈的悲伤感、沉浸在丧失中、失眠、食欲差和体重减轻，个体的这些反应类似于抑郁发作。尽管我们可以理解这些症状或者认为在丧失之后出现这些症状是合适的，但是除了考虑到这是重要丧失之后出现的正常反应之外，还应慎重考虑存在重性抑郁发作的可能性。这毫无疑问需要根据当事人的既往经历以及他所在的文化背景对于丧失的痛苦表达方式来做出判断。

D. 此重性抑郁发作不能用分裂情感障碍、精神分裂症、精神分裂样障碍、妄想障碍或其他特定与未特定精神分裂症谱系和其他精神病性障碍来更好地解释。

E. 从未有过躁狂或轻躁狂发作。

备注：如果躁狂或轻躁狂发作是物质所致或可归因于其他躯体疾病的生理效应，则此排除标准不适合。

(二)诊断评估思路与提问建议

由于认知行为治疗更关注患者目前的精神状态，为了明确患者目前是否符合抑郁症的诊断，面对可能的抑郁症个案，治疗师需要围绕诊断标准中的症状学标准、病程标准、严重程度标准、排除标准和鉴别诊断思路工作，即了解个体目前是否存在核心症状[情绪低落、兴趣或愉快感减退（或缺乏）]以及符合 9 条症状标准中的哪几条，再看个体的病程是否已至少持续 14 天，接下来再看个体是否为此痛苦或者某方面的功能受到明显不良影响，之后就是了解其患病之前有无成瘾性物质或药物接触史、躯体疾病、外伤史和手术史，再接下来就要了解此个体既往任何时候是否存在躁狂或轻躁狂发作的可能性、精神病性症状的可能性以及是否有重大丧失或者跟月经周期有关。按照这样的思路进行评估工作才有助于治疗师思路清晰地了解个体目前的问题性质或精神疾病的诊断。

在评估个体目前是否有抑郁发作时，通常借助如下思路和提问会对治疗师的评估有帮助。比如，为了首先明确个体是否存在情绪低落、兴趣或愉快感减退或缺乏这两个核心症状，除了根据个体的诉说直接判断以外，有时需要对个体进行如下提问：

①"在最近一个月中，您有没有一段时期几乎每天的大部分时间都感到忧郁或情绪低落？"

②"在最近一个月中，您有没有一段时期几乎每天的大部分时间都愁眉苦脸、表情呆板、闷闷不乐、唉声叹气、边说边哭或独自流泪？"

③"在最近一个月中，您有没有一段时期几乎每天的大部分时间都觉得心情压抑、郁闷、不开心、消极、悲伤、伤心、空虚、悲观或日子难过？"

④"在最近一个月，您有没有对平日喜欢的事情或者活动都失去了兴趣或者愉快感，或者兴趣或愉快感明显减退？"

⑤"在最近一个月，您有没有对大多数事情或者活动都提不起兴趣？"

⑥"跟原来相比，最近一个月您是否变得不太愿意参加娱乐和社交活动，如听音乐、看电视、下棋、打球、串门或聚会等？或者您即使参加也不投入，表现得缺乏兴趣？"

前三个问题针对的是情绪低落，后三个问题针对的是兴趣或愉快感减退或缺乏这个症状。一般先问某个症状的第一个问题，因为这个问题是标准提问方式，如果这个问题被否认之后，就用接下来的第二个问题提问，如果第二个问题也被否认，就问第三个问题；如果前面的某一个问题被个体认可，则不需要询问该症状下面的另外一个或两个问题，因为这三个问题都是询问的同一症状；如果用于了解该症状是否存在的三个问题都被否认，则表示个体不存在这个症状。下面那些其他的抑郁症状的提问也是遵循如此规则。如果这六个问题中任何一个问题被个体承认存在，则接下来需要请个体描述其表现，以方便治疗师从专业上判断该症状是否存在；如果认定该症状存在的话，则需要请个体说出这个症状开始的时间以及持续存在的时间；接下来针对个体存在情绪低落、兴趣或愉快感减退或缺乏症状的那段时间，继续询问个体抑郁发作的其他 7 个症状是否存在及各自持续存在的时间。

为了明确个体有无食欲或体重变化，可以问：

①"在那段时间，和平时相比，您每天或者大部分时间的食欲如何？"

②"在那段时间，和平时相比，您每天或大部分时间的食欲有无明显的增加或者减少？"

③"在那段时间，和平时相比，每天或大部分时间您是否需要强迫自己进食或者在别人督促下进食？"

④"在那段时间，和平时相比，您的体重有无明显的减轻或者增加？"

如果上述四个问题中任何一个问题存在的话，则了解个体是否故意增重或减肥，在排除个体故意增重或减轻体重的可能性后，了解这个问题持续存在的时间。如果是体重增减的话，需要了解体重增加或者减少的百分比，看是否超过 5% 的幅度。如果个体在非故意增重或减肥的情况下，存在每天的食欲增加或减退，或者存在体重一个月内增减的幅度超过 5%，则认为这个症状存在。

对于睡眠问题，可以问：

①"在那段时间，您每天晚上或大部分晚上的睡眠如何？你是否存在躺床上睡不着、睡着后觉醒的次数比平时多、比平常早醒、醒后

再入睡困难或者睡眠过多的情况？"

②"和平时相比，您的睡眠减少或增加多长时间？"

如果个体存在躺在床上超过 30 分钟才能入睡或者再入睡，表示有入睡困难或醒后再入睡困难；个体早醒与否，需要跟个体平常入睡和醒来的时间对比后才能确定；个体睡眠时间是否有减少或者增加，也需要跟个体平常的睡眠时长进行比较，如果减少或增加至少两小时，则认为存在，而不是跟其他人的睡眠时间进行比较或者跟个体认定的标准睡眠时间进行比较，因为睡眠需要量有个体差异性，人与人是不同的。如果个体存在任何一种睡眠问题，则可以认定该症状存在。

对于精神运动性迟滞或激越，可以问：

①"在那段时期，您是否每天或大部分时间都有烦躁不安以至于不能静坐下来，严重到其他人都注意到了您的烦躁？"

②"在那段时期，您是否每天或大部分时间都有烦躁不安、易激动、不耐烦、坐立不安或搓手顿足？"

③"在那段时期，您是否每天或大部分时间都有讲话或行动比平时慢，严重到别人都能看出来？"

④"在那段时期，您是否每天或大部分时间都有别人能看出来的言语缓慢、动作缓慢、呆坐少语、少活动或多卧床？"

如果个体存在上述四个问题中的任何一个，则认为个体存在该症状。

对于疲乏或精力丧失，可以问：

①"在那段时期，您每天或大部分时间的精力如何？在那段时期，您是否每天或大部分时间都觉得没有精力或疲倦？"

②"在那段时期，您是否每天或大部分时间都觉得无精打采或者懒散，需要别人督促？"

如果个体存在上述两个问题中的任何一个，则认为个体存在该症状。

对于无价值感或自责自罪，可以问：

　　①"在那段时期，您每天或大多数时间对自己的感觉如何？您是否每天或大多数时间都认为自己无价值？"

　　②"在那段时期，您每天或大多数时间是否对自己做过或没做过的事情感到有罪？"

　　③"在那段时期，您每天或大多数时间是否低估自己，觉得自己没用或者是个失败者？"

　　④"在那段时期，您每天或大多数时间是否觉得自己没有存在的价值，是个无用的人、变成了一个废人或者是别人的拖累？"

　　⑤"在那段时期，您是否每天或大多数时间责备或批评自己？"

如果个体存在上述五个问题中的任何一个，则认为个体存在该症状。
对于思考或注意力问题，可以问：

　　①"在那段时期，您是否每天或大多数时间有注意力不集中、思考问题困难或者对日常事务难以做出决定的情况？"

　　②"在那段时期，您每天或大多数时间是否有心不在焉、犹豫不决或做事时发呆发愣的情况？"

　　③"在那段时期，您每天或大多数时间是否觉得脑子笨、不好用、不灵活或变迟钝了？"

如果个体存在上述三个问题中的任何一个，则认为个体存在该症状。
对于想死或自杀倾向，可以问：

　　①"在那段时期，您是否每天或大多数时间反复想到死、觉得死比活着好或者想过要伤害自己？"

　　②"在那段时期，您是否每天或大多数时间反复觉得活着累、很辛苦、活着没意思或者不如死了算了？"

　　③"在那段时期，您是否有过具体的自杀计划？"

　　④"在那段时期，您是否有过具体的自杀自伤行为？"

如果个体存在上述四个问题中的任何一个问题，则认为个体存在该症状。

一旦个体某个症状存在的话，则了解此症状出现的时间和持续存在的时间。如果在同一个时间段内持续存在时间≥14天的症状数目至少有五个且其中一个是情绪低落、兴趣或愉快感缺乏或减退的话，则应考虑个体存在抑郁发作的可能性，否则就考虑抑郁障碍其他诊断存在的可能性。对于一部分个体来说，不需要做出上述特别的提问，治疗师就能根据个体的诉说判断出来大部分症状是否存在，然后对个别未涉及的症状做出上述封闭式提问。至于个体总共有过多少次抑郁发作、每次抑郁发作开始的时间和持续存在的时间、每两次抑郁发作间隔的时间、间隔期个体的状态是否完全恢复到病前状态、每次抑郁发作时的具体治疗方法、治疗使用的药物和剂量、治疗的效果以及个体初次发病的年龄等，也是需要考虑和评估的内容，因为这关系到治疗的难度和治疗效果。

如果个体一直身体健康，无躯体疾病、外伤史、手术史、成瘾性物质接触史、躁狂发作史、轻躁狂发作史和精神病性症状，无重大丧失或者虽然有丧失但其抑郁表现超出了相应文化背景下的常态表现，抑郁发作与月经周期无关，那么只要个体符合症状学标准、病程标准和严重程度标准，就可以诊断为抑郁症。如果个体有躯体疾病、外伤史、手术史、成瘾性物质接触史中的一个，则要根据这些问题与抑郁发作之间各自出现的时间的先后关系、间隔时间、病程长短、问题的严重程度与抑郁严重程度之间是否有对应关系、学术上是否认可这一问题是导致抑郁发作的因素来判断。如果个体的躯体疾病、外伤史、手术史、成瘾性物质接触史发生在抑郁发作之前，两者出现间隔的时间很短、两者的严重程度成对应关系、学术上也认可这一问题可以引发抑郁发作，那么就不考虑个体的抑郁发作属于抑郁症，而是根据具体情况归为物质/药物诱发的抑郁障碍或者其他躯体疾病所致抑郁障碍；否则的话，就考虑是抑郁症。如果个体的抑郁表现出现在丧失之后不久，且其文化背景下认可个体的如此表现是丧失之后的常态反应，且随着时间延长，病情有减轻的趋势，就不考虑抑郁症；否则就要认定个体是抑郁症，因为个体的抑郁程度重、持续时间长或病情随着时间延长有加重的趋势。如果个体的抑郁发作总是跟月经周期有关，在来月经前一周内出现，在来月经后抑郁症状变得轻微或不存在，则不考虑个体是抑郁症，而可能是经前期烦躁障碍；否则的话，就依然考虑抑郁症的可能性大。

如果个体既往任何时候有过躁狂或轻躁狂发作，则诊断是双相障碍，而非抑郁症；否则的话，个体的诊断就是抑郁症。如果个体有精神病性症状，则需要了解精神病性症状与抑郁症状出现时间的先后顺序及各自持续存在的时间。如果个体先出现了精神病性症状，之后才出现了抑郁症状，精神病性症状持续存在的时间长；或者个体的抑郁症状和精神病性症状差不多同时出现，同时都存在的话，则不考虑抑郁症诊断，而是更多考虑精神分裂症谱系障碍。如果个体先有抑郁症状，随后出现精神病性症状，抑郁症状持续存在的时间更长，则更多考虑个体是患有抑郁症。

如果治疗师是精神科医师，做出上述评估和诊断相对容易，因为精神科医师的专业训练中就包括这部分内容。但对于非精神科医师的治疗师来说，仅凭自己的评估来判断个体是否罹患某种精神障碍就有难度，需要请个体就诊于精神科，借助精神科医师的诊断来确诊。无论如何，非精神科医师的治疗师虽然没有诊断权，但对个体的精神状态能够做出恰当的评估，有助于明确治疗的方向和制订治疗计划，特别是对于明确患者是否需要转诊、是否需要联合精神科医师的治疗以及评估治疗效果非常重要。

对于患者的抑郁发作，评估时还需要了解可能的诱发因素，无论是长期存在的还是近期存在的不良生活事件。有些负性生活事件是患者能够觉察到的，就在治疗师询问或不询问的情况下患者就说出来了；有些是患者觉察不到的，哪怕治疗师询问："在这次得病之前有什么事情发生或有什么变故吗？"患者依然会告知治疗师"没有"。此时治疗师需要了解更多一些，比如了解患者的日常生活规律有无变化、工作或学业的量和种类有无变化、职位有无变化、运动规律有无变化、有无接触成瘾性物质等，以发现那些可能存在的与患者抑郁发作有关的诱发因素。

（三）认知模型下的抑郁症

尽管 DSM-5 中抑郁障碍的不同疾病的诊断标准有所不同，但通过认知理论来看待不同的抑郁障碍可发现其共性。艾伦·贝克的认知理论就是在研究和治疗抑郁症患者基础上发展起来的，所以第一章介绍的认知理论就是抑郁症的认知模型。抑郁障碍是精神障碍中最常见的一大类疾病，任何个体的抑郁障碍同样与其功能不良性思维、功能不良性行为有关，把它们变成功能适应性思维、功能适应性行为就可导致个体抑郁症状的改善，将影响功能不良性思维和行为的功能不良性信念（中间信念和核心信念）调整为功能适应性的信念，就会导致个体抑郁症状更持久的改善，从而降低抑郁障碍复发的概率，甚至预防抑郁的复发。

此外，艾伦·贝克早年提出的认知三角理论（cognitive triad）有助于我们从认知角度去理解抑郁症患者。所谓认知三角，指的就是从认知模型的三个组成部分去看待抑郁症患者：以负性的方式看待自己、世界和未来。认知三角的第一个组成部分就是抑郁症患者对自己的负性看法，他把自己看作有缺陷的、无能的、有病的、乏味的、没有吸引力的或无用的，他倾向于低估或指责自己。认知三角的第二个组成部分就是抑郁症患者对这个世界或者说对他自己经历的负性看法，即倾向于以负性的方式解读自己的经历，以负性有偏差的方式去解读其所处的外部环境。他认为外部世界对自己的要求过高或者会给自己设置难以逾越的障碍。认知三角的第三个组成部分就是患者对自己未来的看法。抑郁症患者负性悲观地预期自己的未来，认为他目前的困境或痛苦将会无限持续下去，未来会永远充满艰辛、挫败或一事无成。认知三角的这三个组成部分，其实就是患者对自我、对世界和对未来的核心信念。

认知理论认为，抑郁状态下的症状和体征是患者上述负性认知模型被激活的结果。在这样的负性认知影响下，个体自然会出现郁闷、不开心、悲伤乃至绝望的情绪，行为也就会因此变得退缩、回避。如果抑郁症患者把自己看作无能的、没有办法的，那么他可能更倾向于主动向他人寻求帮助而不是依靠自己去解决问题，表现为过度依赖他人；如果他认为自己是他人的累赘，他可能就会认为自己死去会更好，从而产生自杀的想法甚至做出自杀的行为。这些依赖他人而非自己去解决问题，或者考虑自杀而非其他解决问题的方法，就会使得患者更加认为自己的负性认知就是事实，情绪反应变得更加郁闷、悲观和绝望，从而形成恶性循环。

抑郁症患者对未来持悲观看法，他预计无论怎么努力，未来都是不好的结果，他自然不会让自己朝向目标动起来，就会表现为缺乏动机或意志减退，懒得动，运动迟缓，倾向于逃避和回避，缺乏兴趣，注意力不集中，记忆力差，脑子反应慢，情绪就会变得郁闷、不开心乃至绝望；而患者体验到上述抑郁症状之后，则会更加相信自己对未来的负面预期，并认为这就是事实，因此更加缺乏行动的动机，更不愿付诸行动，从而形成恶性循环。

抑郁症患者认为目前所经历的困难是无法解决的，或者认为目前的痛苦是自己难以忍受的，或者认为无论如何也不会有所变化，他自然会产生自杀想法以帮助自己逃离或摆脱此困境。而患者一旦把自杀看作解决问题、摆脱困境的方法，或者期望别人替自己解决问题，他就没有机会发现情况并非如自己所认为的那样，反而更加相信自己的既有看法，从而形成恶性循环。

由此可知，正是患者的功能不良性信念和应对方式让患者一步步跌入恶性循环的泥潭而无力自拔，从而导致问题的积累。现实世界中问题积累得越来越多，也就更加证实了患者信念的正确性，从而使其继续以功能不良的方式去应对，如此循环下去，抑郁情绪症状就会变得越来越明显。

(四)抑郁症案例

对于前来接受心理治疗的案例，需要首先进行评估，以明确患者的问题究竟是哪种精神障碍，然后制订出相应的认知行为治疗计划。为此，治疗师需要熟悉精神障碍的诊断标准，根据患者的主诉进行相应的病史采集、精神科检查、必要的实验室检查、辅助检查以及心理测评，才能让患者的疾病诊断相对明确，治疗更有针对性。与此同时，因为进行的是认知行为治疗，在病史采集和精神科检查阶段，治疗师也需要在认知理论的指导下收集患者纵向的成长经历、相关认知和行为模式，以及横向的特定问题情形下患者的认知、情绪、行为和生理反应，以便形成此案例的初步认知概念化。

比如，患者小王 28 岁，女，在读博士，自述：自己半年前就开始出现情绪低落，觉得活着没意思，自己没什么用，还给其他人带来拖累，有自杀的想法，也想到过要跳河，只不过是到现在在学校读书，想完成学业后再去自杀。见到什么都没有开心的感觉，看见冬天的太阳有时候会想，这太阳什么时候才能照到自己心里。对什么都不感兴趣，对美食也没兴趣，吃饭就是例行公事。脑子变慢了，注意力没法长时间集中，看书也比较慢。睡觉得吃药才能睡着，否则睡不着，即使吃药，也凌晨四、四五点就醒了，而以前能睡到自然醒。整天乏力，提不起劲儿来。经常觉得特别烦躁，做事情特别着急，一不称心就更生气。小王有撞墙行为，有时候撞墙是为了寻死，有时候是因为身体和心里难受就撞墙。这种情况持续存在了半年，越来越严重，所以来就诊治疗。半年前开始面临毕业压力和就业压力，小王觉得自己即使工作了，也是没有发展前途的，尽管自己学业好，也觉得未来不会好到哪里去，反而在工作单位会面临很多人际方面的压力，自己处理不好，因为自己这个人很没用。小王说，从小无论学习成绩有多好，从来没有受到过父母的表扬，家庭内部大人之间经常闹矛盾，母亲对小王要求很高且经常批评小王，经常会让小王觉得自己很没用，遇事习惯内归因，对自己要求高，一旦没有达到自己期望的标准，就会很沮丧。

对照着小王的这些症状表现、持续时间和严重程度，依据诊断标准，就可以断定小王符合重性抑郁发作的诊断标准。鉴于小王从来没有成瘾性物质接触史，没有躯体疾病、外伤和手术史，没有其他的精神病性症状，也没有躁狂、轻躁狂发作的历史，于是治疗师给予小王重性抑郁障碍的诊断。小王谈到的很多内容是小王的自动化思维，比如，"觉得活着没意思，自己没什么用，还给其他人带来拖累"，"这太阳什么时候才能照到自己心里"，"觉得自己即使工作了，也是没有发展前途的，尽管自己学业好，也总觉得未来不会好到哪里去，反而在工作单位会面临很多人际方面的压力，自己处理不好，因为自己这个人很没用"。"自己很没用"这个表述经常出现，结合小王从小到大在家中不被表扬和经常被批评的经历，这很可能是患者的核心信念。小王对自己要求高、内归因，这是她的补偿策略；一旦达不到她设定的标准，她就会认为自己很没用，这是小王的中间信念。通过评估，治疗师就可以对患者的情况形成上述初步的案例概念化，并据此制订出相应的治疗计划，比如进行认知治疗、调整患者的认知是首先要落实的，此外需要针对患者存在的人际交往方面的障碍开展工作。

二、焦虑障碍的认知模型

在 DSM-5 中，焦虑障碍包括分离性焦虑障碍、选择性缄默症、特殊恐怖症、社交焦虑障碍（社交恐怖症）、惊恐障碍、广场恐怖症、广泛性焦虑障碍、其他躯体疾病所致焦虑障碍、其他特定的焦虑障碍和未特定的焦虑障碍。焦虑障碍的共同特征就是过分的害怕和焦虑以及与此有关的行为紊乱，且不同焦虑障碍之间共病的概率非常高。

害怕、恐惧或焦虑是焦虑障碍患者常见的情绪反应，也是我们每个人常见的情绪反应。理论上认为，害怕是个体对真实存在的或认为存在的迫在眉睫的威胁的一种情绪反应；焦虑是个体预计或担心将来出现威胁时的一种情绪状态。其实，害怕和焦虑均是个体想到或面对危险时自主神经系统或交感神经系统激活或兴奋后的情绪反应结果，行为上会出现战斗（认为有能力应对）、逃跑（感觉应对不了）、回避或惊呆反应（不知如何处理），生理上会表现为肌肉紧张、对危险保持高警觉状态、心慌或呼吸急促等。逃跑或回避行为可以在短期内降低害怕和焦虑的程度，但长期而言就成了害怕和焦虑的维持因素。

进化论观点认为害怕、恐惧也罢、焦虑也罢，都是人类在进化过程形成的应对危险或困难情景的一种与生俱来的适应能力。当机体感觉到有危险或压力时，交感神经系统自动被激活，从而处于兴奋活跃状态，肾上腺素分泌增加，导致瞳孔变大、心跳加快、呼吸急促、皮肤及内脏血管收缩、冠状动脉扩张、血压上升、小支气管舒张、胃肠蠕动减弱、膀胱壁肌肉松弛、唾液分泌减少、汗腺分泌汗液、更多的糖和脂肪进入血流、立毛肌收缩、血液凝结加快等。而这种交感神经系统的兴奋状态有助于个体应对眼前所面临的或未来可能出现的危险，这是一个人在社会上生存必备的自我保护能力。

但焦虑障碍与正常的恐惧或焦虑反应不同，前者属于异常的恐惧或焦虑反应。正常的恐惧或焦虑反应是个体面对实际存在的危险、任务或困难情形时做出的恰当紧张反应（其反应的强烈程度、持续时间与实际情况相符合），且通常持续存在的时间短暂；或者这种紧张反应局限于个体发育的特定年龄阶段。异常的恐惧或焦虑反应是指个体面对实际存在的甚至想象中的危险、任务或困难情形时做出的过度紧张反应，反应过于强烈，且持续时间长（持续时间通常 6 个月或更久，儿童的病程标准会短一些），或超过了发育的特定年龄段。

鉴于惊恐发作或类惊恐发作在焦虑障碍中非常常见，这里就以惊恐发作、惊恐障碍和广场恐怖症为示例做重点介绍。

（一）惊恐发作的诊断标准

惊恐发作是一种急性焦虑发作，是一种特殊类型的害怕反应。惊恐发作不仅见于焦虑障碍，也可出现在任何一种精神障碍中，更会在躯体疾病、成瘾性物质使用、疲劳、体弱、缺乏睡眠或应激情况下出现。因此，惊恐发作本身并不是精神障碍，需要仔细询问并配合必要的检查才能确认它属于哪种情况。

根据 DSM-5，惊恐发作的具体诊断标准如下。

一次惊恐发作就是突然发生的强烈的害怕或不适感，在几分钟内达到顶峰，发作期间出现下列中 4 个或更多症状。

①心悸、心慌或心率加快。

②出汗。

③震颤或发抖。

④气短或窒息感。

⑤喉头堵塞感。

⑥胸痛或胸部不适。

⑦恶心或腹部不适。

⑧感到头昏、脚步不稳、头重脚轻或昏厥。

⑨发冷或发热感。

⑩感觉异常（麻木或针刺感）。

⑪现实解体（不真实感）或人格解体（感觉脱离了自己）。

⑫害怕失去控制或"发疯"。

⑬濒死感。

注：可以见到与特定文化有关的症状（如耳鸣、颈部酸痛、头疼、无法控制的尖叫或哭喊），但此类症状不可作为诊断所需的 4 项症状之一。

治疗师如果发现个体有惊恐发作的症状，经评估后符合惊恐发作的诊断标准，需要再进行接下来的评估，以明确个体的具体诊断。个体仅有惊恐发作，并不能说明个体就罹患某一精神障碍。

(二)惊恐障碍的诊断标准

在 DSM-5 中，惊恐障碍的诊断标准如下。

A. 反复出现不可预期的惊恐发作。

B. 至少在 1 次发作之后，出现下述 1 个或 2 个症状，且持续 1 个月（或更长）时间：

①持续地担心或忧虑再次出现惊恐发作或其后果（如失去控制、心脏病发作、"发疯"）。

②出现与惊恐发作有关的显著的行为方面的不良变化（如采取某些回避行为以避免出现惊恐发作，比如回避去锻炼或不熟悉的场合）。

C. 这种障碍不能归因于物质（如滥用毒品、药物）的生理效应或其他躯体疾病（如甲状腺功能亢进、心肺疾病）。

D. 不能用其他精神障碍来更好地解释这种障碍（例如，惊恐发作不仅在下述情形中出现：像社交恐怖症患者身处所害怕的社交场合、特定恐惧症患者面对所害怕的对象或情形、强迫症患者面对强迫思维、创伤后应激障碍患者面对创伤事件的提示物或分离焦虑障碍患者面对与依恋对象分离时的反应）。

(三)广场恐怖症的诊断标准

在 DSM-5 中，广场恐怖症的诊断标准如下。

A. 对下列 5 种情况中的 2 种及以上感到显著的恐惧或焦虑。
①乘坐公共交通工具（例如，汽车、公共汽车、火车、轮船、飞机）。
②处于开放的空间（例如，停车场、集市、桥梁）。
③处于封闭的空间（例如，商店、剧院、电影院）
④排队或处于人群之中。
⑤独自离家。

B. 个体恐惧或回避这些情况是因为想到一旦出现惊恐样症状时或其他失去功能或窘迫的症状（例如，老年人害怕摔倒，害怕大小便失禁）时，害怕难以逃离或得不到帮助。

C. 广场恐惧情况几乎总是促发害怕或焦虑。

D. 个体总是主动回避广场恐惧情况，需要人陪伴或带着强烈的害怕或焦虑去忍受。

E. 这种害怕或焦虑与广场恐惧情况和社会文化环境所造成的实际危险不相称。

F. 这种害怕、焦虑或回避通常持续至少 6 个月。

G. 这种害怕、焦虑或回避引起有临床意义的痛苦，或导致社交、职业或其他重要功能方面的损害。

H. 即使有其他躯体疾病（例如，炎症性肠病、帕金森氏病）存在，这种害怕、焦虑或回避也是明显过度的。

I. 这种害怕、焦虑或回避不能用其他精神障碍的症状来更好地解释——例如，不能仅限于特定恐怖症情境性的症状；不能只涉及社交焦虑障碍中的社交情况；不仅与强迫症中的强迫思维，躯体变形障碍感受到的躯体外形缺陷或瑕疵，创伤后应激障碍中创伤性事件的提示物，或分离焦虑障碍的害怕离别等相关。

注：无论是否存在惊恐障碍都可以诊断为广场恐怖症。如果个体的表现符合惊恐障碍和广场恐怖症的诊断标准，则可同时给予两个诊断。

(四)诊断评估思路与提问建议

为了明确个体有无焦虑障碍，一样可以通过倾听个体的诉说或者结合一些特定的提问来明确。比如，可以询问：

①"您是否有过突然感到害怕或焦虑或突然出现许多躯体不适症状的惊恐发作?"此问题是为了筛查个体有无惊恐发作的可能性。

②"您是否害怕独自出门、待在拥挤的地方、排队、乘汽车或火车旅行?"此问题是为了了解个体有无广场恐怖症的可能性。

③"您在别人面前做事时,比如说话、吃东西或写字,是否感到害怕或不适?"此问题是为了明确个体是否存在社交恐怖症或社交焦虑障碍的可能性。

④"您是否有其他特别害怕的事情,如坐飞机、看见血、射击、站在高处、密闭的空间、某种动物或者昆虫?"

此问题是为了知道个体是否存在特殊恐怖症的可能性。在个体表示存在某一问题的情况下,再根据诊断标准继续询问个体的具体症状表现和症状持续存在时间等,在排除成瘾性物质、躯体疾病以及其他精神障碍与个体的焦虑症状的相关性之后,才考虑个体属于焦虑障碍这一诊断类别。

鉴于惊恐发作是这里介绍的重点,我们就着重谈谈惊恐发作的评估。治疗师可以通过问如下一些问题来帮助了解个体是否存在惊恐发作的可能性及具体情况:

①"您记忆最清晰的一次发作是什么时候?"

②"那次您最先注意到的是什么身体不适?"

③"您的害怕、焦虑或身体不适症状是很突然出现的吗?"

④"从开始察觉到有症状再到症状变得最严重有多长时间?"

⑤"在您这一段感觉难受的过程中,您觉得心脏跳得很快、很剧烈或者觉得心脏在咚咚咚跳吗?"

⑥"您有出汗吗?"

⑦"有发抖或震颤吗?"

⑧"有呼吸急促或呼吸困难吗?"

⑨"是否有喉头哽塞感?"

⑩"是否有胸痛、胸部被重物压着的感觉或胸部不适?"

⑪"是否有恶心、腹部不适或者想腹泻的感觉?"

⑫"是否感到头昏、走路不稳、站立不稳、头重脚轻或者想要晕厥、晕倒的感觉?"

⑬"是否身体的某部分有麻木的感觉或刺痛的感觉?"

⑭"是否有发热、潮热或发冷的感觉？"

⑮"是否觉得周围的事或环境似乎变得不真实或者觉得自己跟它们脱离开来？是否觉得自己的部分身体不属于自己、身体脱离了自己或者灵魂脱离了身体？"

⑯"是否害怕自己会失去控制、发疯或精神错乱？"

⑰"是否害怕自己会心脏病发作或者会马上死去？"如果个体在短时间内有上述第五至第十七个问题中的四个或更多个惊恐发作的症状且第三个问题回答"是"，就可以继续询问患者如下问题：

⑱"您曾经有过多少次这样的发作？"

⑲"每次发作是否都是意想不到的，或者在想不到会出现紧张不适的情况下出现？"

⑳"那么在发作当时或之后，您是否担心会有什么可怕的事情发生，如您会心脏病发作、晕倒、发疯或失去控制？"

㉑"您是否一直担心再次发作？"

㉒"您是否为了避免出现这种发作而采取了一些措施，比如，不独自外出或者一定让人陪伴外出，回避一些场合，不做剧烈运动，随身带着必备药品，或者选择待在离出口最近的位置等？您具体采用什么方法来帮助自己？效果如何？"

如果个体的这种意想不到的发作至少有两次，且因此一直担忧发作或发作后的后果或者有回避行为或采取确保安全的行为的话，则要考虑焦虑障碍的可能性。对于第二十个问题，如果个体在前面的第十六或第十七个问题已经回答为"是"，则无须再问第二十个问题。

上面这些提问是供治疗师参考使用的，并非说每个案例都需要这样一步一步地询问，很多时候不需要问这么多就已经能够明确诊断。在罹患躯体疾病、使用成瘾性物质、疲劳、体弱、缺乏睡眠、缺乏锻炼、饮食构成或量失调（过度高蛋白饮食或素食、进食量过少或过多、水的摄入量过多或过少）、应激或压力大的情况下以及特殊的生理阶段（青春期、更年期或女性的月经期），个体更容易出现焦虑情绪和相应的生理症状，所以需要了解个体这方面的内容。必要时需要请个体去综合医院就诊，以明确个体有无躯体疾病，以免耽误个体躯体疾病的治疗；此外，了解这些影响焦虑出现的因素有助于制定合理的治疗方案，比如引导患者发现其近期生活方式存在的问题、不合理性或对健康的危害性，从而把生活方式的调整作为治疗的工作方向之一。如果治疗师的变态心理学或精神病学背景不强的话，也需要将患者转介给精神科医师，以明确患者精神疾病的具体诊断。无论如何，治疗师自己对患者的评估不能因为有转介而不做，因为治疗师的评估关系着接下来的治疗和干预的方向与具体策略。

（五）认知模型下的害怕与焦虑

不同类别的焦虑障碍，引发患者出现害怕、焦虑情绪或回避行为的物品或情形不同，相关的认知内容也不同，但焦虑的认知模型是相对一致的。认知理论认为，个体感知到外部或内部的刺激物（即外部或内部事件，内部事件可以是个体身体的不适症状或脑内浮现的想法、画面或回忆等），个体会迅速判断这个刺激物是个威胁，紧接着迅速权衡自身应对这个威胁可能存在的风险、自身的能力与可用资源，在此判断的指导下，个体会采取与之相一致的行为策略（逃跑、吓呆或战斗）、出现情绪反应（焦虑、害怕或恐惧）和生理反应（心悸、出汗、紧张不安或颤抖等）。焦虑的认知模型见图 2-1。

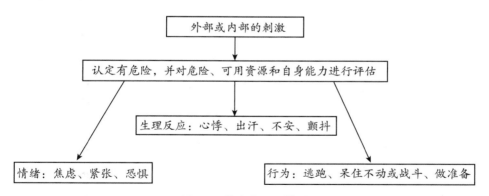

图 2-1　焦虑的认知模型

临床上的焦虑障碍往往是患者在面对事件或情形（无论来自外部还是来自内部）时，高估风险并低估能力或资源所致。高估风险，即焦虑患者过高估计了事件或情形的严重性、影响范围或持续时间，或高估了问题出现的概率。低估能力或资源，即焦虑患者过低估计了自身应对问题、可怕事件或情形的能力或资源，也低估了来自外部的救援力量或其他安全因素，比如，朋友或其他能够提供帮助和支持的人和时间因素等。焦虑患者面对外部或内部的事件或情形时，在上述认知歪曲的影响下，就会采取相应的功能不良性应对策略，如放弃、回避、压抑、在脑海中进行认知加工对抗、转移注意力、提高警觉性以进行过度关注、寻求帮助或长期处于担忧状态等。而这种适应不良性的行为或认知应对策略（即补偿策略），使其没有机会发现其所认定的状况（伤害、羞辱、危险等）不一定会发生，或者没有机会发现其所认定的状况即使发生，自己也有能力去应对，或者没有机会发现虽然暂时无法应对，但随着时间的推移，自己可以学会应对或承受，从而导致患者更加相信其认知歪曲是合理的、对的或真实存在的，继续采用功能失调性的应对策略，从而形成恶性循环，让恐惧或焦虑持续存在。

下面以精神分裂症患者的焦虑为例，以加深大家对焦虑障碍认知模型的理解。小琴，女，39岁，初中毕业，从15岁开始发病，诊断为偏执型精神分裂症，持续性病程。下面是她在心理治疗中谈到的一次焦虑发作的过程。

> 我好不容易高兴起来了。可是洗澡的时候，刚洗完澡就焦虑了，心里就后悔了，焦虑，生气了吧，不是后悔，是生气。焦虑，然后我就光着身子没穿衣服，就在饭厅里大声嚷，说"我受不了，受不了了，我犯病了"。嗯，我说护士，我说我，我说，我说我受不了了。然后，然后护士说："那你先把衣裳穿上，好吗？"然后我心里就特别难受。然后，然后我一嚷，一大声嚷，嚷了有两遍还是三遍啊，说就是，就是说我难受，就是说我特别受、受不了了，就是，心里难受。我嚷了两遍还是三遍呀，好像是。噢。然后，对，我一嚷，又光着身、身体，然后所有病人，所有病人的眼睛都看着我，都看着我，都知道我想说的是怎么回事儿了，他们都看见了。所以我觉得这种特别的现眼、特别的丢人，我就感觉我没有秘密了。（小琴出现焦虑症状后，她对此的自动化思维就是"我特别受不了了，我犯病了"，从而不管不顾、裸体大喊大叫，这是小琴的行为反应；这种行为自然引来很多人的注视，对此，小琴出现新的自动化思维"他们都知道我想说的是怎么回事儿了"，"我觉得这种特别的现眼、特别的丢人，我就感觉我没

有秘密了"，从而有焦虑、后悔、生气的情绪反应。）

　　李：嗯。

　　小琴：我全身一丝不挂的，那么嚷，还说，说一些话什么，说什么的。即使，就是，我觉得我在这个区里都待不下去了。（"我觉得我在这个区里都待不下去了"，也是小琴的自动化思维，也跟她的焦虑情绪有关。）

　　李：噢，所以主要是这个哈，那我们就谈谈这个事。你本来说大夫跟你谈好了，药物治疗目前挺好的，怎么洗完澡的时候，你光着身子在那儿嚷起来，生气了？那生的是什么气呢？说你受不了什么呢？（治疗师了解小琴最初的焦虑情绪跟什么事件及自动化思维有关。）

　　小琴：是是是我最后一个，最后一个洗完的，我是，不是跟那个最后一拨洗澡、好不容易都洗完了，然后那个我站在那个发衣服那那门门门门口那儿，然后突，就是发衣服的那儿，衣服也给我了，我说我要赶紧出去进饭厅吧。然后那个，这时候就门铃就是门就开了，没有门铃，就是那门就开了，俩俩俩护士长，俩护士长进来查房来。

　　李：嗯。（治疗师通过语气词鼓励小琴多谈一些，以了解相关的事件和自动化思维。）

　　小琴：然后王老师、王老师就说，说，还有张老师也说，说让我在那个澡堂、澡堂子里把衣服、就是把那个身上的身上的水擦干，不是，让我在那里边穿穿衣服。

　　李：嗯嗯。（小琴的表述依然没有涉及治疗师想了解的全部内容，于是治疗师继续通过语气词鼓励她多谈一些。）

　　小琴：把衣服穿上，然后我说，然后我我一看，旁边坐着那个什么，不知道叫什么，那老太太。

　　李：嗯。

　　小琴：她不是说那个，那那她那个乳房不是得癌症了吗？（引发最初焦虑症状出现的事件呈现出来了，但小琴还没有谈到相关的自动化思维。）

　　李：嗯。

　　小琴：还烂、烂的。我就特、我就不敢再进那里边去了。她正好在在那椅子上、澡堂子里坐着。（小琴害怕跟乳腺癌患者待在一起，却依然没有说出相关的自动化思维。）

李：嗯嗯。

小琴：我不敢进里边穿衣服去了。我说我不敢在那儿穿，我说那我出去去饭厅吧。然后那个王老师就说行，去饭厅吧，去去饭厅，然后然后我就我我就出饭厅了。这时候那两个护士长，两个查班的那个护士，不是这区的护士长，就走进去了，门刚关上。然后我最后一个，我最后一个，其他人全洗完了。（另一个引发小琴焦虑的事件也出现了，但她没有把自动化思维说出来。）

李：嗯，好。

小琴：嗯，然后我就，他们两个护士长进进里头了，那门、外边那个大铁门刚关上，我就从那儿出出、回饭厅了，这里我我是最后一个出来，其他病人全在饭厅里，都洗好了，有的还剪剪指甲呢，有的还，都是有的都穿好，正穿着衣服呢吧，反反正都出去了。然后我一看就我最后一个出来，然后又赶上这个时间，就是说，那护士、就是护士长那个戴着口罩什么的，我就怕我我经过那块儿那空气，我又怕那个新冠肺炎、新冠肺炎传传染给我，有病毒传染给我。那新冠肺炎，我怕她传染给我，然后我当时就受不了了，就就后悔啊，就生气啊。生气焦虑……（"我又怕那个新冠肺炎、新冠肺炎传传染给我，有病毒传染给我"，这是与第二个事件有关的自动化思维，加重了小琴的焦虑情绪。她之所以不敢在浴室穿衣服，其中的自动化思维尚未说出来。）

…………

李：洗澡你最后一个出来的，本来有护士长来检查，护士说你就在澡堂里头把衣服穿上，可是因为你看见病友有乳腺癌，所以你害怕，你不在那儿穿，你要跑到饭厅去穿，对吧？（为了引出自动化思维，治疗师需要把小琴的注意力拉回到具体的事情上。）

小琴：嗯。

李：好，那我就想，咱在这儿先说说这个乳腺癌的事。

小琴：嗯。

李：其实你不止一次，因为病友是乳腺癌，你有点儿害怕。上一次你好像谈到过，嗯，那个椅子，嗯不是，你的衣服被那个护工拿手碰了一下，伺候乳腺癌病友的护工碰了一下。（把小琴的模式呈现出来，以增强她对此问题的认识。）

小琴：不是，不是碰了一下，是她……

李：抓了一下。

小琴：抓起来搁到饭厅的椅子、我的椅子上。

李：就她把你的东西拿起来搁到饭厅的椅子上，然后你就不要了，你就把这衣服扔了。

小琴：是，是。

李：是吧？

小琴：嗯。

李：然后这一次呢，又因为看见，嗯，得乳腺癌的病友在那儿坐着穿衣服，你不敢在那儿待着了。

小琴：嗯。

李：那我就想问你，如果你穿着那个衣服以及继续在澡堂穿衣服的话，跟得乳腺癌的病友在那儿穿衣服的话，你就会咋样，你那么害怕？（治疗师引出小琴相关的自动化思维。）

小琴：因为那里边有热、热气烘烘的。嗯。热，有热气，她她竟、她她也在那儿洗澡。

李：嗯，那会怎么样呢？（小琴没有直接说出她的自动化思维，于是治疗师继续追问。）

小琴：那空气当中全是那个水分。

李：嗯。

小琴：那都吸了，都都被热热腾腾的水水珠、水水分啊。

李：嗯。

小琴：它就吸到人的身体，它就会吸到身体里，吸到，就是说。

李：吸到身体里，就会怎样？（治疗师继续追问小琴没有说出来的自动化思维。）

小琴：吸到身体，对人的身体不好啊。我是那么感觉的。（"空气中的水分会吸到身体里，对身体不好"，这是小琴的自动化思维。）

李：对身体不好，是吧？

小琴：对。

　　李：所以你，因为她是乳腺癌，热气腾腾的这个水吸到身体里的，就对身体不好。（治疗师复述小琴的自动化思维，为接下来继续追问可能存在的其他自动化思维打下基础。）

　　小琴：噢。

　　李：就会让你怎么样？得乳腺癌？

　　小琴：对我这乳房就不太好，我就害怕这个。（"对我这乳房就不太好"，这是小琴的自动化思维，也是让她离开浴室去餐厅穿衣服的关键因素。）

　　通过上面小琴的例子可以看到，接连出现的两个外部事件分别引发小琴的灾难化思维，自然她就出现了焦虑情绪和相应的躲避行为；小琴体验到焦虑情绪，这作为一个内部事件，又引发了她的新的自动化思维"我特别受不了了，我要犯病了"，才导致她不穿衣服、大嚷大叫。在这个例子中，小琴既夸大了危险发生的概率，又低估了自己身体的承受能力和低估了病房环境中新冠肺炎疫情防控措施的有效性这一保护因素。她因此出现焦虑症状并有相应的行为就不足为怪了。

　　几种主要的焦虑障碍的认知内容和行为应对策略见表 2-1。

表 2-1　不同焦虑障碍的认知行为特点

不同焦虑障碍	特定的认知内容	功能失调性应对策略
特殊恐怖症	认为在特定情境下或暴露于特定对象后自己会受到伤害。	回避，马上逃离，找人陪伴。
社交恐怖症	认为在人际交往中自己会丢人或被羞辱。	回避，马上逃离，敏感，过度关注。
惊恐障碍	灾难化地、错误地解释躯体或心理体验，认为不即刻干预就会马上出危险。	对躯体症状的警觉性增高，过度关注躯体不适，明显或轻微回避，寻求即刻帮助，马上逃离，随身携带认为可救命的药物。
广场恐怖症	至少在两种开放或封闭的空间出现躯体或心理体验，认为会马上出现危险、难以逃离或无人帮助。	回避，马上逃离，找人陪伴，偶尔不得已则艰难忍受。
广泛性焦虑障碍	认为各种情形下都会出现危险。	警觉性增高，过度关注，长期担忧，寻求确保。

焦虑障碍患者采用的那些帮助自己缓解焦虑、恐惧或感觉好一些的方法，就是他在行为或认知方面的应对策略或补偿策略，也往往是最终使其陷入焦虑恐惧之中无法自拔的维持因素。就像小琴，她躲避乳腺癌患者，面对焦虑体验大嚷大叫，让她没有机会发现她的认知（跟乳腺癌患者待在一起对自己的乳房不好，自己会得新冠肺炎，自己受不了了，自己犯病了）不符合事实，从而使其日常总是在重复这一模式，形成恶性循环。

（六）焦虑障碍的案例

五十多岁的男性患者老武，在一次偶然情况下发现自己有幽闭恐惧症（即上面所述的广场恐怖症），当然老武在幽闭的空间出现的症状符合惊恐发作的诊断标准。为了明确患者的具体诊断，有时需要刻意做些提问，患者才会主动说出其症状表现。以下是对患者老武开展评估时的部分对话。

> **李**：您说到您有时候还有急躁，您还说您有幽闭恐惧症。
>
> **老武**：对对对。
>
> **李**：这个是从什么时候开始出现的？（治疗师了解老武所谈问题出现的时间。）
>
> **老武**：我这个是七八年前吧，七八年前就是我知道自己有这个毛病，就是有一次在南京，我跟我爱人出去玩儿，住的酒店里那个电梯，就是我们进去以后，门突然关上了，但是不走。
>
> **李**：嗯嗯。
>
> **老武**：但是那个时候呢，南京很先进，有那个刷卡了，但是我不了解。
>
> **李**：没刷房卡，所以它不走。
>
> **老武**：嗯，没刷房卡，电梯卡。
>
> **李**：对，它不走。
>
> **老武**：它不走，那我当时就急了！我就踹那电梯门。唉，结果我爱人还说我呢。"你干啥呢？然后这需要刷呢，你慌啥啊。"当时电梯一走我就没事了。
>
> **李**：那个时候还有什么生理上的反应吗？就是身体会有什么不舒服吗？（治疗师了解老武的症状表现。）
>
> **老武**：那就是，就觉得，当时就觉得整个人就是，现在想想就是，

当时怎么形容呢？

李：就是心跳……

老武：就是，唉，就是心跳我觉得肯定是加快，唉，肯定是加快。然后就是血压可能也，我估计那会儿也要高，就是整个身体就是处于，当时就是很紧张。

李：出汗吗？

老武：嗯，很紧张。那出汗没出汗，我这都想不起来了。

李：手抖啊哆嗦啊之类的？

老武：那都没有印象。

李：害怕有吗？

老武：害怕，惊恐。

李：惊恐，是吧？

老武：嗯，对对。所以说从那儿七八年前就是开始，严重的时候就是说飞机，要坐飞机就要下很大决心。唉，坐这个出租车、坐高铁都要考虑，坐一会儿都很难受，坐上去门一关就很恐怖、很惊恐！（老武的症状泛化到其他情形。）

李：那您怎么办呢？这个情况。

老武：唉，咬着牙坚持呗！（老武的应对策略，这也是未来治疗中治疗师需要提醒老武发现和利用的方面。）

李：也咬着牙坚持下来了。

老武：坚持坚持也就一会儿也就过去了。

李：也就过去了。

老武：嗯，过去了。

李：就这些年您有没有耽误什么坐高铁、坐飞机？

老武：但是慢慢的这个就是，这个越来越越越轻了、越轻了。（老武的适应性应对策略与他的症状缓解有关。）

李：越来越轻了，噢，是。

老武：越轻了，是这样的，它不治而愈，好像。

李：好，什么时候好的呢？

老武：嗯，这个，但就是有一点，核磁是更狭小的空间。（老武目前存在的问题。）

李：就躺在那儿的时候……

老武：进不去，那进不去，必须要、那就要麻一下，麻醉一下。（老武的功能不良性应对方法。）

李：您这次做的核磁是被麻醉之后进去的？

老武：哦，对，就是么，哎，先麻醉，麻醉了以后再进行核磁，它应该是术前就要检查的，因为我有这个问题，所以说医院也很善解人意，给我提供了一些便利。那就是说放到一块儿、手术时一块儿做，把术前检查、那个核磁检查呢放在手术这个这个中间。嗯。

李：就等你麻醉了之后再做。

老武：嗯，对对，放在手术中间，合并了。

李：哦，是这么一个情况。好，其实就是乘坐交通工具或电梯这一块解决了，但这种更小的幽闭空间的这个问题还没解决？

老武：嗯，还是还是解决不了的。

李：还是解决不了啊，好。

老武：解决不了，因为平时在中医院，我们当地中医院，这个都要都要先麻醉，然后才能做手术。

李：哦，是这么一个情况。

老武：嗯。

李：好，那我知道您幽闭恐惧的这个事了。还有别的吗？您觉得困扰您的问题。

老武：嗯，没有了。

李：没有了，好，那我们就说说您的幽闭症呗。

老武：嗯。

李：幽闭症……

老武：为啥我这要说幽闭症呢，我这个 22 号呢，手术三个月了，三个月了，然后就是马上要面临的这个问题，要做核磁，核磁呢需要麻醉。（因为有现实需求，老武做出改变的动机很强，这是治疗的有利因素。）

李：嗯，还要在麻醉后做。

老武：麻醉后做，哎呀，这个这个。

李：所以您是想麻醉后做，还是想不麻醉后做？

老武：那我是想不麻醉，那麻醉……

李：您的目的是不麻醉，你能够做了核磁，钻进核磁的洞里头去？

老武：嗯，对，那怎么能够战胜幽闭症。

李：好，所以最让您恐惧的是什么？钻进核磁的洞里头去？（了解老武的症状的具体表现。）

老武：那就是感觉到这要窒息，血都往头上涌，要爆炸，那一会儿不离开那儿就好像感觉到要发疯，嗯。（这些既是症状，也是老武的自动化思维，比如"要窒息，要爆炸，不离开就要发疯"。）

李：感觉要发疯。

老武：要迅速离开那环境，唉。

李：就是你说你最难受的是什么感觉？

老武：我感觉到就是说心跳加速，呼吸急促，血往头上涌，这个有窒息的感觉，这个是要窒息的感觉。

李：要窒息的感觉。

老武：嗯。所以那一会儿要赶快脱离那个场景，不脱离，那就要感觉到要发疯。（"感觉到要发疯"是老武最为关键的自动化思维。）

李：噢。

老武：唉。

李：还有别的吗？出汗之类有吗？（治疗师核实老武惊恐发作有无其他症状。）

老武：嗯，出出汗。

李：还有别的吗？哆嗦吗？

老武：那没有感觉，那时候因为主要是心、呼吸急促，心跳，嗯，然后这个血往头上涌。

李：血往头上涌，哦。

老武：嗯，对对对，那一会儿是极度、极度的这个有恐惧，唉，极度的恐惧。

李：恐惧的是发疯还是会死掉？

老武：那就是发疯。

李：主要是害怕自己要发疯，是吧？

老武：对，要发疯。

李：这是最可怕的，是吧？

老武：对对对。

李：这跟您坐电梯的那次感觉一样吗？（治疗师了解老武目前的症状跟既往症状的相似程度。）

老武：电梯的感觉大概是一样，程度、程度不同。唉，坐电梯呀，坐飞机呀，坐高铁呀，这都有，也想迅速脱离那个场景，包括坐出租车呀什么东西的，但是这都能战胜它。哦，这个忍一忍也就过去了。

李：忍一忍，但差不多是一样的情况，是吧？

老武：对，但是那个空间越狭小，比如说这个核磁，这个感觉到好像是越小越恐怖。

根据上面对老武做的评估，可以明确老武的诊断是"广场恐怖症"，依据如下：

①老武乘坐公共交通工具（火车、飞机和汽车）和封闭的空间（电梯内和核磁检查机器）都感到显著的恐惧和焦虑；

②他恐惧或回避这些情形是因为他害怕他出现症状时难以逃离或得不到帮助；

③处于那些情形中总是能够触发老武的恐惧或焦虑；

④老武总是主动回避那些情形，需要有人陪伴或者带着强烈的害怕或焦虑去忍受（他做核磁检查需要打麻药）；

⑤老武的这种害怕或焦虑与实际危险不相符合；

⑥老武的这种害怕、焦虑或回避通常持续至少 6 个月，他的问题持续七八年了；

⑦老武的这种害怕、焦虑或回避导致了临床意义的痛苦，导致老武重要功能方面的损害（患肿瘤做检查无法在非麻醉下进行）；

⑧即使有躯体疾病存在，他的这种害怕、焦虑或回避也是明显过度的，老武有脑部胶质瘤，在手术切除后他的焦虑依然存在，惊恐发作跟他脑部肿瘤的关系未被医学证实；

⑨老武的这种害怕、焦虑或回避不能用其他精神障碍来更好地解释，因为老武虽然有抑郁障碍，但他抑郁症的历史明显短于焦虑障

碍，他是在焦虑出现几年之后才罹患抑郁症，而且就诊当时抑郁症状很轻微；他也没有其他精神障碍。

在评估的时候，了解患者症状第一次出现的时间、出现的情形、当时的主要症状、有无治疗及可能的治疗方法、随着时间推移症状的变化情况及相关因素；此外，还需要特别关注患者近期或目前的主要问题、相应的情形、症状表现、患者采用的自我帮助方法及其求治动机，以明确患者的具体疾病诊断和便于制订治疗计划。

三、自杀倾向的认知模型

自杀倾向是指个体有自杀的危险性，不论是远期的还是即刻的自杀危险性。自杀倾向还包括个体出现自杀想法、考虑自杀、制订自杀计划、着手准备自杀甚至采取自杀行为这几个环节当中的某一个或多个环节。

(一)自杀问题概述

个体的自杀想法、自杀行为是生物、心理、社会因素共同作用于个体的结果，就像个体罹患精神障碍一样，也是三方面因素共同作用的结果。当然，由于目前医学发展的局限性，尚不能确定哪个因素在个体的自杀行为或发病中占据多大的比重。先天遗传的生物学基因奠定了个体对自杀意念、自杀行为的易感素质，个体在后天成长过程中被养育的特定经历、长年不断经历的负性生活事件或压力事件让个体逐渐习得形成的特定个性心理特征、信念系统和行为应对模式，也与个体自杀倾向的易感性有关。在易感性的基础上，个体对某些外部的或内部的刺激或压力特别容易感同身受或受到刺激，容易在特定情形下出现绝对化的、悲观的、绝望的负性自动化思维，从而考虑自杀、制订自杀计划甚至采取自杀行为，并有相应的情绪和生理症状。自杀倾向的认知理论模型见图 2-2。在易感素质的基础上，个体遭遇到应激因素，其图式(核心信念、条件假设)被激活，个体就会出现负面的自动化思维或自动化图像，进一步出现相关的情绪、行为和生理反应，产生自杀想法乃至采取自伤自杀行为。如果自杀方式或自杀场合方便易得的话，就为容易冲动行事的个体采取自杀行为提供了便利。

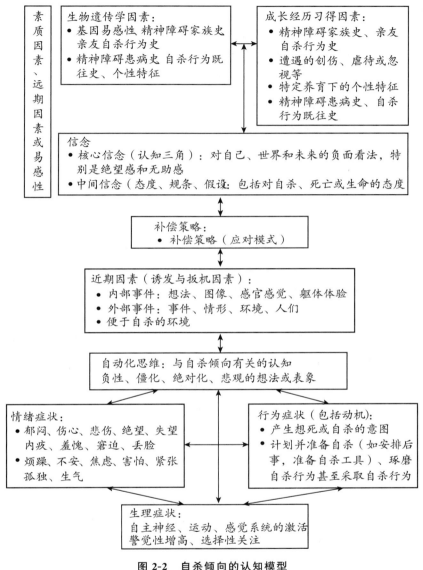

图 2-2 自杀倾向的认知模型

(二)诊断评估思路与提问建议

鉴于自杀行为是多因素综合作用的结果，自杀案例的评估需要考虑与自杀倾向有关的诸多危险因素的评估。一部分自杀患者共病一种或多种精神障碍以及躯体疾病，评估时需要考虑精神和躯体两方面的健康情况，结合辅助检查和实验室检查，最终明确患者疾病的具体诊断、疾病发生发展变化情况、诊疗情况及效果，就如同评估任何前来就诊的个案一样。如果治疗师不是精神科医师，则需要获得精神科医师对此患者的诊断评估结果。有自杀倾向的患者常常罹患抑郁障碍、物质使用障碍、精神分裂症、双相障碍、边缘性人格障碍或者其他精神障碍。我们国家的研究显示，在自杀死亡者和自杀未遂者中，精神障碍的现患率分别是63％和40％左右；而西方发达国家的自杀学研究显示，自杀死亡者和自杀未遂者中精神障碍的现患率高达90％或以上，且常常几种精神障碍共病。尽管如此，需要特别提醒的是，并不是有自杀倾向的患者就一定罹患某种精神障碍，无论是在国内还是国外。

患者近期的自杀意念、自杀计划、自杀准备以及自杀未遂行为是接下来自杀行为发生的危险因素，在评估中需要了解患者最近一次的自杀意念、自杀计划、自杀准备和自杀行为，可以在访谈的合适时机直接询问如下问题，如果患者在交流中没有提及相关信息的话：

①"您刚才谈到这么痛苦，您是否觉得活着没意思、想到过死或者希望自己死了才好？"

②"您是否想过轻生或考虑过自杀或自伤？"

③（如果有的话）"您最近一次想死或想轻生是什么时候？您是怎么考虑的？您是否告知了其他人您想死或想轻生？"

④"它持续了多长时间？它是怎么消失的？"

⑤"您是否有过具体的自杀计划或自杀准备？"

⑥（如果有的话）"您的自杀计划或准备是什么？您具体谈谈。"

⑦"您计划用什么方式自杀？您那些用于自杀的工具或药品是从哪儿获得的？您把它放在哪儿了？"

⑧"最近您有过自伤或自杀行为吗？"

⑨（如果有的话）"那是什么时候？您用的是什么方式自伤或自杀？您是怎么考虑要采用这种方式自伤或自杀的？"

⑩"您的这种自伤或自杀行为给您造成的伤害或后果是什么？"

⑪"您这次得病以来有过几次这样的自伤或自杀行为？（如果不止一次的话）那几次发生在什么时候？"

我们知道，一个人制订的自杀计划越具体越周密，自杀的危险性越高；计划采用的自杀方式越暴力，自杀的危险性也越高；最近有过自杀未遂，接下来再发生自杀未遂乃至自杀死亡的危险性也越高。

患者的绝望感、痛苦感和发生自杀行为时想死的程度越高，自杀的危险性也越高，所以评估中会了解患者目前的绝望程度和痛苦程度，最近一次自杀未遂时的绝望程度、痛苦程度以及自杀行为时想死的程度。由于患者想死的理由（自杀理由）、自杀目的和想活的理由（生存理由）对于自杀干预有着重要意义，所以如果患者没有主动说出来的话，治疗师会特别加以询问。比如，治疗师会问："那让您觉得受不了的是什么，是什么让您想到要用轻生或者自杀的方式来解决？您自伤或自杀的目的是什么？那这个世界上有没有什么是您留恋或者放心不下的，让您不去自杀或者放弃自杀？"

生活各方面长期存在或新近发生的负性生活事件，比如，人际关系问题（特别是跟家人的冲突）、工作或学业上的困难、经济困难等，会让患者长期心理压力大或急性心理压力大，这也是患者自杀未遂乃至自杀死亡的危险因素，因此评估中需要了解此方面的内容。比如，治疗师可以询问如下问题："您在这次产生轻生或自杀念头之前发生了什么？在您这次采取自杀未遂行为之前发生什么事了吗？过去任何时候有什么特别的事情发生吗？您是否遭受过性侵犯、虐待或者霸凌？它们发生在什么时候？持续了多长时间？当时您是怎么应对的？"此外，治疗师还可以根据需要了解这些负性生活事件带给患者的认知改变，无论是自动化思维层面还是信念层面，以及患者行为层面的改变。

冲动性与自杀未遂和自杀死亡关系密切，因此了解患者个性中的冲动性也很重要。了解患者自杀行为冲动性的简单方法可以是询问："您这次出现自杀念头后多长时间就采取了自伤或自杀行为？既往每次您出现自杀念头到采取自伤或自杀行为的时间一般是多长？"通过了解患者从有念头到付诸行动的间隔时间，就可以大致判断患者的冲动性高低。间隔时间越短，说明患者的冲动性越高。对于冲动性高的患者，后续的治疗和自杀干预就需要为此制定出相应的治疗方案或干预策略。

自杀工具或环境的方便易得为自杀未遂和自杀死亡得以发生提供了便利条件，所以限制自杀工具的方便易得程度是群体自杀预防和自杀干预工作中很重要的内容。面对有自杀倾向的个案，特别是评估认为其即刻自杀危险性高的个案，如果患者及其亲友拒绝住院治疗，治疗师就需要了解患者计划采用的自杀方式、自杀方式的准备就绪程度以及计划采用的自杀工具存放在哪里，从而为及早制定相应的非住院干预方案提供基础信息。比如，如果评估后知道患者计划使用工具自杀，自杀用的工具存放在患者家中，治疗师就需要通知患者亲友和其他关键人将家中的工具早做处理；如果患者随身携带自杀用的工具，治疗师就需要先将患者的工具要过来，或者请陪伴就诊的人将工具保管好，而非继续放在患者身边；如果患者计划跳楼，患者又住在高层，家里的窗户敞开且无护栏，治疗师就需要尽早请患者亲友或相关人想方设法将患者安置在不容易跳楼的环境中；如果患者计划服药，了解患者计划服用的这些药放在哪里，然后治疗师和相关人需要将这些用于自杀的药物尽早放置好、锁好或处理好；等等。对评估发现的即刻自杀危险性高且拒绝住院治疗的患者，评估发现的信息有助于治疗师在评估时和评估后对自杀工具或场合做出相关处理，以增加患者采取自杀行为的难度和所需时间消耗；还有助于治疗师向患者亲友或相关人提供恰当建议，比如，对患者进行 24 小时的陪伴和监视，以增加患者的安全系数。

有自杀未遂史是未来再次出现自杀未遂行为和自杀死亡的极高危险因素，既往的自杀意念也与患者目前的自杀危险性有关。治疗师为了了解患者既往的自杀未遂情况，可以问："您既往一共有过几次自杀未遂或自伤的行为？第一次发生在什么时候？您当时用的是什么方式自杀未遂或自伤？造成了什么后果？当时采取自杀行为或自伤的目的是什么？之前有什么事情发生吗？之后的几次自杀未遂或自伤行为发生在什么时候？分别采用的是什么方式？分别有什么后果？您发现您的自杀未遂行为或自伤行为有什么规律吗？"治疗师如果想了解患者既往的自杀意念出现情况，也可以问："您第一次有想死或轻生的想法是什么时候？您想死或想轻生的念头多长时间出现一次？每次持续多长时间？它一般在什么情况下会出现？在出现时间或场合上有什么规律吗？这种想死或轻生的想法又是怎么消失的？在您想死或想轻生的时候，您是怎么帮助自己的？"

社会支持系统在自杀预防和干预中的重要性已经被证实，所以评估时需要了解患者的社会支持系统和日常居住情况，以便在后续的治疗中能够有针对性地开展相关治疗或干预工作。对于自杀危险性高的患者，治疗师获得患者可以信任的且会为患者提供帮助的亲友或其他关键人的联系方式，并将患者目前的自杀危险性告知他们，让他们加入患者的自杀干预联盟非常重要。因为一旦患者出现自杀危机情况，需要身边的人及时发现并给予患者帮助，或者患者学会主动向身边可提供帮助的人求助，这对于避免自杀悲剧的发生至关重要。临床上通常可以使用的方法是，告知患者，经过评估，他的自杀危险性高，鉴于他不愿意住院治疗，所以需要告知他的亲友或者其他关键人他目前的状况，以便他们了解他的实际情况，能够及时给他提供帮助来保证他的安全。如果有家人陪伴就诊，就在患者在场的情况下告知陪诊家人患者的情况；如果患者独自就诊，就请患者拿出手机，由患者拨打其某个亲友的电话，拨通后治疗师告知其亲友患者的情况。治疗师与患者亲友沟通时，需要就患者亲友关心的问题做出解答，并给出患者亲友所需的建议。

自杀未遂和自杀死亡相关的研究文献显示，患者的亲友有自杀行为和独自居住是患者出现自杀未遂和自杀死亡的危险因素，而年龄（通常是年龄越大，自杀的危险性升高；一般而言老年人的自杀死亡危险性高，年轻人自杀未遂或自伤的危险性高）、性别（女性自杀未遂的危险性高，男性自杀死亡的危险性高）、受教育程度（受教育程度高对自杀行为有一定的保护作用）、居住地（我国农村的自杀率高于城市，主要与容易接触到农药有关，当然也与其他影响因素有关）、职业（农民、药剂师、化学家、医生自杀死亡的危险性高，主要与这些职业人群容易接触到致死性高的物质有关；失业或无业者自杀的危险性高）、婚姻状况（没有伴侣的男性或者婚姻不幸福的女性出现自杀未遂和自杀死亡的危险性高）以及性取向（同性恋或双性恋者自杀的危险性高于异性恋者）等因素与自杀未遂和自杀死亡的危险性有关，所以治疗师需要综合考虑患者的这些状况，做出患者自杀危险性高低的评估判断，并据此制订治疗计划。

为了预防患者的自杀行为，西方发达国家的专业人员经常会跟患者签署不自杀协议，虽然没有研究证实这一协议在预防自杀方面确实有效。不过，在评估时治疗师获得患者的如下允诺（无论是口头还是书面允诺），即表示他愿意在治疗期间跟治疗师一起努力找寻并尝试应用解决问题的方法，而非去采取自杀行为。这一点很重要，因为这样才能给治疗师和患者一起工作的机会，最终帮助患者走出困境。

总之，有自杀倾向个案的评估并不简单，需要治疗师既掌握自杀的相关知识，又掌握认知行为治疗知识，以及掌握精神病学知识和社会学知识，才能让此类个案的评估细致且判断准确。但这并不是说，上面提到的这些内容都需要在一次评估的时候全部询问，而是治疗师根据患者的实际情况灵活掌握。如果患者具备以下因素的条目数越多，患者自杀未遂和自杀死亡的危险性越高：有自杀未遂既往史、冲动性个性突出、目前的心理压力大、有不良生活事件、目前自杀想死的意图强、有精神疾病（包括人格障碍和成瘾性物质使用障碍）、抑郁程度重、绝望感强烈、痛苦程度高、自杀计划周详、亲友有自杀行为、独居、男性、老年人、有躯体疾病、缺乏社会支持系统。

(三)认知模型下的自杀倾向

在生物、心理和社会不良因素的共同作用下，个体才容易出现自杀想法乃至采取自杀行为甚至结束自己的生命；单有某一方面的危险因素，比如，个体出生后的基因有一定程度的缺陷，但在其成长过程中没有不良的心理和社会因素存在，或者在成长过程中逐渐学着拥有了利于其心理健康的因素（自信、乐观、有承受挫折的能力、有弹性、建立良好的人际关系、养成健康科学的生活起居锻炼习惯等），那么他就不太容易出现自杀想法，或者即使有自杀想法也不会采取自杀行为。

患者的自杀倾向易感性跟患者的生物学因素和遗传因素有关，也与患者早年经历的家庭社会学因素有关，更与患者在这两方面因素的影响下习得形成的心理学因素（个性特征、人生观或信念以及行为模式或补偿策略）有关，并在这三方面因素的相互影响下，加上时间的累积效应，最终形成了个体的易感性。患者遇到来自外部世界或其主观世界的负面的"扳机"因素或诱发因素后，其功能不良性信念被激活，从而出现功能不良性的自动化思维，进一步出现相应的情绪、行为和生理症状，加上患者生活在方便其采取自杀行为的环境中，从而推动他采取自杀行为。自杀倾向的认知模型见图 2-2。

个体在"扳机"因素下冒出想死的理由或自杀的目的，也会掺杂着求生的本能，即给出想活的理由，无论是已经过一段时间的考虑还是刚刚出现，这些均属于个体的认知或自动化思维范畴。它们既受到个体信念的影响，是个体信念被激活的结果；同时也受到个体补偿策略或日常行为应对模式的负性强化，从而促使个体持续陷入恶性循环当中，不时考虑自杀或筹划自杀，只是因为有顾虑、牵挂、不甘或者有一定的社会支持等想活的理由还占据上风，个体尚未付诸行动。一旦在内部或外部事件的影响下，个体又出现负性、僵化、绝对化、悲观的自动化思维之后，个体就可能采取自杀行动。当然，如果个体冲动性的个性特征明显，一旦有"扳机"因素，个体就很容易出现负性、僵化、绝对化、悲观的自动化思维，从而促使他采取自杀行动，再加上有方便易得的自杀工具或环境的话，就可能导致个体的自杀未遂或者自杀死亡行为发生。

(四)自杀案例

一个采用烧炭方式自杀被抢救过来的年轻母亲小梅，在自杀未遂后前来北京某精神专科医院心理咨询门诊就诊。下面就是小梅第一次门诊就诊评估的一部分内容，评估的重点放在她的疾病诊断、她近期自杀的危险性、她的个性以及相关成长经历上。

　　李：你因为什么情况来看？（治疗师了解小梅的主诉。）

　　小梅：睡不着觉。

　　李：睡不着觉，是吧？

　　小梅：焦虑，忧郁。

　　李：你说自己焦虑忧郁，具体有哪些表现呢？（为了明确小梅的疾病诊断，需要收集小梅的具体症状表现，而非仅凭小梅的措辞诊断，因为小梅所说的焦虑忧郁可能跟这一医学专业术语的意思相差很远。）

　　小梅：就是心里突然想到一件事，然后就……

　　李：就怎么样？

　　小梅：就焦虑，就心好像突然被揪一下。

　　李：这个有多久了？（治疗师了解小梅的病程，即疾病持续时间。）

　　小梅：七个月了。

　　李：七个月。我看你说的时候眼里还含着泪啊，现在还有伤心。哎，那你说说什么个情况。（观察患者的情绪反应，给予共情理解，然后询问了解。）

小梅：大概七个月前我们家小孩生病（哭）。（小梅得病的诱发因素。）

李：孩子多大的时候生病的？

小梅：两个月（哭）。

李：什么病，孩子？

小梅：那个肠炎。

李：肠炎。

小梅：然后我就特别恐惧（哭）。小孩子出现肠炎，都是细菌性肠炎。

李：嗯，细菌性肠炎。孩子吃的是你的奶，还是吃的牛奶？

小梅：吃的是我的奶，但是挤出来给他喝的。

李：所以是这个操作的过程当中污染了？

小梅：对。

李：干吗把它挤出来呢？怎么不让她直接吃呢？

小梅：因为当时是请月嫂的，然后月嫂说挤出来吃比较好。（小梅的不当养育方式引发她孩子的感染。）

李：认为挤出来吃比较好（笑），没让直接吃，反而是挤出来再吃。

小梅：对。

李：嗯嗯，那医生是不是说这个环节造成的污染啊？

小梅：对。

李：嗯，后来孩子病好了吗？

小梅：后来孩子好了，然后还是母乳喂养，母乳喂养了大概几天，又又又是拉肚子，那次好像是着凉了。但是我不知道是着凉，我以为又是细菌性肠炎，然后就特别焦虑，然后直接奶就焦虑没了（哭）。（小梅的焦虑突出，即灾难化思维的特点明显，于是出现"奶没了"的生理症状。）

李：哦，焦虑到什么程度，当时？

小梅：就是，就是在家里整夜整夜睡不着觉。（小梅存在睡眠问题，这是抑郁症的九大症状之一。）

李：嗯，整夜整夜睡不着觉，还有什么？

小梅：然后还有，还有就是不能跟人交流了。然后就是不管看到什么东西，看到家里有关于孩子的一些东西，都会特别难过（哭）。（小梅有情绪低落，抑郁症的核心症状之一。）

李：还有什么？

小梅：然后就是担心她长不好，然后就是头发开始大量的掉。（"担心她长不好"是小梅的灾难化思维，伴有"掉头发"的生理症状，但后者不属于抑郁症的诊断条目。）

李：掉头发。

小梅：然后就是睡不着觉。

李：还有别的吗？

小梅：还有，还有月经开始不正常。（小梅有月经紊乱的生理症状，但这也不属于抑郁症的诊断条目。）

李：嗯，你多长时间来的月经？你不是说那是孩子两个月大就出的问题吗？

小梅：六个月，六个月的时候。

李：六个月的时候开始来的月经。

小梅：对。

李：所以你出问题是从两个月开始，孩子两个月大开始出的问题，到六个月的时候来了月经，来了之后又开始不规律了。

小梅：对。

李：噢，好，继续。

小梅：还有现在焦虑的就是，现在焦虑的一部分就是担忧孩子长不好。（小梅的担忧就是她的自动化思维。）

李：孩子长不好。

小梅：对，还有一个就是掉头发。

李：嗯嗯。

小梅：还有就是晚上睡不着觉。

李：食欲呢？（由于小梅说不出来其他症状，于是治疗师开始根据抑郁症的诊断标准进行封闭式提问。）

小梅：食欲稍微有点儿降低。（小梅的食欲有变化，这是抑郁症的诊断条目之一。）

李：那体重有变化吗？（小梅谈到的食欲变化不明显，于是治疗师了解小梅的体重改变，这也是抑郁症的诊断条目之一。）

小梅：体重，前两、前三个月的时候，就是小孩三个月之前，体重从 145 降到了 115。（体重明显减轻。）

李：哦，所以体重是明显降低，那时候是刻意要减肥，还是说什么？（治疗师确认小梅的"体重变化"这个症状是否成立。）

小梅：不是要减肥。

李：那是怎么个情况？

小梅：就是吃不下去。

李：就是吃不下去，所以吃不下去是从什么时候开始的？

小梅：吃不下去，是从她一个月的时候。（治疗师了解小梅症状开始出现的时间。）

李：就孩子没得病之前就开始了。

小梅：就她一个月，她月子里就生病了。

李：哦，然后孩子一个月，月子里你就生病了。

小梅：对。

李：那时候你就开始吃不下去。

小梅：对。

李：嗯，还有别的吗？

小梅：还有（沉默）。

李：脑子反应速度怎么样呢？（对于小梅没有谈出来的但对于诊断抑郁症很关键的那些症状，治疗师逐项进行询问是否存在。这里了解小梅是否有思维迟缓或注意力问题。）

小梅：变慢了。

李：变慢了，记性呢？

小梅：记性也变差了！

李：也变差。动作什么的有变化吗？（治疗师确认小梅有无精神运动性迟滞或激越。）

小梅：动作比较缓慢。

李：比较缓慢。身体有疲乏的感觉吗？（治疗师确认小梅有无疲乏感或精力减退。）

小梅：有。

李：对自己的评价呢？（治疗师了解小梅有无自我评价过低或自责自罪。）

小梅：对自己的评价比较悲观。

李：怎么评价呢？

小梅：就是小孩子也照顾不好，然后头发也掉，然后睡眠也不好。（"孩子也照顾不好"是小梅的自动化思维，也是她自责的体现。）

李：嗯，会怎么想自己呀？

小梅：就是怎么做人那么失败啊！（"做人那么失败"既是小梅的自动化思维，也是抑郁症的诊断条目之一，即自我评价过低。）

李：这是评价啊，有轻生的念头吗？（治疗师了解小梅有无自杀想法、自杀行为等。）

小梅：有过。

李：怎么想的？

小梅：我当时还、还实践了。

李：还实践了，那是什么时候？（治疗师了解小梅自杀未遂发生的时间，想死、想自杀或有自杀未遂行为是抑郁症的诊断条目之一。）

小梅：1月份。

李：1月份，就2019年1月多少号？

小梅：1月，1月三四号吧。

李：1月三四号，哎，怎么实践的？

小梅：烧炭。

李：烧炭。那碳从哪儿来的呢？（治疗师了解小梅自杀工具的来源，这对于后续可能要进行的自杀干预非常重要。）

小梅：碳是淘宝买的。

李：从淘宝买的，那你怎么做的？（治疗师了解小梅的自杀经过。）

小梅：在宾馆里做的。

李：在宾馆里做的，你自己出去了？

小梅：对。

李：跟家里说你想自杀了吗？（治疗师了解小梅自杀未遂前的求助行为。）

小梅：没说。（这反映了小梅想死的意图强烈。）

李：你跑到哪个宾馆去做的？（治疗师了解小梅如何选择自杀场所，这对于自杀干预来说同样重要。）

小梅：也是当地的宾馆。

李：离家多远？

小梅：开车大概一个半小时到两个小时。（这也反映了小梅想死的意图强烈。）

李：你自己开车到那儿去的？

小梅：嗯。

李：你怎么想到去那儿的？

小梅：因为当时报道了，看那家宾馆之前有一个人烧炭的。（小梅的自杀方式是习得的，即模仿自杀，也是自杀的"传染性"体现。）

李：看报道知道那儿有烧炭自杀的，所以你也跑那儿去了。

小梅：对。

李：结果呢？

小梅：结果昏迷了。

李：嗯。

小梅：一氧化碳昏迷中毒，然后在 ICU 里待了可能有十来天，才苏醒过来（哭）。（小梅的自杀行为的致死性高，这反映了小梅想死的意图强烈。）

李：才苏醒过来。这是一次自杀，还有过类似的情况吗？（治疗师了解小梅的自杀未遂既往史。）

小梅：没有了（哭）。

李：那你怎么想的要去烧炭自杀啊？（治疗师了解小梅的自杀理由或想死的理由。）

小梅：当时就觉得活不下去了（哭）。（这是与小梅自杀有关的自动化思维。）

李：就觉得活不下去了，就没想到跟人说说、看看病？（治疗师继续了解小梅的求助和就诊行为。）

小梅：（哭）当时在我们那边也看过，但是没有用。（这是与小梅自杀有关的自动化思维。）

李：怎么看的，没有用？怎么看的？（治疗师了解小梅就诊的具体情况，以利于治疗师判断真的是治疗无效还是只是患者的看法。）

小梅：找咱们那边心理医生那边看的。

李：看过几次？

小梅：看过两次。

李：你认为看两次它就能好了？

小梅：第一次看的那个心理医生，我跟他说我什么有问题的时候，他跟我说，他说"你不要跟我说这个"（哭）。（这说明就诊于正规医疗机构非常重要。）

李：你跟他说你有问题的时候，他告诉你，不要跟他说这个？

小梅：对。

李：那你跟他说什么啊？（治疗师了解小梅说了什么让心理医生拒绝了。）

小梅：他说"我就判断你是焦虑"（哭）。

李：哦，你跟他说想自杀，他告诉你，不要跟他说这个。

小梅：当时还没想自杀。

李：噢噢。

小梅：当时还是7月份的时候。

李：7月份。

小梅：就是刚开始焦虑的时候，然后第二次是8月份去，然后过去，他就随便问问，然后就诊断为产后焦虑、产后抑郁。但是我的症状好像不是产后抑郁。

李：嗯，你怎么判断你的症状不是产后抑郁？（治疗师了解小梅的思路很重要，因为小梅不同意心理医生的诊断。）

小梅：因为产后抑郁，它是比如说，家庭环境啊，或者是不适应小孩子，或者买什么东西的，或者是嫌弃太累了，或者是跟公婆处理不好关系，才会是产后抑郁。但是我都不是这种，我是因为担心小孩生病（哭）。

李：你就觉得这个诱发的因素不一样。

小梅：对。

李：谁告诉你判断是不是产后抑郁就依据它诱发因素来判断的呀？（治疗师了解小梅的观点来源。）

小梅：网上。

李：噢，网上看的。是不是产后抑郁，最主要的是看它的发病时间，就是开始出现抑郁症症状的时间（患者哭）。你是，比方说担心当然是最主要的，但除了担心以外，你就是变得每天都没什么兴趣，也不想跟人接触，高兴不起来，那是生完孩子多久出现的？（治疗师适时对小梅进行相关的科普健康宣教，同时抓住时机继续核实症状开始的时间，即发病的时间。）

小梅：大概也就是两月之后。

李：两个月之后出现的。好，你月子里头就开始体重明显下降了。

小梅：月子里体重没下降。月子，出了月子之后，月子里她生病，我不知道她生病了，就一直没看。月嫂说那不是生病，是正常的，然后就没看。

李：噢，所以就没当回事，那时候也不知道，后来出了月子之后，孩子真的生病，你知道了。不到两个月，一个多月的时候，是这么说吧？

小梅：对。一个月大概六七天的样子。

李：30多天，就是三十六七天，加起来，是这么说吧？

小梅：对。

李：开始知道孩子有病，那时候就开始食欲不行了。

小梅：嗯。那时候就担心，担心，然后食欲就开始减退，但是还没有回奶。然后，然后就是医生说在家里要断奶，断一个月，然后才能给孩子再喝。然后就断了快一个月，快一个月，二十几天。然后去医院，因为医生说我可以给孩子再喝母乳了，然后就慢慢转母乳，大概转母乳转了转了一个星期也蛮成功的。然后孩子也没有奶瓣那些东西了，然后后来，后来后来就是大概一个星期，然后在家里开空调。不知道，然后把空调开、打成是那个除湿模式，然后孩子喝奶的时候可能着凉了，但是不知道，但是因为她拉肚子那个情况跟第一次肠炎是一样的。然后我就特别担心她又是那个细菌性肠炎，因为都说小孩吊抗生素不好。（小梅的焦虑特点体现得很明显。）

李：你就一直担心这个问题。

小梅：对，然后就特别焦虑。然后就到医院去，不管去哪个医院，医生就跟我说，他说"你不要太焦虑"，但是我就控制不了自己的思想。

李：那我就想问，这是当孩子生病的时候你是这样，以前没孩子的时候？（治疗师了解小梅得病前是否也容易焦虑，但治疗师的表达不够清晰明了。）

小梅：不是。

李：你不会担心焦虑？遇到事不会往不好的方面想？（当小梅给出否定的回答后，治疗师把自己的问题变得清晰明了，继续提问。）

小梅：不会。

李：以前你是一个什么个性的人？（治疗师转换提问方式，继续了解小梅的个性中是否有灾难化思维的特点。）

小梅：特别开朗，外向。

李：特别开朗，外向，爱想糟糕的方面吗？（治疗师继续变换提问方式，以明确小梅病前有无灾难化思维的特点。）

小梅：也爱想糟糕的方面，就比如说，出现一个事，我会把它往最坏的方面想。（小梅的回答证实了治疗师的猜测。）

李：所以我就想问这一点，就是说，这当然是孩子生病你就这么想，其实跟你以前个性有没有关系啊？出现一点儿事你就往最糟糕的方面想。（治疗师引导小梅认识到其得病的个性基础。）

小梅：对。

李：这才是最关键的一点吧？因为有这个性格的基础。

小梅：对，然后……

李：所以孩子……

小梅：然后是，然后不管是什么、发生什么事，我都喜欢想它的第二步是什么，往最坏的结果想。然后想了要怎么做，一二三，然后就觉得到时候出现这个事儿，虽然就是，就是每次都不会是最坏的情况，但是总是觉得最坏的情况都想了，那么接下来不管是什么情况都能够应对！（小梅灾难化思维的惯性是日久养成的，也曾经对小梅有一定的帮助。）

李：那每次都没有发生你所想的最坏的情况，是这么说吧？

小梅：嗯。

李：好，哎，你这个个性从多大的时候变成这样的？（了解小梅灾难化思维的个性起源。）

小梅：从小就是这样。

李：那跟什么有关系啊？是你父母教你的，还是说？

小梅：自己从小就是这样。

李：自己从小就是这个性。

小梅：对。

李：父母在教育你的时候有类似的教育（内容）吗？

小梅：没有。

李：没有啊。好，那我知道这个情况了，这是孩子生完病之后开始变得更严重了，焦虑的同时又有些抑郁的情况。

小梅：但是生孩子之前，比如说有这种情况的话，睡一觉就没事儿了。

李：嗯，以前是睡一觉就过去了，但这次是睡不着觉，当然也就过不去了。好，以前有没有类似的这个状态，就是至少持续半个月感觉高兴不起来、缺乏兴趣、没精神或睡不着啊？（治疗师了解小梅有无抑郁症的既往史。）

小梅：那时候就算只是，那时候只是，最多就是睡不着觉。

李：嗯。

小梅：最多比如说一个中午睡不着，晚上肯定是能睡着的。

李：顶多是这么个情况，所以这是你第一次有这个体验。好，那有没有反过来的时候，就是有时候你特别兴奋、特别开心、精力充沛或者活动也多，持续那么几天时间？有这样的情况吗？（治疗师了解小梅有无躁狂、轻躁狂发作的可能性。）

小梅：什么意思？

李：就是有没有这种情况？持续有那么三四天或者更长时间，每天大部分时间都特别高兴、兴奋，别人一看就觉得你高兴得有点儿过头了，或者是你跟那个没头的苍蝇似的做这做那，觉得精力特别充沛，使不完的劲？

小梅：有过。

李：那是怎么个情况？你说说。

小梅：就是，比如说，因为我跟我老公是异地，然后比如说周末回家的时候，就是这种情况。

李：他回家的时候？

小梅：我回家的时候。

李：你回家的时候，跟他见面的时候会变成那种情况啊。没有这样的事情的时候，有没有过？

小梅：基本上没有。

李：因为那是夫妻要团圆了，就会特别兴奋、开心。好，那我知道这个情况了。喝酒吗？（治疗师了解小梅成瘾性物质的接触情况，成瘾性物质的使用与心理健康状况和自杀行为均有关。）

小梅：不喝。

李：接触毒品吗？

小梅：不接触。

李：吸烟吗？

（小梅摇头。）

李：那你说你烧炭自杀，以前有过自杀的行为没有？（治疗师了解小梅有无自杀未遂既往史，这与自杀的危险性评估有关。）

小梅：没有。

李：所以这次1月份的那次自杀也是第一次。好，我知道这个了。家里跟你有血缘关系的人中谁有类似的问题没有？不论是精神疾病还是自杀行为。（治疗师了解小梅的精神障碍和自杀行为的家族史。）

小梅：家里我爸年轻的时候得过抑郁症和那个神经功能紊乱。（小梅有精神疾病家族史。）

李：这是你爸爸。

小梅：我弟弟最近好像也开始抑郁。

李：你弟弟也抑郁。还有别的吗？

小梅：没有。

李：奶奶家那边其他的人呢？

小梅：奶奶、奶奶这边好像，他们都属于，就是我跟你说的那种，凡事都往最坏的方向想。（小梅灾难化思维的惯性养成与其在成长环境中的习得有关。）

李：你奶奶那边是这样啊。你妈妈那边呢？

小梅：不是，我妈那边都是往好的方面想。

李：有家里人或其他熟人有过自杀行为吗？奶奶家那边，姥姥家那边。（治疗师核实小梅的亲友有无自杀行为，因为这是自杀行为的危险因素。）

小梅：好像没有过。

李：好像没有过，你是第一个。好，哎，怎么想起来北京看病了？

小梅：我弟让我过来的。

李：你弟让你过来的，你弟是在北京？

小梅：对，就在你这边看的。

李：噢，所以你想来这儿看一看，好，是想住院治疗一段日子还是想门诊治疗一段日子？

小梅：门诊治疗。

李：门诊治疗，那你自杀的危险性，现在想自杀的念头怎么样？（治疗师评估小梅目前自杀的危险性，以判断她是否适合门诊治疗。）

小梅：没有了。

李：这段日子没有了，你会不会再做自杀的事呢？

小梅：不会。

从上面的评估访谈中，我们可以知道小梅的诊断是"重性抑郁障碍"伴有"焦虑障碍"，她是先有焦虑障碍，然后演变成重性抑郁障碍的，病程 7 个月。她用烧炭的方式自杀，虽然自杀未遂，但是后果严重，导致她昏迷 10 余天。小梅得病的诱发因素是孩子腹泻再次出现，这是她近期遇到的负性生活事件。当时她又是处于产后激素水平的变化过程；她有精神障碍的家族史，弟弟和父亲都有精神障碍；她父亲这边的家庭都有灾难化思维的特点，她也是如此，遇事习惯往糟糕的方面想。这些都是她容易罹患焦虑、抑郁和有自杀行为的易感因素。她的自杀行为和自杀场地选择是从网上习得的。小梅当时的绝望感强烈，觉得活不下去，觉得自己做人很失败，歪曲的认知与她的自杀行为密切相关；她开车近两个小时去自杀，且事先没有告知他人，从网上购买自杀工具，显示出她自杀意图强烈。她有过就诊经历，但治疗并不系统、规范。她抑郁症共病焦虑，近期刚出现自杀未遂，她再次出现自杀行为的危险性高，所以需要接受系统治疗。考虑到小梅目前不存在即刻自杀的危险性，居住地离就诊地太远，求助动机强烈，且有母亲陪伴，她个人又选择门诊治疗，孩子又小，所以在门诊采用药物治疗与心理治疗相结合的方式进行治疗。

第三章
基本心理治疗技术

无论过去还是现在，都会有一些精神障碍患者未接受任何形式的专业治疗就自我康复了，也有相当多的人经历了人生的很多挫折，却并未罹患精神障碍，这说明人类经过漫长的进化，让个体天生就具备了自我康复和自我成长的能力。而心理治疗的基石就是每个个体所固有的自我成长、自我改变的驱力，也就是个体与生俱来的保护和恢复自我心理健康的能力，这才是心理治疗最为关键的依托。

各种心理治疗之所以能够起效，其中一个亘古不变的关键因素是传递关心且可信任的稳固治疗关系。这一点已被有关心理治疗疗效的研究所证实。除此之外，支持性的心理治疗一直是精神病学和心理学领域首先推荐的方法。自杀学研究发现，不提供任何一种心理治疗方法，只是通过电话接触或者短信、明信片等其他形式的接触，增强社会支持系统，增加人际联系和关心的机会，就可以有明显的预防自杀的效果，降低某类人群的自杀率。这些均说明，关心且可信任的稳固人际关系在心理治疗中的重要性，只有尽快建立和维持住这样的治疗关系，才能有机会充分发现、培养和壮大个体自我成长和改变的力量，从而起到明显的治疗效果。

现代心理治疗之所以能够起作用，除了应用一些已证实有效的方法促进治疗师和患者之间形成相互信任、稳固的合作性治疗联盟以外，更应用了现代心理科学和其他相关学科发展所带来的心理学理论、方法与技能来加速激发个体的自我了解、自我发现和自我改变。为什么这么说呢？因为很多研究已经证实了基于互联网、移动设备或电脑化的认知行为治疗以及认知行为治疗自助书籍等脱离人际关系这一基石的治疗方法的效果，而且我们也知道，即使最先进的计算机化认知行为治疗也不可能智能化到人类的程度，更无法与使用者或患者建立稳固的合作性联盟。它们只是为人们提供了一些知识、方法和技能练习，却不能在缺少稳固人际关系的基础上治疗人的心理问题和精神疾病。它之所以有效，就是增加了认知行为治疗这一方法，从而促发和增强了个体自我改变的驱力。此外，脱离人际交往的治疗还有一个可能的有利因素是，它也同时避免了在现实跟治疗师的人际接触中可能引发的患者的负面自动化思维所带来的不良影响，因为患者不会去解读机器或设备的态度、话外之音、用意或潜台词。

心理治疗就是具备某一心理治疗流派资质的专业人员（可以是医生、护士、社工、心理治疗师等）运用所学知识和技能，跟患者之间形成合作性治疗联盟的契约关系，在其所擅长心理治疗流派的理论指引下，引导患者在治疗中学会用这一流派的理论去重新思考，以发现自我帮助或救赎的内力，促使患者重燃希望或者发现希望可望且可即，鼓励患者采用这一流派的方法逐步学着找到问题、明确治疗目标、找到改变目前困境的方法并付诸努力，不断学习、调整并在生活中运用所学方法，然后引导患者在一段时间内或持之以恒地帮自己逐步走出困境，实现既定的治疗目标，让患者的希望一步一步成为现实。当然每个个体自我改变驱力的大小或强弱不一，治疗师需要根据患者的具体情况，运用其所擅长的心理治疗流派的理论与方法，跟患者一起制定个体化的治疗方案，以协助患者实现既定的治疗目标。

无论治疗师采用哪种心理治疗方法，心理治疗之所以能够起效，治疗师自身的人格特质、专业素养和能力在心理治疗中起着举足轻重的作用。因为治疗师既是治疗的实施者，又是治疗的工具或治疗的载体。在治疗中治疗师始终尊重、关心患者，和患者保持恰当且适合患者的眼神接触与躯体接触，具备理解和共情能力，持开放、包容、坦诚和平等的心态待人，始终相信患者有一定的能力去做出改变或承受现状，同时认识到患者改变目前状况需要时间的积累和不断的努力才能逐步实现，以患者为中心，能够授权和尊重患者选择与决定的权利，和患者一起去面对问题并给予恰当、必要的引导，运用提问、倾听、澄清、沉默、聚焦、中断、小结、反馈、认可、强化、正常化等具体语言和非语言交流技术，对患者的心理健康状况做出评估，明确具体精神障碍的诊断和关键问题所在，敏感地捕捉到患者的困惑和需要，及时恰当地给予患者所需的心理健康教育、引导，在必要时给予指导或建议。这些基本的心理治疗技术同样是认知行为治疗师的基本功。

一、开放与不评判的态度

习近平主席曾经说过，不同国家、民族的思想文化各有千秋，只有姹紫嫣红之别，而无高低优劣之分。每个国家、每个民族不分强弱、不分大小，其思想文化都应该得到承认和尊重。习近平主席的话当然是针对大的国家和民族层面而言的，他强调国家和民族之间需要加强对彼此文化和思想的尊重，才能在这个世界上和谐相处、共同发展。这同时也说明，尽管道理很简单，但要在各国和各民族之间实现这一点就很难。回到我们每个个体生活的这个小的层面的文化背景，也是同样的道理。我们囿于各自的成长背景和受教育经历，傲慢与偏见或多或少、或深或浅地充斥着我们每个人的心灵，人与人之间做到相互理解和尊重有时会变得极其艰难。

尽管我们知道这个世界存在着形形色色的人，我们从小也被教育着要宽容大度、要"宰相肚里能撑船"，但由于我们每个人的人生阅历、受教育背景不同，都会有自己认识世界的局限性，再加上我们从小培养起来的价值观的影响，秉持开放的人生态度有时会颇具挑战性，哪怕是精神卫生学家或心理学专家，哪怕是社会经验极其丰富、很多领域都有涉猎的社会学专家或人类学专家。为了能够有效帮助患者，始终以患者为中心和关注患者的需求，心理治疗师就需要训练自己在任何情况下都尽可能秉持开放的态度，才可能有包容之心，向患者传递出关心和理解，跟患者结成治疗联盟，有机会借助专业的理论和方法一起去发现、挖掘或激发患者的自我改变内驱力，从而帮助到患者。

不过，心理治疗师也是一个普普通通的人，也会有自己的个人喜好和厌恶，虽然专业训练让治疗师在心理治疗时尽可能保持中立，治疗师在面对自己明显反感或厌恶的情形或个人时，也会在工作中不由自主地产生评判，失去了开放的人生态度。也就是说，治疗师会受到自动化思维的影响，从而有相应的情绪和行为反应，可能对治疗产生不利的影响。因此，治疗师在治疗中需要留意自己的情绪变化和自动化思维，提醒自己不把自动化思维作为事实接纳，或者通过接受督导来提升自己的自我觉察和改变，从而能够在治疗中始终秉持开放的人生态度。如果治疗师在某个案例的治疗中做不到这一点，且对治疗产生不利影响时，就需要将患者转介给其他治疗师。

无论如何，心理治疗师都会有自身的局限性或不足，治疗师不可能让自己的治疗适合所有的患者、让所有的患者对自己的治疗满意或者让任何个案的治疗都取得令人满意的疗效，所以治疗师的开放态度也包含着治疗师对自己不足的接纳和包容，对治疗中出现疗效不好、不满意状况的接纳和包容，这样才能和患者一起来客观地面对问题，找出可能的解决方法，无论是做出调整后继续治疗，还是将患者转介给更适合的机构或治疗师。开放的人生态度对于心理治疗师来说尤为重要。

二、关心、理解与共情

关心和理解患者、向患者传达同理心是心理治疗的基本技术。尽管不同心理治疗流派对于共情的解释不同，但无论如何，共情不仅仅指治疗师对患者持友善的态度，让患者感觉到温暖和关心，通过开放式问题给患者恰当的时间倾诉其内心痛苦，仔细倾听，用神情、躯体姿势和语言传递对患者的理解，鼓励患者继续讲下去，不评判患者。这些是心理治疗中最基础的理解与共情。此外，共情还指治疗师一方面能够从患者的角度理解患者，通过其言语表达和非言语表达让患者感受到被理解；另一方面还能站在相对客观专业的角度，而不是纯粹从患者的角度，引导患者认识到并说出他之前没有意识到的关键问题，从而和患者一起聚焦于患者的关键困扰，教授他逐步诞生出改变自己目前困境的新思路、新方法。这是心理治疗中较高水平的理解与共情。在治疗过程中，治疗师能够意识到并留意自己个人的偏好、期望、想法、态度、价值观和人生观可能对治疗产生的不利影响，并有能力采取措施约束或减弱这种不利影响，始终以患者为中心，才能让前两个级别的理解与共情在治疗中得到充分的体现，从而实现最高级别的理解与共情。举例说明如下。

一个患者在治疗一开始说："我心情好多了，我一个同学一过来就说我气色比上次好多了，反正总的来说很不错。就是也能感觉到快乐和悲伤，比较正常的那种。以前就是比较麻木，现在觉得好一些。星期一我们开了个会，正式宣读了文件，我现在什么主任都不是了，我觉得挺好的。我就可以做自己想做的事了。但是虽然不是主任了，很多事情还是我来弄。那个主任说他在这方面实在不太行，我就多做点儿事吧。"

治疗师说："那你心情好多了，是只跟宣读这件事有关，还是跟其他因素有关？"治疗师这样的回应体现出来对患者的共情明显不够。

同样情况下，如果治疗师说："你的心情由以前的麻木变成能体验到快乐和悲伤，确实好多了。周一领导正式宣布你不做主任了，你如愿以偿，你认为可以做自己想做的事情了；你虽然不当主任了，但也愿意继续多做点儿事，认为自己有能力帮到新的主任，因此你感觉挺好。除此之外，这周还有什么特别的事情想简单告诉我的吗？"后者表达的共情与前者相比更到位，因为治疗师的小结抓住了患者所谈的关键内容，传递给患者治疗师的理解，同时从认知理论的角度引导患者认识到她的心情转好不仅跟情形变化有关，更跟她的想法有关；此外，不局限于患者所谈内容，还能认识到在每次治疗的开始阶段需要泛泛了解患者从上次治疗到现在的大体情况，引导患者有限度地谈出其他主要内容，让整个治疗在共情的基础上更有效率地往下推进。

再比如，一个患者在治疗一开始说："我最近心情好像不怎么好。最近我们单位有个信息技术考试，每个老师都要参加的那种考试。我感觉考试的时候，都是用手机查一些东西，然后乱蒙乱猜一气，在电脑上做题目，花了两个小时考试，感觉着急得很，有些查不到答案。差不多三天后，同事他们都上网查到成绩了，而只有我一个人没有成绩。我烦死了，觉得怎么就我这么倒霉！"

治疗师接着说："你刚才的意思是你们有一个考试，考完以后，同事都查询到成绩了，只有你没有查询到相关成绩？"治疗师这样回应是最基础的共情，简单陈述一下事实。

如果治疗师改变一下自己的表述，从认知理论的角度引导患者重新认识其问题，理解与共情就能更加到位："最近有一个考试，每个老师都参加，他们查到了成绩而唯独你没有，你觉得就自己这么倒霉，也回想到考试时着急和乱蒙乱猜不会做的情况，为此就更心烦。除此之外，还有什么别的烦心或心情不好的情况吗？"

为了实现高水平的共情，治疗师在治疗过程中需要体现出以下八点：

①总是表现出关心、尊重、非评判、真诚和温暖的语气、语调和神态，无论是倾听状态还是说话的时候。

②有能力快速抓出患者所谈的主要内容并将这些准确地小结出来，帮患者厘清思绪。

③能引导患者说出明显影响他但他本人没有意识到或者没有说出口的内容。

④能够引领患者开阔视野，看到其目前状况的全貌或意识到目前所处治疗阶段的主要任务，聚焦于关键点。

⑤能够及时发现患者的优势、付出的努力和做得好的方面，哪怕积极的变化很微小，也要及时给予正性强化。

⑥在治疗过程中能随时留意关注患者的变化，必要时进行询问以获得患者的反馈，无论是正性的还是负性的，并据此适当地调整治疗的进程、谈话内容和方式。

⑦始终围绕患者的关键困扰、治疗要解决的问题和合理的治疗目标，让共情为实现心理治疗设定的目标服务。

⑧清楚地知道在治疗的不同阶段要完成的相应治疗任务，给患者宣泄的时间适度，但不会明显偏离主题，聚焦于关键点，让共情为完成治疗不同阶段的任务服务。

比如，在治疗过程中，当患者跑题且泪流满面的时候，能够给患者适当的时间哭诉，递给患者纸巾擦拭眼泪和鼻涕，保持恰当且患者认可的躯体接触，询问了解患者哭泣的相关影响因素，简短关心处理后，将患者拉回所谈的现治疗阶段的关键问题上。再比如，在治疗行将结束的时候，患者又提出新的问题，且这个问题不可能在数分钟内解决掉，治疗师能够认可患者对这一问题的关注，让患者体会到治疗师重视这一问题并将问题记录下来，根据问题的具体情况，提议患者在以后的治疗中讨论此问题并给出相应的理由，或者认为合适的话，将这个问题布置为家庭作业，请患者回去后用所学方法先试试自行分析解决，如果自己解决不了，再在治疗中进行讨论。治疗师做了这些安排之后才会结束这次治疗，而非不管不顾地直接结束治疗，或者因为有新问题提出来就继续讨论下去，让治疗时间变得太长。

三、尊重患者的自主选择权

在治疗中治疗师需要无条件尊重患者，说起来容易做起来难，特别是当患者面对显而易见的问题情况依然继续固执己见、选择逃避、退缩或者攻击时，治疗师就会显得不耐烦，甚至不能充分尊重患者的选择。因为在治疗师看来，患者这样继续下去只能是有害无益的，治疗师就被自己的自动化思维影响了。但别忘了，患者有权利做出自己的选择，无论改变与否，皆是患者的选择，个体的自主权和选择权需要得到治疗师充分的尊重。任何一个独立的个体，无论是否患有精神障碍，都有其自主决定的权利，除非其自主决定权有可能危及自身或他人安全，或者引发其他触犯法律的情况出现。

包括患者在内，每个人都有自我不断完善、成长的内在驱力，因此治疗师需要始终提醒自己这一点，相信患者有一定程度的自我改变动力，只是仍然需要时日和其他机缘，才能促成患者做出对他自己有帮助的改变的决定，并将改变付诸行动。只有治疗师相信这一点，才能促发患者通过治疗师看见自己的这一点，才能促使患者找回一定程度的自信，逐步树立起自我改变的信心，增进自我效能感。而治疗中治疗师所做的，就是利用心理学方法引导患者尽可能早点儿看到这一点。

在治疗过程中，治疗师需要反复提醒自己，尽一切可能充分地尊重患者的选择权与自主权。患者虽然来就诊，但这并不意味着治疗师可以代替其行使决定权；即使在治疗过程中，患者一直有权利选择做什么或者不做什么，选择继续前行或者观望、停止不动，选择继续治疗甚至暂时中断、退出治疗。治疗师不去评判或指责患者的不改变、维持现状的选择，是心理治疗中尊重患者的自主权、共情与授权的基本功。无论患者做出何种选择，特别是在其选择背离治疗师、家人或者社会大众所期望的方向时，治疗师依然能够给予患者尊重、关心和理解，而不是强行告知、强迫甚至威胁患者做出改变。因为治疗师越想矫正患者或告知患者应该怎样做时，大部分患者通常就会选择站在治疗师的对立面。因为他意识到自己正在被人矫正或者认为对方在评判自己，于是就自动为自己的选择做出辩解或解释，这是人类的天性。我们都不喜欢被人强行告知、强迫或威胁着做什么或不做什么。此外，面对治疗师的强行告知、强迫甚至威胁，还有一部分患者会变得更加否定自己，更加缺乏改变的动机；也有一少部分患者会无条件地遵从治疗师，但这样不利于患者的健康成长，因为心理治疗的目的不是让人学会服从，而是让患者学会独立思考，借助心理治疗的方法，帮助他自己走出困境。并且，一旦患者按照治疗师的建议行事而结果不合其意后，他就会把责任完全推到治疗师身上，这样更不利于让患者养成对其行为负责的习惯。

在治疗过程中，对于不愿做出改变的患者，不要急于做出论断或者给其扣帽子、贴标签，比如，认为他这是阻抗、故意不配合、无可救药或者天生的懒人等。而是如果治疗时间允许，在治疗师与患者就讨论议题达成一致意见的情况下，治疗师和患者一起找出阻碍患者改变的因素，一起探讨克服这些障碍的方法，随后由患者付诸行动去克服改变之路上的障碍；或者尊重患者暂不改变的决定，聚焦于患者目前所关注的领域。

我们知道，精神障碍患者之所以走到目前这一步，陷入痛苦之中，其日常生活、工作、学习或人际交往也受到了明显的不良影响。患者的这些痛苦或功能方面的不良影响在很大程度上与其功能不良性的思维、行为模式或者说惯性有关。因此，为了帮助患者尽早走出这一困境，我们当然希望患者在接受治疗后迅速做出改变；也想当然地单方面认为，患者能够来找我们就诊就表明他们已经做好了改变现状的准备。确实有一部分患者在就诊的同时或之前就已经做好了改变的准备，但依据动机访谈的理论及临床工作经验，实际上许多寻求治疗的患者对于改变是持一种矛盾的心态的。因为在既往的很长一段日子甚至很多年，患者已经习惯了那种模式，尽管有痛苦；面对改变，虽然有希望，但是因为不熟悉且不确定改变会带给自己什么，他们就会有本能的不安与恐惧，就像我们大多数人面对变化或变革时一样。并且，在治疗过程中，患者改变的动机也不是一成不变的，而是时强时弱、动态变化的。也就是说，主动寻求心理治疗的患者不等于已经做好了改变的准备，哪怕做好了改变准备甚至已经付诸行动的患者，不等于不会退回到不再改变、犹豫不决的阶段。所以在治疗中，治疗师需要知道患者改变之路上的多样性，能够有针对性地给患者提供他所需的帮助。

在这里我们就需要专门介绍一下动机访谈。什么是动机访谈呢？动机访谈就是一种以来访者为中心的，通过探索和解决矛盾以增强其内在改变动机的指导性方法。根据动机访谈的理论，来访者的矛盾心态是一种再自然不过的现象，来访者若认为改变带来的弊端大于获益时，就会选择不变；只有来访者认为改变带来的好处大于坏处时，才会踏出改变之路。研究发现，改变若是来自外界的压力、劝解或劝诱，往往不会持久，而且来访者会产生抵触心理，从而削弱其继续改变和付诸行动的欲望；改变若是来自来访者内在，与来访者个人的价值观、目标、期望、梦想或关注点一致，往往会更持久。

为了更加清楚地理解动机访谈理论，我们需要介绍社会心理学中自我知觉理论的内容。自我知觉理论认为，个体对自己的认识，或者说对自己心理状态的了解，是通过观察、回忆和反思自己的行为以及行为发生当时的情境，来推测自己的需要、意图、动机、态度或情感等心理状态，并由此感知和判断自己的人格特点。换句话说，就是个体会根据行为发生当时的情形来对自己的行为做出归因或者解释：在没有外界压力的情况下，个体通常认为其行为就是其真实态度、意愿的反映；当存在明显的外界压力时，个体会将其行为归因于外部压力所致而非其真实态度的体现。自我知觉理论成立的前提条件有两个：一个是个体的内部心理状态模糊不清、不明确；另一个是个体不太关心自己的行为。个体虽然做出了改变的行为，但当个体回忆、反思自己行为改变发生的情形时，就会联想到当时自己所面对的外界压力、劝解、劝诱或威胁，于是往往就不会认为这种改变是发自其内心的，而认为自己是迫于外界压力做出了违心的选择。因此，动机访谈就是运用特定的交流技巧，让内心处于矛盾中的来访者认识到改变来自其内心的需求或期望，从而让对患者有帮助的改变更持久。

有时患者拒绝改变，跟他对改变的认识有关，他认为谁改变就说明谁错了，而治疗强调患者需要改变，那就说明他错了。所以在治疗中，一部分患者经常会问治疗师："这是谁的错误导致的？""你说让我改变，难道你的意思是说我错了？明明是他们错了，为什么让我改变？为什么不是他们改变？"面对患者这样的问题，治疗师不要急于撇清自己的意思并非患者所认为的那样，而是引导患者认识到：他来咨询和治疗的目的是什么？治疗师的职责是什么？通过患者和治疗师谈话这种心理治疗，有无让第三方发生改变的可能性？感觉痛苦的人是谁？他继续保持不变，结果会怎样？这是不是他想要的？如果主动改变，结果又会怎样？哪个方向才是他所想要的？如此引导患者认识到，治疗师的职责不是作为法官去判断孰是孰非、谁应该为此承担责任，而是帮助希望不再那么痛苦的患者找到自我帮助的方法，特别是在认为对方错误导致的情况下，更需要患者学会帮助自己不为别人的错误买单、照顾好自己。

因此，治疗师始终尊重患者的选择权与自主权，不评判患者，才能在心理治疗的过程中恰当地运用交流技巧激发并增强患者改变的动机，为高效推进治疗奠定基础。这是心理治疗共情的更高境界，同时也是建立和维系合作性治疗联盟的关键技巧之一。

四、合作性治疗联盟

在治疗中，建立和维系稳固的治疗联盟或治疗关系有时候并不困难，特别是在患者有明确的治疗目标、改变动机强、人格无明显偏离且患者正好是治疗师喜欢或愿意接触的那类人时。治疗师运用前面所提及的那些方法，在治疗过程中始终注重平等的合作关系，就相对容易和患者建立与维系稳固的治疗联盟。

在治疗过程中始终注重平等的合作关系体现在一些具体细节的处理上。比如，患者通常不了解认知行为治疗是如何开展工作的，若患者愿意接受认知行为治疗，治疗师需要在开始治疗前通过知情同意书向患者介绍治疗的具体设置等相关情况，这就是在初步建立合作性的关系。在第一次治疗时，考虑到患者不知道治疗的具体流程，如果治疗师在会谈一开始就主动告知患者这次会谈的大体安排，并就日程设置或其他方面征询患者的意见，结合患者的合理意见做出相应的调整；每次治疗时就要谈的主要内容征询并尊重患者的意见；对于患者的不合理意见，也能给予倾听，在尊重患者的前提下做出恰当的解释或引导患者发现其意见的不合理之处：这些就是合作性治疗关系的具体体现，也是充分尊重患者的知情同意权、独立选择权和平等发表看法的权利的体现。

例如，对于初始访谈，治疗师可以向患者做如下介绍以体现合作性："你好，今天是咱俩第一次接触，这次主要是进行评估而不是做治疗。评估就是了解你方方面面的情况，以便对你的主要困扰、疾病诊断和相关情况有所了解，从而确定下一步的治疗方向。如果你的情况不那么复杂的话，完成这次评估的时间可能是一个小时或者更短；如果复杂的话，需要的时间就会长。咱俩谈完之后还会请你独立完成一些量表测评，通常半个小时左右可以完成。量表测评时请你仔细阅读每个量表前面的指导语，根据你的实际情况选择最符合你目前状况的答案，不要把任何一个问题放空不填。好，在我们开始之前，你对于咱们这次会谈的安排有什么想法？"

再比如，对于第一次治疗，治疗师会说："你好，今天实际上是咱俩完成上次评估后的第一次治疗。第一次治疗主要涉及四个方面的内容。一个是结合上次评估的情况，先把你的主要问题列一列，找出目前你面临的主要问题有哪些。第二个内容就是了解你想通过治疗达到什么样的一个效果，也就是明确你治疗的目标是什么。这样好让咱俩有共同努力的方向。第三个就是告知你上次评估的结果，也就是你的疾病诊断和具体表现。第四个就是来谈什么是认知行为治疗，以及认知行为治疗和你的疾病、你的问题之间有什么关系，认知行为治疗到底能给你什么样的帮助。今天的治疗安排大致就是这些，时间在 45 分钟左右。对于今天要谈的内容，你有什么想添加或更改的吗？"

但有时在治疗中跟患者建立和维系稳固的治疗联盟就变得异常艰难。比如，患者处于一问三不知的状态、没有明确的治疗目标、缺乏改变的动机、言语或行为反复或不断重复、精神病性阳性或阴性症状突出、人格明显偏离或者患者恰巧为治疗师所不喜甚至讨厌的那类人。在这种情况下，治疗师就需要在治疗过程中通过自我督导、同伴督导和专家督导的形式不断提升自身的专业素养和能力，也需要在治疗过程中运用自己的专业技能不断自我觉察、自我提醒与自我改变，让治疗变得灵活、有弹性，以适合患者的具体情况，从而使治疗变得更富有成效；同时治疗师也能承认与接纳自己的不足，面对尽力之后仍无法帮助到的患者，及时给予恰当的解释和转介。

比如，一个已经接受了几次治疗的患者在约定的时间来做治疗，一上来就跟治疗师提他最近心情不好，也谈到他的惯性想法是如何影响他的，但当治疗师询问患者今天的治疗主要想谈什么时，患者却说："没什么想谈的，什么也不想谈。"此时治疗师就容易感觉到来自患者的"阻抗"或者"不满"，从而有情绪反应，进一步容易影响到稳固信任的治疗关系的建立或维系。如果治疗师能够及时觉察到自己的情绪变化和相应的自动化思维，学会把自动化思维放在一边，依然能够关切地了解发生了什么，让患者变得什么都不想谈："你刚才谈到自己心情不好，而对于今天的治疗你却什么都不想谈，发生了什么事情吗？"如果患者说："没有发生什么事情，就是不想谈。"此时治疗师需要继续以患者为本，使患者的这种状态正常化："人有的时候确实会什么都不想谈，需要静一静再谈；有的时候是因为发生了一些特殊的状况，觉得什么都没有帮助而不愿意谈，或者认为谈什么都没有意义，或者有别的类似的想法出现。那么你是哪一种情况呢？"如果患者是后一种情况，治疗师需要在了解发生了什么让患者产生这样的想法之后，正常化患者的反应："发生了……情况，你这么想，什么都不愿意谈，这很自然。不过，根据你这几次治疗的体验，治疗真的对你没有什么帮助？"在获得患者的否定回答之后，比如患者说："治疗并不是真的没有帮助，只是自己感觉如此而已。"治疗师趁势继续说："你既然来了，而且经过几次的治疗也体验到了治疗的效果，那我们就试一试，看看继续谈一个困扰你的问题，这种方法到底对你有帮助还是没有帮助，如何？"如果患者坚持认为治疗没有帮助，治疗师可以把它作为一个议题一起探讨，从而看看是否事实确实如此：如果经过探讨证实确实如此，则需要一起商量找出解决目前困境的方法，改变治疗思路或者转介其他治疗师；如果经过探讨发现事实并非如此，可以引导患者发现其想法或感觉是如何欺骗和愚弄他的，让患者学会表现出他自己不再继续被惯性想法或直觉蒙蔽头脑。

　　无论在治疗中患者属于哪一种情况不想谈，均需要给患者几分钟沉默再思考的机会。如果患者依然没有提出议题，可以进一步引导患者思考如何选择议题，比如请患者回顾上次治疗，从中找出遗留下来尚未解决的问题，以及最近新发生的让心情不好的状况，或者从首次治疗确定的问题列表和治疗目标中寻找可能的议题。这样引导患者从这些情况中找出困扰最大、最迫切需要解决的问题作为本次治疗的议题。如果在这样的引导下患者依然不愿提出自己的想法，治疗师可以在体现合作关系的原则下做出议题决定："既然你自己对于今天谈什么内容没有自己的想法，我把我的想法提出来，然后我们一起决定是否要谈这个内容，怎样？"这样在征询患者意见后由治疗师确定本次治疗的议题。当然治疗师也可以说："如果这次你提出议题有困难，可否这次暂时由我来决定谈什么？"在获得患者的许可后，治疗师给出议题以及选择这个议题的理由，然后沿着确定好的议题一起讨论。如果患者明确提出什么都不想谈，就是想静静地坐一坐，或者这次治疗只想随意聊聊，不愿意像以往那样辛苦地聊天，治疗师需要尊重患者的选择权和决定权。

所谓合作性的治疗联盟，强调的是在治疗过程中双方的平等关系与相互尊重，特别是治疗师能够平等待人，不把自己放在专家的位置，以患者为中心，始终与患者有商有量地确定治疗方向，授权并尊重患者的独立性（在不涉及危及生命的前提下），相信患者和自己，共同努力来推动治疗朝向既定的目标前进。

五、聚焦

聚焦原意是使光线或电子束等集中于一点，或者说聚集在焦点上。焦点通常是指事情的关键所在、关键事情、争论或关注的集中点或重点。在心理治疗中聚焦非常重要，即将有限的治疗时间和精力集中在关键问题上。为了实现聚焦，治疗师和患者均需要清楚目前谈话所处的阶段、现阶段谈话的主题或重点内容是什么以及这次治疗的目标和议题各是什么，这样才能在彼此跑题时能够及早意识到，相互提醒并返回主题。我们将治疗中引发跑题或不聚焦的五个常见因素逐一进行介绍。

导致跑题或不聚焦的第一个常见因素是，治疗中正在谈论的关键问题让患者非常痛苦，谈论下去有相当大的难度，所以在谈论的时候患者就会自觉不自觉地跑题去谈论其他相对轻松的内容，治疗师也容易跟着患者跑题。

如果治疗中跑题或不聚焦属于这种情况，则需要治疗师采取各种措施不断练习，以提高自己的定力和处理有难度问题的能力。比如，把要谈论的关键议题写下来放在显眼的地方，让自己和患者都看到，从而起到提醒治疗师和患者的双重目的；治疗师治疗后重听自己的治疗录音、接受同伴和专家督导，以提升自己的治疗水平。此外，治疗师可以跟患者协商确定先从难度小的问题切入，逐步深入到难度大的问题，这样循序渐进，以降低跑题的概率。

导致跑题或不聚焦的第二个常见因素是，治疗师对于治疗缺乏清晰的方向性。造成这种情况可能有多种原因，比如，治疗师暂时忘记或不清楚目前治疗所处阶段、此阶段的任务或此次治疗的日程设置；可能是治疗没有设置日程，或者设置日程后治疗师不遵从；也可能是治疗师不清楚这次治疗具体谈什么、如何谈、谈向何方，从而导致治疗缺乏主线，谈到哪里算哪里，自由畅谈无边界。

在这种情况下，为了能够让治疗谈话聚焦在关键问题上，治疗师需要养成和患者一起制订治疗计划、设置治疗日程并落实治疗计划和遵守日程设置的习惯，从而避免跑题。为了落实既定治疗计划和遵守日程设置，治疗师就需要时刻提醒自己什么阶段做什么事情，不做与此阶段任务无关的事情。什么阶段做什么事情，通常意味着做到如下三个方面：

①在评估阶段不做干预或治疗的事情，在心境检查、上次治疗回顾、作业检查或议题设定阶段，不去做非本阶段的事情，不急于去干预或解决问题。

②在解决某个确定的问题过程中，即在谈论确定好的议题时，不去解决谈话过程中冒出来的无关或不太相关的新问题或新议题。

③在一次治疗行将结束的时候，不去解决患者新提出的问题。什么阶段做什么事情，并不意味着对于患者新出现的问题置之不理，而是意识到新问题的出现且能恰当地引领患者按既定计划关注眼前需要做的事情。

比如，在治疗的中间患者跑题时，治疗师会这样对患者说："你刚才谈到……那是十几年前的事情了。而我们这次确定要谈周末你跟张三见面发生的事情，所以我们先把十几年前的事情放一放，以后有机会再谈。我们先回到周末你跟张三的事情上，先把它搞清楚，怎样？"或者在面对治疗快要结束时患者提出的新问题，治疗师可以这样说："这次咱们的治疗已经进入尾声，没有时间处理你这个问题了。既然这个问题困扰你，今天回去之后你先试着用咱们今天谈的方法自己处理一下，看看效果如何。如果你能够自己处理，很好；如果处理不了，我们下次也可以把它作为议题来谈。怎么样？"这样处理，既让患者感觉到自己的问题得到了治疗师的关注，又让患者学会不是每个冒出来的问题都需要马上处理，学会关注重点问题，学着排除干扰，继续做计划好的事情，而这些能力的获得是让患者逐步摆脱困扰的关键所在。

当然，什么阶段做什么事情，也会有例外。比如，患者处于危机阶段，不及时进行干预有可能危及患者或其他人的生命安全或引发其他重大情况；患者某个未解决的问题卡在那里，导致整个治疗无法按计划进行下去；新冒出来的问题更关键，需要首先解决，且剩余的时间允许此时更换治疗主题；或者在讨论中新冒出来的一个问题解决起来简单，顺势而为就可得到快速处理且不影响治疗的主线；或者恰好可以使用刚才谈到的某个方法练习如何快速处理出现的问题。在这些情况下，需要先处理新出现的问题，而不是继续聚焦于原定的议题。

导致跑题或不聚焦的第三个常见因素是，患者总是想从治疗师那里获得建议，试图找到摆脱痛苦的捷径或者速效的灵丹妙药，而不想一步一步通过探索和练习去找到方法，从而让心理治疗变成了患者不停地问问题，治疗师不停地回答问题，整个治疗自然就无法聚焦。

患者面对自己的困扰或者痛苦，习惯性地想快速找到答案、解决的方法或者灵丹妙药，于是就会询问身边的人，当然也很愿意询问自己的治疗师，无论是处于治疗的哪个阶段。而治疗师为了体现自己助人的价值和突出自己专家的位置、作用或者想快速处理患者的问题，也就会在不合适的时机对于患者提出的问题直接给出答案或建议，忘记了治疗师在心理治疗中的角色定位，从而导致治疗偏离主题。

一旦治疗师在治疗中给予患者答案，就会发现患者往往并不认可这一答案，甚至会直接反驳这一答案；个别患者还会以此攻击治疗师，从而让治疗进一步偏离主题。比如，一个患者为肠胀气而发愁，反复去医院做各种检查，却没有发现任何器质性疾病，治疗师正在询问患者其肠胀气的具体情况，在了解情况的过程中，患者突然问："医生，你认为我腹部总胀气是什么原因？"医生说："您做的很多检查都没发现您的肠胃有什么问题，可能跟您的饮食有关系。"患者接着说："不可能，全家人都跟我吃一样的饭，他们都不胀气，唯独我胀气，怎么会跟饮食有关系？"也许一些患者还会在心里认为医生的水平不高，这也会影响到治疗关系。面对患者一开始的提问，治疗师比较合理的应对方法是："我知道您很关心这个问题，别忘了咱们现在了解情况就是为了一起找出可能的原因，然后再一起找出缓解胀气的方法，所以您耐住性子，我们先把情况摸清楚。"以此将患者引回主题上来，而不是把治疗师变成一个问题回答者。

导致跑题或不聚焦的第四个常见因素是，在治疗中确定的议题并非患者最关心的议题，或者是治疗师单方面决定谈什么内容而不征求患者的意见，从而导致患者的注意力不集中，思路经常跑到他自己想谈的问题上。所以避免跑题的方法之一就是，治疗师关注患者最关心的问题，以合作联盟的形式设置治疗的日程或某个阶段的议题，把议题设定在患者最关心的问题上，从而降低治疗中患者跑题的概率。在每次治疗一开始的时候，在设置治疗日程之前先把患者的总体情况了解清楚，然后和患者一起商量确定要谈什么，而不是过早单方面确定议题。如果治疗师拟定的议题很重要，也需要把议题的重要性向患者介绍清楚，跟患者达成共识后再继续。

导致跑题或不聚焦的第五个常见因素是，治疗师不打断容易跑题的患者，担心打断患者的谈话会影响治疗关系，丧失了解患者所说的关键信息的机会；或者治疗师认为在治疗中打断患者就不是以患者为本，会给治疗带来不良影响；认为心理治疗就应该是自由随意交流，不应该附加什么限制。

为解决治疗不聚焦的这个问题，治疗师就需要在治疗中留意到上面那些情况属于治疗师的自动化思维，而这些自动化思维是有待检验的。治疗师要学会不跟着自动化思维走，在治疗中尝试跟既往不一样的行为方式，去打断不断跑题的患者，看看实际情况是否像治疗师以为的那样；或者尝试限制治疗中的自由随意交流，让治疗有一定的约束，看看哪种形式的治疗效果好。

在治疗中遇到患者跑题时，需要恰当地中断，然后将患者婉转地拉回主题上来。对于治疗中反复出现的治疗不聚焦的情况，则需要重听治疗录音分析，可能的影响因素，对症处理，或者接受督导。有时遇到患者反复跑题谈其他内容时，治疗师不是马上把患者拉回要谈的问题上，而是需要暂时停下来，了解患者反复跑题的原因，先解决这个跑题因素再继续往下治疗。

六、倾听、总结与收集反馈

(一)倾听

倾听不仅是指在患者诉说的时候保持安静地听，听进去患者所说的内容，而且是指在听的过程中通过与患者互动（眼神接触、表情与躯体姿势、语言），让患者觉察到你在用心听他说。所以在倾听的过程中，治疗师需要避免不好的动作，比如，治疗师表现得不耐烦或急于想离开，不时看时间或手机，双手不时抱在胸前，眼神游离或者始终瞄向门口或某个方向，习惯性闭着眼睛听对方说话，看起来心不在焉，不时地按动或扭动自己的某个物品或者身体，穿插处理其他事情。治疗师还需要提醒自己不要有如下情况，比如，就发现的问题急于指出来，警告、威胁或吓唬患者，对患者进行道德说教或者告知患者应该如何，一厢情愿地劝慰患者或试图说服患者，直接给患者建议或方法，非紧急情况下直接指导或命令患者，跟患者之间发生争论或像在教训患者，质询或盘问患者，直接或间接表达对患者的否定或不赞成、评判或指责、讽刺或挖苦、羞辱或嘲笑，在治疗中黑白思维明显或容易贴标签，对患者所谈内容置之不理，频繁跑题或随意转换话题，无原则地刻意迎合讨好患者，缺乏实质内容的赞成或表扬，过度地解释或分析，不切实际或不恰当地确保或保证，肤浅地同情或安慰。

在治疗中，治疗师恰当地运用反馈式倾听能大大提高倾听的效率。所谓反馈式倾听，就是借助陈述句（而非疑问句）重述患者的话，准确地澄清和理解患者的意思，并让患者感觉到治疗师在尽力理解他。患者在诉说自己的情况时，由于各种因素并不一定完全是准确的，或者说患者会出现所言非所意。比如，患者的语言表达能力不足，因为有某种担心或耻辱感而不敢或不愿表达，使用的词语可能包含多种意思，习惯于绕着说而非直接表达，习惯于说话不全、说出来让别人猜测，甚至故意反着说，等等。这就需要治疗师在倾听的时候能够听出患者想表达的确切意思并用陈述句说出来，当然这并不意味着治疗师每次的反馈都是准确的。但这样陈述句的反馈哪怕并不准确，也不太容易引发患者的误解，有助于治疗师和患者建立平等尊重的氛围，促进共情，巩固治疗联盟，并且可以提供机会，让患者学着更清楚地表达其意思。如果治疗师用疑问句进行反馈，容易让患者认为治疗师不认同甚至怀疑自己所说的内容，从而对治疗师产生距离感。

反馈式倾听需要治疗师在倾听的时候合理猜测患者的意思，然后治疗师根据自己所听到的内容、自己所属心理治疗流派的理论模型，重新组织患者的话，给患者一种不同的视角来重新思考其说过的话，以此鼓励患者深入、详细地谈论相关话题。

反馈式倾听通常有如下四种形式。

第一，简单反馈，即认可患者所说的内容，不附加任何其他意思，只是重复患者的话，目的是传递共情，让谈话继续下去。简单反馈可以简单重复患者说过的一两个词语、简单重复患者的话、使用不同的词语重复患者的话、猜测患者尚未说出来的话、反馈患者说此话时的感受（想法或情绪）等。举例如下。

> 患者说："我最近很痛苦，发生了太多的事情，不知道该从哪里说起。"
>
> 治疗师回应："最近太多痛苦的事情让你觉得无从说起，请试着说一说。"
>
> 患者说："最近 20 多天了，我整天疑神疑鬼的，我又没办法找人倾诉，憋得我脑子快要崩溃了。"
>
> 治疗师回应："最近发生了一些事让你怀疑身边的人，但你又没有证据，所以不能跟别人说，只能自己憋着。"

第二，夸大反馈，即把患者谈的部分内容夸大后反馈给患者，以便给患者机会澄清或详细说明其所说的某个重要问题，从而加深治疗师和患者对这部分情况的了解。夸大反馈可以是将患者所说的感受（情绪或想法）夸大，也可以是将患者所说的内容或逻辑推论或延伸至其他情况。治疗师在进行夸大反馈时，需要让患者感觉到治疗师真诚与关心的态度，而非讽刺、挖苦、嘲笑或评判。如果是后者，则会事与愿违，不仅会引发患者的愤怒情绪，还会极大地破坏共情和治疗关系。举例如下。

> 患者说："我母亲给我带小孩，我疏于照顾她，让她得了溃疡性结肠炎。她的病很痛苦很难治，我很内疚。"

治疗师回应："你觉得你妈妈之所以得溃疡性结肠炎，唯一的原因就是你没有照顾好她，让她给你看孩子累病了，所以你极其内疚。"

第三，双面反馈，即抓住患者谈话中所表露的矛盾的两个方面、所说或所暗示的利弊双方进行反馈。双面反馈时通常会通过说"……但另一方面（或者反过来）……"治疗师把自己所听到的不一致的话放在一起，将其呈现在患者面前并总结出来，即将患者的矛盾心态呈现出来。举例如下。

患者说："我总是对自己没有自信，关于夫妻之间，总是觉得自己老公各方面比自己强，他只要跟女人一说话，或者只要跟女人一接触，我就觉得他是看上人家了，跟人家好了，于是为这个我跟他吵架，好多年了。"

治疗师回应："你总是因为你老公跟女人接触而跟他吵架，你认为他看上人家了，他不应该这样，所以你生气，控制不住地跟他吵架。但另一方面，你又觉得这是因为自己对自己没有自信，才导致你这么疑心吵架的。"

第四，总结反馈，即将患者所说内容以总结的方式反馈给患者，从而有机会与患者进行更多的探讨，让矛盾凸显出来或为引出下一个话题起到过渡作用。举例如下。

患者说："我就是这些天老爱忘事儿，然后工作也不像以前那么严谨了，工作中老有失误。而且呢，好像对工作也没有热情，比如，大家在一块儿商量一个方案啊、一个计划啊，大家都在踊跃地跟那儿说，我好像一个局外人一样。然后，思想中没有什么火花，也想参与其中，但是不像以前那么才思泉涌，有好多主意什么的，自己挺着急的。还有就是有时候上班吧，嗯，就突然就觉得自己不知道该干吗，然后就想逃离这办公室，就想找一个没有人的屋子静一静，然后或者特别想找人倾诉，总想说说自己心里的这个烦闷。嗯，还有就是回到家以后，孩子刚上幼儿园，三岁了，有时候偶尔会对孩子大声嚷嚷，然后事后又觉得他那么小懂什么啊，觉得自己挺内疚的，也怕自己这些不好的情绪影响到孩子的成长。"

治疗师回应:"你目前主要的表现就是爱忘事儿;对工作不像以前那么热情了,思想也不像以前那样有火花儿了,而且不愿意在办公室待着,想逃开;想找人倾诉自己的苦闷;回家后会对孩子发脾气,事后内疚,担心这样影响孩子的成长。这么看来,我们需要一起学习一些方法来解决这些困扰了。你今天最想跟我讨论的是什么?"

反馈式倾听的目的既是为了向患者表达共情,也是为了抓住、澄清或者进一步了解患者所谈的关键内容或主要问题,更是为了承上启下,引导患者将注意力过渡到下一个话题或者关键内容上。如果治疗师在患者提出问题且谈出他的困扰之后恰当地使用反馈式倾听,对于与患者快速建立稳固的治疗联盟非常有帮助。

(二)总结

在心理治疗的过程中不时进行小结或总结非常重要。总结其实就是把治疗中治疗师和患者所谈内容的关键点抓住,然后用语言精炼准确地表达出来,让患者听到或看到。这就需要治疗师在总结时快速做出抉择,从前面的谈话中选择一些信息进来,缩小甚至忽略掉另外一些信息。那么,哪些信息需要在总结的时候提及呢?前面谈到的与此阶段治疗任务有关的主要内容、治疗一直在强调的内容、患者做得好的方面、新的关键发现以及目前尚存在的问题。比如,导致患者问题的诱发因素、维持因素和加重因素,患者的担忧、看法、解读等功能不良性认知与功能不良性的应对措施,患者自我觉察或反思的内容,患者的功能适应性认知与应对,患者的优势与长处,患者愿意做出改变的表达或意图,患者所展现的积极乐观与承受痛苦的能力,等等,这些都需要治疗师纳入不时的小结或总结之中。当然,这些也是倾听中需要重点关注的内容,在有效倾听的基础下,总结才能到位。前面谈的四种反馈式倾听的方法其实就是治疗中不时地进行小结的方法。

总结在治疗的初期通常由治疗师来完成;随着治疗的推进,治疗师就会把一部分总结的任务交给患者,这样有助于治疗师了解患者是否在治疗中同步往下进行,以便治疗师尽早发现治疗中存在的问题并及时对治疗做出相应的调整。试着想一想,在心理治疗谈话中如果只有彼此不断的提问与回答，而没有中间的暂时停顿、小结、总结与过渡，整个谈话就会变得像流水，流到哪儿是哪儿，想到哪儿谈哪儿，谈到哪儿是哪儿。治疗就会散且杂乱，缺乏方向感，这样的心理治疗就很难达到双方既定的治疗目标。通常的建议是，治疗师的连续提问不要超过三个问题。如果超过三个问题，就需要对前面的谈话内容做一个小结，稍做过渡后再继续提问。当然所谓的三个问题，并非是不可违背的规矩，只是提醒治疗师小结的重要性而已。此外，当某一个话题谈完或某一阶段任务完成之后，治疗师需要进行小结，以便过渡到下一个话题。每次治疗结束之前，更需要一个完整的总结，之后再结束该次治疗。

心理治疗中不时地进行小结可以帮助患者厘清混乱的思绪，帮助患者提纲挈领地记住关键内容；同时引领患者和治疗师把注意力集中在重点或关键内容上。如果治疗中的总结与患者的理解不一致或者有出入，就可以通过总结让患者或治疗师发现这一点，让患者重新阐述或提出自己的困惑，从而给治疗师机会，帮助患者解疑释惑。此外，总结有助于引发患者的重点反思或者提升患者的自我觉察力，看到问题的关键所在及相应的处理方法，从而激发患者改变的动机与增强其信心，并使其看到希望。

下面就以小王的例子来说明在治疗中如何进行小结和总结。小王有抑郁症，而且有自杀想法和行为。以下是小王的第一次认知行为治疗，治疗师需要先明确她的问题列表，即搞清楚她目前存在的问题有哪些。

李：就是你觉得对你来说，目前困难、问题有哪些，咱们俩可以一起来努力，想办法通过认知行为治疗这个心理治疗的方式来解决？你觉得目前你有哪些困难？

小王：就、就觉得自己没用。

李：觉得自己没用，是吧？

小王：嗯。

李：好，这是一个，还有吗？

小王：什么、什么忙也帮不上家里。

…………

李：有没有什么借债之类的问题？

小王：没有。

李：没有，那我知道了。你目前存在的问题我们搞清楚了。其实你觉得自己没用，这是一个主要的问题，剩下的就是你跟导师的关系问题，对妹妹学业有担忧，对妈妈和奶奶的矛盾、妈妈对家里的抱怨、爸爸婚内出轨的事的处理，是吧？（这就是治疗师对前面所谈主要内容的小结，即把找出来的问题总结在一起，帮助小王确认。）

小王：嗯。

在第一次治疗快结束的时候，治疗师对这次治疗做了如下总结，以帮助患者记住这次治疗的关键内容，增强患者的改变动机、同时注入希望。

李：所以这么说起来，今天你看咱聊了一个是你目前有哪些问题，二个是我们的治疗目标走向何方，三个是认知行为治疗的原理是什么。结合认知行为治疗的原理，你觉得这个认知行为治疗能不能帮到你呀？你怎么看这个认知行为治疗？

小王：我得试一试，是吧？

李：非常好，得试一试，是吧？

小王：嗯。

李：尽管现在没试，我们哪怕想一想认知行为治疗这个原理，结合我们的一些问题和目标，你觉得就从脑袋过一过的话，它能不能对我们有帮助？

小王：应该能，就是以后事是事，人是人。

(三)收集反馈

认知行为治疗强调的是合作性治疗联盟，也就意味着，治疗师需要跟患者一起朝向设定的目标努力，而不是任何一方单独努力。与患者相比，治疗师更了解认知行为治疗是怎么回事、如何推进和安排整个治疗更适合患者的情况，因此，为了以合作性治疗联盟这一共同努力的形式最终实现治疗目的，治疗师就需要在治疗的过程中主动收集患者的信息反馈，也无论是语言层面的还是非语言层面的信息反馈，无论是正性反馈还是负性反馈。

那么治疗师在什么情况下专门询问、收集患者的反馈比较合适呢？通常在治疗的关键节点、一个阶段的任务完成之后以及在每次治疗结束前是适合直接询问患者反馈的时机，包括正性和负性的反馈，特别是询问负性反馈。接下来我们继续以小王的第一次治疗为例，来说明在治疗的末尾，治疗师是如何收集小王的正负反馈的。

> 小王：只要我把自动化思维转变了，相应的情绪反应也就改变了。（这也是患者的正性反馈，但不是治疗师专门收集的。）
>
> 李：对。我们一起来学一些方法转变你的自动化思维，好吗？
>
> 小王：好。
>
> 李：好，那我们今天谈这么多，你觉得收获的地方在哪里呀？（治疗师专门收集小王的正性反馈。）
>
> 小王：就、就要、要把自动化思维的作用引起重视，然后要、要提、提上来，尽量改善情绪。
>
> 李：好。困惑有吗？（治疗师刻意收集小王的负性反馈。）
>
> 小王：这似乎都是需要脑子想着的，脑子里还没转这么多圈啊。
>
> 李：好，确实脑子需要转好多圈，比较累，咱们慢慢来学这个方法，这是一步一步才能学会的。（对于小王的负性反馈，治疗师给予认可，强调治疗需要一步一步来。）
>
> 小王：啊。

患者给出的关于治疗的正性反馈，往往是治疗师所喜欢的，因为这代表着治疗按照既定计划进行，且在一定程度上反映了治疗师的魅力和价值，治疗师会有成就感，通常会继续保持并发扬这些方面。但对于患者的负性反馈，鉴于在人际互动中多数人不太愿意直接给出负性反馈，何况是患者面对给自己提供治疗的治疗师。如果治疗师不直接询问的话，通常很难获得患者的负性反馈信息，但也会有例外。个别案例总是首先给治疗师负性反馈，特别是人格障碍患者。了解负性反馈，对于治疗师调整治疗策略和交流方式非常有价值，特别是在每次治疗的早期，获得患者的负性反馈以及患者对治疗各方面的期望或意见，有利于治疗师做出转变，治疗就会更有效率。比如，在一次治疗的初期，治疗师可以这样询问患者的正性和负性反馈："你觉得上次治疗中哪一点对你的帮助或触动更大？哪些方面则不合适你，需要我做出调整或改变的？"再比如，在谈完一个内容之后，治疗师会请患者对前面所谈内容做出总结，这样就可以了解患者的理解程度，是否抓住了这部分治疗的重点，以及有哪些地方是患者不清楚的。这既是总结，也是收集患者的反馈信息。对于患者不清楚的地方，治疗师会做出进一步的解释说明，同时也会了解导致这种不清楚的原因。然后治疗师会根据患者对治疗内容的掌握情况，在接下来的治疗中对谈话内容和方式做出调整，以适合患者的理解能力。

在获得患者的负性反馈信息后，治疗师需要根据治疗当时的具体情况，马上或者随后加以调整或者做出相应处理，从而引导患者和自己一起努力完成既定的治疗任务。比如，如果患者说治疗中谈的内容太多了，他的思维反应不过来，治疗师则需要在本次治疗中开始放慢速度，跟患者协商将原来计划一次治疗谈论的内容变成两次甚至三次治疗来完成；如果患者反映治疗的进程太慢，则需要协商后加快治疗的速度。如果患者对于治疗的结构化形式有抱怨且不愿意以结构化的形式继续治疗，治疗师需要先做出改变，将结构化的认知行为治疗无形化，使患者感觉治疗更像一场普通谈话，待治疗关系稳固后，再逐步强化治疗的结构，以利于治疗的有效推进。当然，治疗师也可以持续用貌似非结构化的方式开展治疗。如果治疗师擅长这样治疗，且依然能完成每次的治疗任务，患者也能学会需要他学习的方法的话。

在获得患者的负性反馈后，治疗师对于患者直接表达的负性反馈甚至是批评指责，需要做到平静地倾听和接纳，不争论，不辩解，然后再着手从患者角度了解具体情况。治疗师做到这一步并不容易，因为面对批评指责，人很容易产生负性自动化思维和相应的情绪反应。比如，有时治疗师认为患者是在针对自己、鸡蛋里挑骨头或者故意不配合治疗，患者看不到他自己的问题，只是一味指责别人，因此很愤怒；或者治疗师认为自己做得不好，自己不合格或很失败，从而有深深的挫败感和沮丧；等等。因此，在这个过程中，治疗师需要用认知模型首先去察觉自己的情绪变化，据此抓住自己的自动化思维，提醒自己不被功能不良性思维牵着走。然后才可能询问患者，以了解负性反馈的具体情况，了解患者听到治疗师具体说了什么话或者哪些表现让患者认为不恰当。比如请患者说出治疗师的原话，接下来再了解患者当时是如何理解、看待治疗师这些话的（患者的自动化思维），从而有了什么情绪或行为反应。最后治疗师根据收集到的这些信息，做出初步判断，界定问题是出自治疗师的表达不当、患者的负性自动化思维的误导还是两者皆有，然后和患者一起商量确定是当时先谈论解决这一问题，还是先记下来等随后安排时间处理。如果这一问题不复杂，简单处理就可以解决，那就选择当时处理，因为简单还原治疗当时的具体情况并处理，给患者带来的影响更大。

如果通过患者的反馈，治疗师能确定有自己表达不当的问题，治疗师就需及时向患者表达歉意并表示会做出更正，这对于增进稳固信任的治疗关系非常重要；同时治疗师这样做也给患者树立一个榜样，就是出现问题后可以学着正视问题和做出改变，而不是因此妄自菲薄或怨天尤人。有时患者也说不出来治疗师的原话，只是隐隐记得治疗师当时的某句话或某些话让患者感觉很不好。如果有治疗录音的话，请患者治疗结束回去后重听治疗录音，对有问题对话的开始时间和结束时间做好标记，然后下次治疗时告知治疗师，这样治疗师就可以通过再听录音发现问题，做出改变。有时患者再听录音，就会发现治疗师的表达没有问题，只是他选择性地听见了一部分内容，过早地做出了判断或负性自动化思维所致。这样的话，问题就通过患者的努力得以圆满解决，也能提醒患者在未来的人际交往中学着留意他的选择性关注和负性自动化思维对他的误导。必要的话，治疗师和患者可以将一起重听那段有问题的录音作为治疗的议题之一，以利于彼此做出调整或改变。如果没有治疗录音，治疗师则鼓励患者下次遇到类似情况及时反馈给治疗师，有利于治疗师尽早做出判断和必要的改变。无论有无治疗录音，治疗师都应鼓励患者就每次治疗及时给出反馈，无论是在治疗进行中、在治疗快结束时还是下次治疗开始前，患者的反馈非常重要，因为这关系着治疗的进展和效果。

除了前面所谈的正式收集患者的反馈信息的时机外，其实治疗师在整个治疗过程都需要一直留意患者的言语和非言语反馈。比如，在治疗过程中发现患者听治疗师说完一段话之后蹙眉或沉默不语时，治疗师可以这样询问："你现在皱着眉头，是我刚才说的什么内容不合适或者难以理解吗？还是你想到什么？"也就是说，在治疗过程中治疗师需要时刻留意患者的言语与身体姿势、表情的变化，以察觉患者是否与治疗同步。一旦治疗师察觉患者有不同步的迹象，则及时询问，了解情况并做出恰当的处理，以便扫清治疗之路上可能存在的障碍。比如，治疗中治疗师为了让患者看清楚自己所写的关键内容，就将椅子挪得离患者近了一些，但患者马上变得紧张不安，随即将自己的椅子挪远，并且沉默不语。面对这种现象，治疗师可能会有自己的猜测，但其实此时最重要的是询问患者，了解情况："刚才我想坐得离你近一些，好让你看清楚我写的这些内容，而你选择离我远一点儿，这是怎么了？你在担心什么？"治疗师这样开放式的提问，可以给患者一个示范效应，学会出现问题时主动说出来，试着去解决而不是先被自己的自动化思维牵着走。

七、开放式与封闭式问题

在心理治疗中治疗师经常需要向患者提出问题，以获取评估和治疗所需的信息，从而为下一步的谈话和治疗明确方向。问题可以简单地分为三类：开放式问题、封闭式问题和处于二者之间的半开放式问题。

开放式问题没有固定的答案，目的是让患者自由谈出很多内容，从中获得有价值的信息。比如："你最近过得怎么样？""请谈谈你从小到大的经历。""你这样郁闷不开心有三个月了，那么谈谈你的情况。""你刚才说自己心情糟糕透了，具体是怎么回事？请你多说一些，好让我更多地理解。""你显得忧心忡忡，你在担心什么？""你不想服药，有什么顾虑让你不想服药？""你说最近很烦，那么最近发生了什么事？或者让你烦心的是什么？""那么你谈谈你的疾病或者问题。"开放式问题还有助于治疗师和患者建立和维系稳定的治疗关系，因为这样的交流一方面让患者感觉治疗师愿意花时间倾听他的问题且对他的状况感兴趣，关注他这个人，在接下来交流的过程中治疗师倾听的面部表情、与患者的眼神接触、躯体语言、恰当的小结与进一步提问更加能传递出治疗师对患者的共情和理解，特别是在面对关键问题时；另一方面，开放式问题也给治疗师喘息、调整、整理思绪和再思考的时间，特别是当治疗师评估和治疗的思路不太清晰时。尽管开放式问题没有太多的限制，表面上花费的时间多，但如果运用得当的话，能有效地推进评估和治疗的进程，时间效率反而高。对于自发话语很少的患者，治疗师在评估和治疗过程中运用开放式问题可以逐步引导患者谈出更多的关键信息，特别是一些治疗师没有想到却很重要的内容，如患者的经历、感受、认识、内心活动、脑海中的联想或出现的画面等。

提封闭式问题的目的是治疗师需要患者给出特定方向、简单明确的信息，有时也是为了节约有限的时间。比如，治疗师知道患者有抑郁情绪，但患者不能主动描述其抑郁表现，治疗师需要明确患者是否符合抑郁发作的诊断标准，就会询问患者"最近两周的大部分时间你是否感到情绪低落？"，这个问题就需要患者给出"是"或"否"、"有"或"无"作为答案选项；再比如，询问"你这样兴奋有多长时间了？""你的失眠是哪种情况？躺床上睡不着还是睡着后容易醒，或者是早醒？"，需要患者给出简单明确的信息。在评估和治疗过程中，当治疗师有明确的谈话思路或者想快速获取患者某一方面的信息时，往往会使用封闭式问题，根据患者的回答再决定下一步的谈话方向。比如，患者的抑郁情绪明显，治疗师想明确患者是否属于抑郁发作时，就会询问患者在每天的大部分时间是否出现抑郁发作的两个核心症状[情绪低落、兴趣/愉快感减退（或缺乏）]、每个症状连续存在的时间等内容；如果患者不具备两个核心症状中的任何一个，则不考虑患者存在重性抑郁发作，无须询问抑郁的其他七个症状；如果患者至少有一个核心症状，则继续询问抑郁的其他八个症状，以明确患者是否有抑郁发作。具体提问抑郁症状的封闭式问题见第二章第一部分。再比如，治疗师询问患者"仔细看看你的周围，说出我们现在是在哪里""你知道现在是一天中的什么时间吗？请说出是上午、下午还是晚上"，这样使用封闭式问题是为了快速判断患者的意识状况或者快速将患者的注意力、思绪拉回到现实中来。

介于开放式和封闭式问题之间的半封闭式问题，往往用在可以使用的谈话时间有限但又希望获取某些信息时；或者用在使用开放式问题后，患者一开口就会停不下来、叙说很多此处不需要的细节时。比如，在心境检查阶段，治疗师想简短了解患者最近经历了什么特殊情况以及总体心情如何，如果直接用开放式问题提问，一些患者会说起来没完没了，一二十分钟都停不下来。对于这类患者，根据既往经验，可以在治疗一开始就直接用半封闭式问题："请用两三句话简要说说最近一周您都经历了什么特别的事情。这里先不谈情况的细节。"或者在打断患者谈某一细节后，治疗师给予具体的引导："我知道您很想跟我谈这些细节。我们先把细节放在一边，以后有机会再谈。如果某个细节很重要的话，我们随后会专门安排时间来谈。这里您先用两三句话把您最近一周的主要情况介绍一下,让我对您的总体状况有一个了解。"或者治疗师说:"我们现在做心境检查,需要对您最近一周的情况有个总体印象,以便明确今天治疗需要谈什么议题。所以请您先用三五句话简要说说您最近一周的情况。"比如,治疗师想了解患者的情绪状况,可以说:"您最近一周总体的心情怎样?请用一两个描述情绪的词来概况一下您最近一周的心情。"对于非常健谈且不容易被打断的患者,这样引导谈话的方向、内容量和表达方式可以让评估和治疗更有效率。

三种提问方式,不存在哪个更好或者哪个更重要,都是心理评估和治疗中经常用到的交流方法。但需要提醒的是,在一段谈话过程中封闭式问题使用太多或者被连续使用,就会让谈话陷入提问—回答的模式,患者就容易觉得自己处于被动回答的位置,觉得不平等甚至感觉到被审问,从而有可能破坏治疗的平等联盟关系;在评估或治疗中开放式问题使用过多且对治疗方向缺乏把控的话,也会导致谈话缺乏主线,不够聚焦,会影响到会谈的效率和治疗的专业性,从而最终给治疗关系带来不良影响。所以重要的是,治疗师能根据每个会谈当时的具体情况使用不同的交流方式,让每种交流方式发挥其应有的价值。

八、结构化与灵活性

认知行为治疗是一种结构化、有时间限制的心理治疗方法,若部分患者反感这种结构化的谈话形式,则治疗师需要根据患者的偏好对治疗的形式做些调整,将有形的结构化变为无形,让治疗变得类似于自然谈话。当然这对于治疗师特别是刚入行的治疗师来说,有相当大的难度。这种根据患者的具体情况灵活调整治疗形式的策略,并非等同于随意随性交流、放弃了认知行为治疗的核心特点,而只是将有形的结构化治疗转为无形,体现的依然是认知行为治疗的结构化韵味。在认知行为治疗中,治疗师既需要坚持结构化的治疗原则,也需要根据现实情况灵活做出调整,对一部分患者来说,治疗师的这些调整是保证治疗成功的关键所在。

一对一的认知行为治疗通常是1周1次,每次45分钟左右,连续治疗10余次至20余次,甚至更多次;团体治疗一般也是1周1次,每次90分钟甚至更长时间，连续 10 余次甚至更多次。治疗的频率、每次治疗的时长和总的治疗次数需要根据患者的具体情况和认知行为治疗服务的可及性而定。如果患者急性起病，病程短，单一精神障碍诊断且未患人格障碍，主动就诊并愿意改变自己，容易与治疗师建立稳固的治疗联盟，认可认知治疗的原理，愿意用认知行为治疗的模式去探讨其情绪、行为或生理反应与想法之间的关系，治疗的疗程就相对短，可能 8～10 次的治疗就明显有效甚至痊愈。如果患者慢性起病，病程长，共病两种或多种精神障碍或者有人格障碍，被迫就诊，且把得病归因于外界因素而非自身因素，跟治疗师建立治疗联盟困难或者说很难信任他人，不认可认知治疗的原理，不认可其情绪、行为或生理反应与其想法有关，不愿意自己做出改变，治疗的疗程就比较长，甚至需要几年的时间接受治疗。

治疗的具体设置需要根据患者的理解能力、身体健康状况、精神疾病的严重程度、当时情绪反应的强烈程度以及治疗目标来确定或调整。有时治疗师需要将一次治疗的内容分解成两次甚至更多次来完成，即减慢治疗的速度，缩短一次治疗的时间，增加治疗的频率，有时也会加快治疗的速度，延长一次治疗的时间，降低治疗的频率，以适合患者治疗当时的具体情况。比如，对于精神分裂症患者，考虑到阳性症状或者阴性症状对患者的影响，或者考虑到患者的认知功能水平，治疗师就会在刚开始治疗的时候，将每次治疗的时间缩短至半个小时或者更短的时间，以帮助患者领悟掌握每次治疗的内容；然后每周安排多次的治疗甚至一天一次的治疗，帮助患者尽快学习方法让治疗有进展。然后随着治疗的推进和患者的进步，治疗师就会逐步拉长治疗的间隔时间，延长每次治疗的时间。对于抑郁症或其他精神障碍患者，治疗师也可以采取类似的方法，灵活安排患者每次治疗的时间和两次治疗的间隔时间。

九、多引导、不矫正与少建议

在这个世界上很少有人不懂得道理，因为真正不懂得道理的人无法在这个世界上存活下来，所以心理治疗不是让治疗师给患者讲道理。孤立地谈论道理，没有人不理解，但当比较大的事情发生在自己身上或与自己有关时，依然能真正懂得其中蕴含的道理并用知道的道理来帮助自己走出来的人却不多,这就是我们常说的"当局者迷,旁观者清"。心理治疗的价值不在于给患者讲道理,不在于说教,而在于引导患者在事情发生在自己身上时依然能学着用那些道理或生活常识来帮助自己。由于我们每个人都是在被说教中长大,也习惯了和习得了说教,心理治疗师也会有这样的惯性。此外,我们人类最擅长的就是给他人提建议,心理治疗师作为专业人员自然也不例外,不自觉地且很乐意地给人提供建议或方法,以彰显自己的专业性或自我感觉到自己的价值,特别是刚入行的心理治疗师。的确,现实中很多人在接受他人的说教或建议后有所改变,最终帮到了自己。但心理学最重要的是助人自助,即"授人以渔",而非给人提供点子或者建议,或者说"授人以鱼"不是心理学工作的重点。所以,通常情况下心理治疗师的工作重点不是说教、给患者直接提供建议,而是促使患者用一定的方法去自省,引导他找到解决问题、摆脱痛苦的方法。

治疗师不直接矫正患者,理论依据是前面谈到的动机访谈理论和社会心理学的自我知觉理论。我们清楚地知道,患者对其目前的状况或多或少有一些了解,他可能一方面认为自己没有问题,以让自己内心好受一些,这属于人之常情,也是人的一种自我"保护"机制;另一方面也能意识到自己之所以走到现在这个地步跟自己有一定的关系。因此患者在就诊或治疗的过程中就已处于矛盾之中。如果治疗师在跟患者交流的过程中发现患者的问题所在后,源于其职业习惯马上去矫正患者,就很容易让患者感觉治疗师站在了正确的一侧,而自己被治疗师认定是错了的一方,或者患者觉得治疗师在指责、批评或评判自己,患者在这样想法的影响下往往会直接为自己辩护,声明情况并非如治疗师所说的那样。这也是大多数人在面对指责、批评或评判时常见的反应。出现这种情况不仅可能破坏治疗关系,还有可能让治疗会谈陷入无意义的争论之中。因此,在心理治疗中治疗师应学会不站队,保持中立或者站在偏向患者的一侧,让患者感觉到治疗师始终和自己站在一起,治疗的目标始终是朝向和患者一起确定的方向而非其他,才能让治疗在共情中高效推进。

治疗师不直接给予患者建议或少给建议,在治疗过程中治疗师始终需要摆正自己的位置,明确自己的角色定位。治疗师的角色不是替患者找出解决问题的方法、修正或改变患者,而是清楚地认识到患者始终是自己的问题的专家,只是缺乏用心理学的头脑去重新了解自己的问题,治疗师的角色就是运用自己的心理学知识与技能引导患者学会在特定时期挂好这根拐杖，从而帮患者走向自我改变之路。患者需要通过治疗一步一步学着拥有心理学的头脑，学着用心理学的视角去重新认识自己，从而能够变得越来越积极主动，逐步承担起改变自己的职责。此外，直接提建议让治疗师没有机会发现其自动化思维对他的误导，也没有机会发现患者实际是有自我改变的内驱力的。比如，治疗师可能会认为如果不对患者进行矫正就会纵容患者继续这样糟糕下去，从而会陷入焦虑不安中；或者认为自己未尽到治疗师应尽的职责，而产生无价值感；等等。自然治疗师就会在自己歪曲的自动化思维的影响下，马上黑白分明、立场坚定地指出患者的问题所在，试图说服患者改变，并给予患者改变的建议。

治疗师不直接给予患者建议或少给建议，还有一个通常的考虑是，那些采纳治疗师给出的建议的患者，使用后一旦发现效果不理想，往往首先会认定是治疗师的能力不行，归因于治疗师的责任，从而破坏治疗关系。即使对于那些采纳且使用建议后感觉效果好的患者，这样直接给出建议也会阻碍患者发现其自我心理成长的能力，违背了心理治疗的基本原则，即违背了助人自助的心理治疗原则。因此，治疗师的职责是通过一系列提问或探讨引导患者发现有哪些因素与其目前的问题有关，启发患者找出相应的自我帮助方法，鼓励患者承担起自我改变的责任，这样治疗会谈的效果就会比较理想。

当然，心理治疗并不是绝对排斥给患者建议或方法。在无论如何引导都无效、迫不得已的情况下，在患者强烈反复要求治疗师给建议的情况下，在牵涉患者或者他人生命安全的情况下，在不给出建议就违背治疗师的专业要求的情况下，在认定目前给出建议是唯一有助于患者成长改变的情况下，治疗师也会在心理治疗中给出其建议。但治疗师给患者建议的方式需要婉转恰当，避免像老师对学生、家长对孩子或上级对下级那样直接提出要求。比如，治疗师可以采用分享的方式，分享自己或他人的经历、建议或方法，以供患者拓展思路、参考、借鉴或部分采纳，让患者考虑治疗师所分享的建议或方法是否适合自己或是否部分适合自己，并决定他接下来想要采用的部分。通常治疗师的分享或自我暴露需要首先征询患者的意见，在获得患者同意后再谈，以体现对患者自主权的尊重。比如说："确实有的时候自己想出解决办法很有难度，就像你现在这样。我曾经遇到过类似的难题，我是否可以把我当时的处理方法跟你分享一下，看看对你处理你目前的难题是否有借鉴作用或帮助？"或者说："确实有的时候自己想出解决办法很有难度，就像你现在这样。曾经有人遇到过你这样的难题，可不可以让我在这儿把他们的处理方法分享一下，看看对你处理你目前的难题是否有帮助？"

对于一些已经决定采用某一方法的患者，有时我们会认为他的方法存在明显的弊端或危险，即对他要采取的方法有一定的顾虑或担忧。治疗师也会采用上述类似的方式征询患者同意后说出自己的顾虑，这样既尊重患者的自主选择权，又有机会让患者和治疗师就此敞开交流，消除治疗师的顾虑或者引发患者思考重新选择适合他的方法。治疗师可能会说："我对你要采用的方法有一些顾虑或个人的看法，我可否在这儿谈一谈？也许对你有一些帮助。"

对于强烈反复要求治疗师给出建议的患者，治疗师也不要急于给出建议，把握给建议的时机很重要，否则就会在给出建议后被患者否定。尽可能先引导患者思考适合他自己的方法，如果无效，在获得患者同意后给予建议。比如说："我知道在这种困难情形下，如果我是你，我也会很想从别人那里拿到一个帮助自己的方法，以解燃眉之急。但人跟人的具体情况是不一样的，对我有用的方法不一定适合你，即使是好的方法也不可能适合所有的人。所以我们先一起谈谈看能否由你来找出适合你自己的方法。如果实在找不出来，我再把我想到的方法拿出来供你参考，看看是否适合你，怎样？"

当然，治疗师在给出建议或方法的时候尽可能不要只给一个，而是给出多个可供选择的方法，请患者思考哪个方法适合自己。可以说："面对这个难题，我先把其他人用过的几个有效的方法说出来，看看哪个适合你。"或者说："面对这个问题，我觉得有几种可能的解决途径，我先把我的想法谈出来，你再看看其中有没有适合你的方法。"

总之，在心理治疗中，引导患者思考找出方法是首选，然后才是给出建议或方法。但无论如何，治疗师自始至终都会尊重患者的自主权和选择权，哪怕患者一方面要求我们给出建议，另一方面在我们给出建议后又拒绝我们的建议或者认为我们的建议不可行或无效。

第四章

认知治疗

认知治疗强调的是想法而非事件、情形本身对个体情绪、行为和生理方面所带来的影响。因此，治疗师在认知治疗中需要教会患者识别事件、自动化思维和相应的情绪、行为与生理反应这五个不同的方面。患者结合其自身情况理解认知原理，才能进一步学会方法去评估、质疑与应对他的功能不良性自动化思维，最终学会不让既往的功能不良性思维惯性继续误导自己的情绪、行为和生理反应。

一、识别与找出事件、情绪、行为和生理反应

鉴于前面章节谈过的自动化思维的特点，个体往往不容易察觉他的情绪、行为或生理变化是其自动化思维惹的祸，而是想当然地把这些改变归因于自己所经历的事件或所处的情形。治疗师为了帮助个体理解认知理论模型，就需要首先让个体清晰地知道什么是事件、情绪、行为和生理反应，搞清楚它们与自动化思维的区别。

(一)事件

在认知行为治疗中所说的事件，或者说事情、情形、情景、情境，指的是个体当时所经历的某一或某些实际情况。事件可以是来自客观世界的外在事件，也可以是来自个体主观世界的内在事件，也就是说，事件可以是客观存在，也可以是主观存在。比如，个体走在路上，躺在床上，正在做什么，看见一些东西或人，闻到特殊的气味；脑海中闪现的回忆或画面；觉察到身体上的不舒服或疼痛，甚至出现幻听，等等，都可以成为引发自动化思维的具体事件或情形。

（二）情绪

在汉语词典上将情绪解释为感情、心情、心境、心劲甚至是不愉快，范围相对狭窄。而心理学对情绪的定义就比较宽泛，一般认为情绪是个体对外部或内部事件的突发反应，涉及生理上的变化、意识层面的觉察和认知的加工过程。但在认知行为治疗中，情绪指的是一个人的心情状态，即相对狭窄的情绪词义。我们将描述情绪的词语分为不同的类别，以方便不善于描述自身情绪变化的患者找到恰当的词语来表达其心情，具体见表4-1。

表 4-1　个体的情绪类别与相应的情绪词汇

情绪类别	相应的情绪词汇
喜悦	宽慰、开心、高兴、愉快、高涨、兴奋、激动、喜悦、欢乐、欢快、快乐、欣喜、欢喜、得意、沾沾自喜、狂喜、惊喜、惊讶、兴高采烈等。
平静	平静、安宁、满足、释然、淡定、舒服等。
哀伤	抑郁、忧郁、忧伤、郁闷、不开心、沮丧、伤心、难过、悲伤、伤感、悲戚、悲哀、悲观、沮丧、消沉、灰心、空虚、失落、委屈、憋屈、闷屈、冷漠、挫败感、痛苦等。
焦虑恐惧	焦急、焦虑、不安、紧张、急躁、烦躁、焦躁、焦躁不安、着急、烦、心烦意乱、不耐烦、闹心、不自在、窘迫、尴尬、害怕、恐惧、恐怖、恐慌、慌乱、惊慌、不舒服、混乱、空白、痛苦等。
愤怒	急、厌烦、烦恼、生气、愤怒、恼火、气恼、大怒、激怒、狂怒、恼怒、发疯、发狂、狂暴、失控、委屈、痛苦等。
失望	遗憾、失望、无望、绝望、无助、痛苦等。
震惊	困惑、激动、惊讶、吃惊、惊诧、震惊、惊奇、痛苦等。
仇恨	嫉妒、妒忌、不平、不满、埋怨、反感、厌恶、怨恨、仇恨、憎恶、痛苦等。
愧疚	苦恼、懊恼、内疚、害羞、羞涩、后悔、惭愧、羞愧、悔恨、羞耻、愧疚、自责、痛苦等。
其他	无奈、麻木、淡漠、孤独、羡慕、自卑、痛苦等。

如果患者用具体词语描述自己在某个特定情境下的情绪有困难，此时可以借助于上面的情绪词汇表来识别与表达他的情绪。一些患者喜欢用描述天气的词语表达情绪，一些患者喜欢用不同的面部表情图来表达情绪，也有一些患者喜欢用颜色来表达情绪。治疗师除了需要了解和尊重患者的

特定情绪表达习惯之外，还需要逐步引导患者学着找到适当的词语来表达其情绪，这样方便治疗中的交流，有助于治疗师在治疗中充分理解患者。治疗师可以通过每次的治疗或者以家庭作业的形式反复引导患者学会用特定的词语来表达其不同的情绪反应，并进一步引导患者认识到虽然不同情境下可以有不同的情绪反应，但同一情境下由于想法不同也可以有不同的情绪体验。

为了搞清楚患者在某个情形下出现了什么样的情绪反应，需要治疗师能根据患者的措辞习惯做出恰当提问。比如问："经历……让你想到……的时候，你的情绪变成什么样了？""你当时的心情变得怎样？""你感受到的是什么情绪反应？""你会用什么词语来形容你那时的情绪，比如开心、郁闷、生气还是什么？"如果患者理解"情绪"一词的确切表达，治疗师就可以直接用"情绪"一词来表达；如果患者习惯于用"心情"来表示"情绪"，治疗师则用"心情"一词进行提问；如果治疗师不清楚患者是否理解"情绪"一词，则可以在后面给出几个描述情绪的词语，帮助患者理解"情绪"到底指的是什么。

为了避免在提问情绪时患者答非所问，治疗师在提问的时候尽量避免使用模糊的词语表达，比如问："你当时的感受是什么？""你有什么感觉？""你感受到了什么？"因为"感受""感觉"这样的措辞，在一些人的理解中指的是情绪，在另一些人的理解中指的是想法，也有可能是身体上出现的心慌、气促等生理反应，或者三种情况皆可用"感受"一词来表达。如果患者的习惯表达是用"感受""感觉"来代替"情绪"，治疗师可以这样询问，但需要在后面紧接着给出一句解释，以便让患者理解这里所说的感受实际上是指情绪，以免患者混淆，从而为患者理解认知理论扫清概念上的障碍。比如治疗师问："你当时的感受是什么？也就是你当时的情绪反应是什么？"

人们经常会把情绪和想法混为一谈，所以治疗师有时需要引导患者将二者明确地区分开。引导患者认识到情绪就是通常所说的心情，往往用表4-1所给出的词语来表达，或者通过一个人的面部表情变化来识别。而想法是一个人的思维活动，通常需要用句子或者画面来表述，需要当事人直接坦诚地说出来才能知晓，尽管可以通过他的表情变化、其他躯体语言和言语表达去揣测，但难以准确猜测或识别。

为了让患者理解认知理论，即让患者认识到情绪是基于个体的想法而产生的，治疗师需要帮助患者理解什么是情绪以及什么是想法。为了实现这一目的，在治疗中面对患者的区分困难或表达不当，治疗师需要及时发现并帮助患者学会区分情绪和想法，但不一定是以直接指出错误并更正的方式。比如，患者说："每每回想起那件事，我心中充满了愤怒，这就是我当时的想法。"治疗师可以说："你每次想起那件事就会体验到愤怒的情绪，你是怎么看那件事的？为什么让你心中充满愤怒？"或者问："你是怎么想那件事的，让你有那么愤怒的情绪？"然后在患者回答想法后，再进行认知模型的心理健康教育，让患者理解什么是情绪、什么是想法或思维。

在认知治疗时，常常需要患者对其情绪反应的强烈程度做出评估。评估情绪反应的强烈程度，通常用 0～100 分或者 0～10 分这样的连续性数字来表示，得分越高表示情绪反应越强烈。比如，面对一个自诉情绪低落的患者，治疗师会说："0 分代表你的情绪不低落，100 分代表你的情绪低落到极点，你当时情绪低落的程度有多少分？"如果患者很难用数字来表示自己情绪反应的强烈程度，也可以用"完全没有、轻度、中度、重度和极重度"、其他类似等级的措辞、饼形图（完全没有阴影、四分之一被阴影覆盖、一半被阴影覆盖到完全被阴影覆盖）或者用天空的乌云覆盖程度来表示。总之，治疗师可以根据患者的理解能力或表达习惯，允许患者选择适合他自己的恰当的方式来表示其情绪反应的强烈程度。

在治疗中对患者情绪反应的强烈程度进行评估，目的有以下几点：

①在一次治疗中，前后评估患者负性情绪的强烈程度，既可以让患者和治疗师均清晰直观地看到成功改变认知对患者情绪的改善作用，也可以让两者看到认知挑战不成功所带来的微弱变化或者无变化的情况，即可以让双方都直观感受到治疗的效果。

②在一次治疗中，通过评估不同情形下患者情绪反应的强烈程度，可以帮助治疗师和患者确定这次治疗要谈的重点，通常需要优先处理患者情绪反应强烈的那个情形或问题行为。

③在一次治疗中，通过评估特定情形下患者不同情绪反应的强烈程度以及找出所对应的自动化思维，就可以引导治疗师和患者均看到哪个自动化思维应该是这次讨论的重点，通常与最强烈情绪反应对应的自动化思维是需要首先挑战和重建的。

④在多次治疗中对负性情绪进行连续评估，可以让患者和治疗师均看到病情变化的趋势、治疗的效果，并有助于双方明确接下来的治疗方向。

⑤连续对负性情绪的强烈程度进行监测，可以为下一步的行为或认知治疗提供更多有价值的素材。比如，教会患者连续记录其负性情绪反应的强烈程度及日常活动种类，即对日常情绪进行连续监测，就可以引导患者和治疗师均看到情绪反应与其行为之间的关系，明白做什么可以让心情变好，再做什么或不做什么就可以让心情变差，从而为进行随后的行为干预提供依据；如果请患者进一步记录其日常在不同时间段从事不同活动时的情绪强烈程度的变化，就可以为认知改变、行为改变提供更多的素材，比如，引导患者发现他对情绪的认识（不良情绪会一直存在、不良情绪会让我什么也干不了）、对自己承受负性情绪的能力的认识（自己无法忍受等）并不正确，有助于患者有一个重新的认识，从而愿意主动做出改变。

⑥如果患者养成连续对其负性情绪的强烈程度进行监测的习惯，就可以让患者学会观察自己，及早发现问题所在，及早进行自我干预以及在必要时寻求治疗，从而有可能有效降低患者疾病复发或加重的概率。

养成每天自我监测的习惯，对于精神障碍患者来说尤为重要。无论监测的是情绪、行为、生理反应的强烈程度还是持续时间，监测的是想法还是事件变化，均可以避免个体的遗忘及选择性关注带来的信息偏差的影响。当然，这种监测有一定的难度，需要患者记得随身携带纸笔并及时做记录，或者在手机、平板电脑上做记录，实时记录或者利用随后当天的闲暇、中午或晚上时间做回顾记录。越实时监测，结果越接近于真实情况。

(三)行为和生理反应

所谓行为就是一个人的举止行动，它是个体受其思想支配而表现出来的外显活动。不同学科对于行为的定义有所不同。但在认知理论看来，每个人的行为都是在一定情形下受个体的想法影响或支配的结果。

生理反应，或者说生理症状，就是个体确实受到外界刺激或者以为受到外界刺激后，其中枢和周围神经系统被激活，从而使机体出现一系列的紧张状态，表现为身体上出现各种不适，比如，头痛、头晕、脖子或后背痛、晕眩、恶心、腹泻、出汗、耳鸣、吞咽困难、手脚颤抖、口干、胃痛、尿频、心悸、心慌、脸红、喉头哽塞感、窒息感、气促、胸痛、睡眠紊乱或改变、食欲改变、性欲改变或性功能问题、体重增加或降低、血压升高等。

对焦虑障碍、强迫及相关障碍、躯体症状及相关障碍的患者，对其主要生理症状或躯体不适的严重程度、持续时间进行实时监测，在认知行为治疗中占据很重要的一个环节。除此以外，很多精神障碍患者都会有各种各样的躯体不适主诉，所以教授患者适当留意其躯体不适的变化也是非常必要的。

二、识别与引出自动化思维

就像在第一章中谈到的，自动化思维或自动化表象（图像）往往转瞬即逝，个体不经训练往往留意不到有想法出现，或者即使留意到也会认为那些想法就是事实，而非单纯属于自己的想法。在这种情形下，个体就不太可能像认知治疗所希望的那样自发地去识别、质疑其自动化思维并产生出替代思维。为了让患者理解认知治疗的原理，也为了能够成功地开展认知治疗，治疗师就需要首先教授患者学会如何引出与识别其自动化思维，下面介绍在治疗中如何引出患者的自动化思维。

（一）引出自动化思维最常用的提问

识别自动化思维最常用的方法就是治疗师直接询问患者："那个时候你脑子里想到了什么？""那个时候你马上想到了什么？""那个时候你脑子里出现的第一个想法是什么？""那个时候你的第一反应是什么？"或者："那个时候你的直觉是什么？"如果患者的自动化思维不是以想法的形式出现，而是以画面的形式出现，治疗师则需要问："那个时候你脑子里浮现了（出现了或跳出了）什么画面？"或者说："那个时候有什么画面在你脑海里跳出来或闪现出来？"

下面以一个中学生的抑郁症为例，来说明这一提问方法在治疗中的具体应用。

小孔：我刚才因为这个连通电话这个事儿总是搞不好，所以我爸就在外头他还在外面发脾气。

李：你爸在外头发脾气，他这么发脾气，让你想到什么？（把事件放在前面，治疗师直接询问小孔的自动化思维。）

小孔：就是让我觉得我干什么事儿都不靠谱儿，然后总是做不好，就是不快、很慢。（小孔的自动化思维出现了。）

李：你想到"我做什么事儿都不靠谱，总做不好"。

小孔：然后，可能有很多人都觉得我是个麻烦、阻碍，让人不省心的那种人。（这也是小孔的自动化思维。）

李："很多人都觉得我是个麻烦"。

小孔：是让人觉得麻烦的那种人。

李："是让人觉得麻烦的一种人"，这么想让你的心情就怎么样了？（治疗师进一步引出小孔的情绪反应。）

小孔：就是感觉，就、就比较堵心，然后不高兴、不开心那种。

（二）引出自动化思维的其他变换提问

在治疗中，一些患者对上面那种常用提问的回答会是"我脑子里什么都没想"，此时就需要治疗师变换提问的方式。比如，治疗师在患者经历的事件和其情绪、行为或生理反应之间建立联系，然后询问患者想到了什么，让他出现那样的反应；或者问经历那件事情对他来说是什么意思，他是如何看待那件事情的，他是如何看待与那个情形有关的人的（包括患者自己在内），给出在那种情形下不止一种可能出现的想法然后请患者思考具体他的想法是什么，将患者表达的不匹配的自动化思维与情绪行为反应放在一起，给出与患者当时想法相反的一个想法请患者思考他的想法是什么或者把他想表达的大概内容的意思直接说出来。举例说明如下。

小明：就从他跟我分手之后，那会儿是过年之前，马上就过年了，那会儿就是那种无力感就特别特别强，我跟我同事说这件事的时候，然后我的眼泪就已经出来了。（无力感、流眼泪是情绪和行为反应，下面治疗师将事件与小明的反应建立联系，以引出小明的自动化思维。）

李：你跟同事说起分手的事情的时候，你想到的是什么，让你感觉特无力、眼泪都出来了？

小明：就是我已经这么，我已经降低条件这么多了，就是我已经做得这么好了，就是还是不行，都不知道到底是哪儿的问题。（"我已经降低条件这么多了，我已经做得这么好了，还是不行"是小明的自动化思维，但这样的自动化思维与小明的情绪和行为反应之间的搭配不直截了当，或者说小明的自动化思维不够明了，治疗师需要再进一步了解。）

李：你那时候是怎么看自己的？（治疗师变换提问方式以引出与小明情绪行为反应更直接相关的自动化思维。）

小明：就挺失败的那种。（小明更直接的自动化思维出现了。）

再举例如下。

小一：对朋友我是很自私的，就初中的时候，可能就有这么一个事儿，我不知道为什么啊，就是我跟一个同学挺好的，可能是班里最好的朋友，因为住一个宿舍，也坐得挺近的，然后感觉挺好的，然后可能有一天大脑抽筋了，晚上给她写了封信，说你必须在我和你另外一个朋友之间做个选择，你只能选一个做朋友，会选谁？可能就是做一个假设吧，然后她说她选择那个人，然后就这个事，我觉得很奇怪。

李：你当时的想法是什么，让你给她写信，让她在你和她的另外一个朋友之间做出选择？

小一：最好的朋友只能有一个，就是不开心喽，不开心的是她有两个朋友了。想确认一下自己的地位，就感觉我要征服。（"最好的朋友只能有一个"是小一的信念，她也谈到了她的情绪反应。）

李：你的想法是最好的朋友只能有一个，而她有不止你一个朋友，这对你来说是什么意思让你不开心并且写了那封信？（治疗师变换提问方式，以引出小一的自动化思维。）

小一：不开心的是她有两个朋友。（这既是想法又是事实，治疗师还需要进一步询问才能引出小一更明确的自动化思维，于是治疗师在下面给出两种可能的想法供小一思考。）

李：我来猜一猜，看我猜的对不对啊，就是你不开心的可能是什么。假如我是你的话，我处在你的位置，因为我认为最好的朋友只能有一个，可能就是觉得我不是她最好的朋友，或者她没有像我一样，她没有把我当成她最好的朋友，或者认为她不应该有两个朋友。那你是什么样的想法呢？

小一：我把她当作最好的朋友，她没有这样反馈给我。她没有把我当成她最好的朋友，她是我最好的朋友，就不能是别人最好的朋友。她并不在乎我的友谊，我对朋友是很自私的。（小一的自动化思维出现了，"她是我最好的朋友，就不能是别人最好的朋友；她并不在乎我的友谊"。）

接着举例如下。

李：就你妈妈说她想到你嫁这么一个家庭条件差的人，以后得买房子还贷啊，然后养孩子啊，会特累。她这么边说边哭，让你想到了什么？

小明：当时我什么都没想，我就觉得她操心操太多了！（"我觉得她操心操太多了"，就是她的一个自动化思维，尽管她说自己什么都没想；但这个自动化思维与她当时的情绪反应不匹配，说明小明还有别的自动化出现。）

李：你觉得她操心操太多了，而现在你说的时候我看你眼泪有点儿想流出来了。（治疗师直接把自动化思维与小明情绪行为反应的不一致之处摆出来。）

小明：就好朋友和其他人也跟我说，说"你再考虑考虑"，说"你以后可能生活会很困难"。有时候我也会想，如果要是说现在觉得挺好的，可能过几年就是稍微冷淡了，会不会后悔当时没有找一个家庭条件好的呢，就不至于东奔西走特别累！但也，这件事也就是仅限于想想。（小明表达的这段内容就是她的自动化思维，但没有全部直接说出来，只说"过几年会不会后悔没有找一个家庭条件好的"。）

李：也就是说，听你妈妈那么说，你也担心自己结婚以后会过得很辛苦很累，所以流出了眼泪，而不完全是觉得她操心操太多了。（治疗师把小明没有完全谈出来的内容表达出来，以明确她的自动化思维。)

小明：嗯，是这样的。

为了引出患者的自动化思维，有时需要给出与患者当时想法相反的一个想法，以激发患者思考他的自动化思维是什么。在这种情况下，治疗师要特别注意说话的措辞、语音、语调和面部表情，不能让患者感觉到一丝的嘲讽或挖苦，而是让其体会到治疗师的关切，并明白治疗师的目的只是为了搞清楚患者想法的具体内容。在治疗中治疗师使用任何的反意表达时都需要注意语气的恰当性，这很重要。在治疗中治疗师不时会用到反意表达的情况，比如，对于用确切词语表达情绪反应有困难的患者，治疗师为了引出其情绪反应词语，有时会故意给出一个相反的情绪词语，然后请患者用特定的词语说出其当时的情绪反应。

继续举例说明如下。

小杜：我们两校合并，然后我们是大校，合了一个小校。我是刚提德育主任一年，那边那个德育主任吧，特别地能干，比我岁数大，然后经验也特别丰富。领导去他们学校参加一些活动回来就说："哎呀，人家搞得特别好，别看人家小校什么的。"然后包括这回开学以后，我们那个领导也找我谈话说："唉，你有没有压力啊？你没觉得某某好像就是思路特别地好什么的。啊，就有好多想法什么的，就特别地好什么的。"然后确实这对我也是一个压力。

李：两校合并之后对方的工作表现出色得到了领导的认可，她这样出色让你想到什么了？

小杜：就一种压力吧，因为就是，领导就会想，领导会说，因为以前只有你一个人干，就人家没有比较，这回呢就等于你们两个人的工作表现同时暴露在全校老师和学生面前，人家老师其实心中就会有一种比较，就会觉得，啊，你看她的创意更好，她的工作作风更好。嗯，就觉得，就说"你是不是更弱一些？"我我当时，其实我隐隐地感觉到了，但这话一从领导嘴里说出来吧，我就觉得这压力就更大了。(小杜觉得领导和老师会对两人进行比较，认为对方更好而自己更弱，这是患者出现的一个自动化思维，治疗师需要敏感地注意到这一点。但这个自动化跟小杜的压力感的关系不那么直接明了，治疗师需要进一步了解与小杜压力感有关的自动化思维。）

李：你觉得领导和老师会对你们两人进行比较，认为她更好、你更弱，所以你怎么看自己的就觉得压力更大了？

小杜：我觉得我也有我的优势在，嗯，但是我就是可能，我当时其实还挺逞强的，我想，我就说，我说："她是小校，她当然得好好表现了，是我们合了他们，她有一种危机感。"然后呢，但是，我现在可能有更多的一种危机感，因为我觉得她确实是挺精明强干的，而且也比我就是世故吧，因为毕竟年龄资历在那儿了。然后再加上我近期情绪特别不好，然后好多事情吧就说不出来、道不出来的，然后我就看着她挺能干的、挺能说的，我说："那你能干、你能说，你就多干多说呗。"（小杜依然没有直接说出真正影响她的自动化思维，若果真像她说的那样，她就不会有那么大的压力。）

李：她能干、能说会让你怎么看你自己呢？如果要是我，比方说，我如果看自己认为我也有我的优势，我就觉得她有能力挺好啊，正好可以帮我的忙，把两个学校的工作做上去，那我倒觉得可能不一定会像你有这么大的压力。而你虽然说看自己有自己的优势，但你压力这么大，面对她的有能力，会让你怎么看自己？（治疗师直接指出小杜所谈矛盾之处，以启发她思考，引出她更直接明了的自动化思维。）

小杜：我就觉得我自己，嗯，有点儿，我其实我也，我觉得还是她优点比我更多。我就是衡量了好多方方面面的，我觉得还是她的优点比我更多。（"我觉得她的优点比我更多"是小杜的一个自动化思维，但这个自动化思维跟其压力感的关系依然不那么直接，治疗师需要进一步了解与压力感有关的自动化思维。）

李：就是她的优点比你更多，对你来说代表了什么，让你这么有压力的？（治疗师继续变换提问方式，以引出小杜关键的自动化思维。）

小杜：代表着，就是可能以后，比如一年之后我们再测评，群众测评或者什么的，可能她的评价比我好，可能会取代我。（小杜关键的自动化思维说出来了。）

李：这是让你有压力的，就是说她将来、一年之后测评她比你好，你会被取代。好，所以，我们明白这个压力来自哪儿了。好，两校合并对方的德育主任表现好，让你觉得她的优点比你更多，领导和老师都会这么认为，一年之后再测评可能她的评价比你好，可能会取代你，从而让你感觉到了压力。（治疗师总结小杜的自动化思维，"我觉得她的优点比我更多，领导和老师都会这么认为，一年之后再测评可能她的评价比我好，可能会取代我"。）

(三)利用情绪反应蕴含的意思引出自动化思维

前面提到如何把患者当时的客观经历与其情绪、行为或生理反应之间建立联系，然后激发患者想起他当时出现的自动化思维，此外还有一个更加直接的引出自动化思维的方式，就是根据患者的情绪反应所蕴含的意思来直接询问患者。比如，当患者说经历某件事时或在某个情形下感到害怕、恐惧、焦虑、烦躁、生气、气愤、愤怒或伤心，用前面引出自动化思维的方法，患者依然说不出其当时的自动化思维时，就可以通过患者的情绪反应来直接提问。

对于说自己害怕、恐惧的患者，我们知道害怕、恐惧均是个体对实际存在的或认为的会即刻出现的威胁或危险的一种情绪反应。对于恐惧的个体来说，可能有下述四重含义中的某一个或多个：一是危险或糟糕的情况会发生，二是没有什么可以用来给自己提供帮助的力量或资源，三是自己处理不了或承受不了，四是个体对自己的情绪体验或其他表现做出了歪曲的解读。因此，为了引出恐惧患者的自动化思维，治疗师可以问："你害怕（或恐惧）的是什么？""你害怕（或恐惧）会发生什么？""在当时，你认为有可能出现什么糟糕的情况？""在当时你感到害怕（或恐惧）的时候，你感觉会发生什么不好的事情？""在那个时候，你感觉会发生什么糟糕的事情让你那么恐惧（或害怕）？""在那时那刻，你那么害怕（或恐惧），你是怎么看周围的人或情况的？""在那时那刻，你那么害怕（或恐惧），你是怎么看自己的？"

对于紧张焦虑的患者，我们知道焦虑是个体对未来出现的威胁或危险的一种预期。所以我们也可以借用上述提问方式引出患者的自动化思维，并稍作词语替换即可，因为患者担忧或担心的情况就是他的自动化思维。比如："你在担忧（或担心）什么？""你担忧（或担心）会发生什么？""在当时，你认为有可能出现什么糟糕的情况让你那么紧张焦虑？""在你感到紧张焦虑的时候，你感觉会发生什么不好的事情？""在那个时候，你感觉会发生什么糟糕的事情让你那么紧张焦虑？""在那时那刻，你那么紧张焦虑，你是怎么看周围的人或情况的？""在那时那刻，你那么紧张焦虑，你是怎么看自己的？"

中文常说的"烦"，可以是急躁、烦躁、苦闷、烦闷、心烦意乱，还可以是厌倦、厌烦、不耐烦，也可以是烦琐、烦杂等意思，不同的人所说的"烦"表达的意思并不一样。因此对于表达烦或心烦的患者，可以继续追问其确切的意思，比如说："你说自己烦，你这个烦确切的意思是烦躁、厌烦还是什么其他意思？"然后在搞清楚其确切意思的情况下，再询问其当时的自动化思维，这样就有利于我们作为治疗师思考其自动化思维与其情绪反应的匹配程度；对于不匹配的患者，说明患者没有说出来让他感觉烦的关键自动化思维，我们就需要继续追问与"烦"这一情绪反应有关的自动化思维："你当时想到了什么让你这么烦？""你当时的第一反应是什么让你那么烦？""你当时烦的是什么？""是什么让你那么烦？""你觉得心烦，那么你苦恼的是什么？"。

生气是发怒的一种情绪状态，程度不太严重；气愤、愤慨、愤怒，则是指个体因不合心意而不愉快，即非常生气。因此，对于生气、气愤或愤怒的患者，治疗师可以问如下问题以引出相关的自动化思维："你生的是什么气？""你在生谁的气？""你的气愤或愤怒指向的是谁？""你在生自己（或他们、体系）的什么气？""你认为自己（或他们、体系）应该是什么样？""你认为自己（或他们、体系）不应该怎样？"

伤心就是心里非常痛苦、难过至极，也可以说成是悲痛、难过、哀痛等。那么对于伤心的患者，治疗师可以问如下问题引出患者的自动化思维："你伤心的是什么？""让你感到难过、悲痛或哀痛的是什么？""你想到什么就会让你伤心？"

对于有挫败感的患者，治疗师可以这样问来引出他的自动化思维："你是怎么看发生的这件事的，让你有挫败感？""你挫败感那么强烈，你是怎么想自己的？""你有挫败感，那说明你这个人怎么了？"

对于感到无助、无望或绝望的患者，可以问如下问题以引出他的自动化思维："你对什么感到无助、无望或绝望？""你怎么看待自己的未来，让你那么无望或绝望？""你怎么看待自己或周围人，让你那么感到无助？"

自责就是因个人缺点或错误而感到内疚、谴责自己。羞愧是指对自己的过失感到内疚、后悔。愧疚是感觉对不起他人，很歉疚，很惭愧。惭愧是指因有自己的缺点、错误或未能尽责等而感到不安或羞耻。羞耻的意思是羞愧或耻辱，是对自己不当行为的一种认识和反省。所以这些情绪词汇都是近义词。为了引出这类患者的自动化思维，治疗师可以问："你责备自己什么？""你认为自己做错了什么而自责或感到羞愧？""你那么愧疚，你认为自己不应该做的是什么或者做错了什么？"

下面以小蕾两次心理治疗中的情况举例说明如下。

> 小蕾：嗯，有一次恐慌是来源于有一回看武志红的书。
>
> 李：武志红的书？
>
> 小蕾：噢，他有一本叫作《感谢自己的不完美》，好像是。当时是被人推荐的时候是用来接纳自己的，但是看完那以后，因为它里面全都是案例，然后说这是什么什么情况，然后往原生家庭上溯源。那本书看得我特别痛苦。
>
> 李：我没完全听懂，看那本书看得特别痛苦？
>
> 小蕾：对。
>
> 李：怎么个痛苦？（痛苦这个情绪词语表达的意思太宽泛，于是治疗师引导小蕾把她的痛苦情绪具体化。）
>
> 小蕾：恐慌。
>
> 李：你恐慌的是什么呢？看那本书，想到了什么？（治疗师通过情绪词语引出小蕾的自动化思维。）
>
> 小蕾：就是觉得，它里面说的那些案例的症状好像我也有，我好像有特别多的问题，但是我无法溯源。就是他说比如这个女孩怎么样，她是因为原生、原生家庭怎么样，但是我没有。或者说，她这个应该我也，但症状有的，我没有这个，我我就没有办法溯源了，就就就。（"它里面说的那些案例的症状好像我也有，我好像有特别多的问题，但是我无法溯源"，这是小蕾的自动化思维。）
>
> 李：如果有办法溯源跟没办法溯源，它有啥区别呢？（小蕾说出来的自动化思维跟她的恐慌情绪之间的联系不那么密切相关，于是治

疗师继续追问。）

小蕾：（沉默）

李：就假如你看了那个，你能溯源，那那就又怎么样了？如果看到这个案例之后，没办法溯源，那又怎么样了？在你理解。（当小蕾没有回应时，治疗师转换提问方式继续引出小蕾的自动化思维。）

小蕾：我、我当时就是恐慌，就、就是因为无法溯源，就陷入一种恐慌和混乱吧。

李：就你恐慌害怕的是什么？你没法溯源，你跟那个案例不一样，案例都能够溯源到前头，你溯源不到，那你慌的是什么？（治疗师通过情绪反应引出小蕾的自动化思维。）

小蕾：我我想不出来，我我不知道我害怕什么，就可能是害怕自己也有那么多的病，但是又不知道自己哪儿出了问题。（"自己也有那么多的病，但是又不知道自己哪儿出了问题"；这是小蕾的自动化思维。）

李：就看那个书的内容，觉得自己跟书中说的内容哪儿都像，是吧？

小蕾：对。

李：然后呢？又不知道是怎么回事，不知道哪儿出了问题。

小蕾：对，对。

李：所以你觉得这种情况它代表了啥意思呢？就你跟哪个病都像，然后又找不着原因，那代表着什么意思你那么恐慌啊？（治疗师试图进一步了解小蕾的自动化思维。）

小蕾：可能是觉得自己有很很多病，有很多问题吧，然后不想再看下去，怕自己更加地没法接受吧。（"自己有很多病、有很多问题，再看下去自己更加没法接受"，这是小蕾看书当时的自动化思维，但依然没有说出来"无法溯源"对小蕾来说代表了什么意思。这在治疗中是常出现的情况。）

在接下来的第二次治疗中，小蕾又出现了看文章后情绪波动的情况。

小蕾：然后最近让我比较心乱的是，我在那个一个公众号上，心理的公众号上那个那个上看那个文章说，他那些说，你可能是焦虑型依赖。

李：看谁的文章？

小蕾：就是一个心理学的公众号那个文章，他说那个，然后我发现我全中。就是，他说他有点儿就叫作焦虑性依赖，就是你可能没有那么了解他，但是你对他产生一种痴迷的状态。然后我发现我就有这种情况。但是我看完以后，我自从看完那篇文章以后，我很难受，特别地难受。

李：噢，所以你难受的是什么呢？看完那个文章。（治疗师根据情绪引出小蕾的自动化思维，当然"难受"这个情绪词语表达的意思也很宽泛。）

小蕾：对，您第一次也问我这个问题，因为我第一次来的时候，我说，我看完武志红的一本书，我特别难受，恐慌，特别痛苦。然后你问我，恐慌什么、痛苦什么。我说不上来，就是觉得，就是就是就是就是害怕，我就是就难受，我就觉得。

李：所以现在试着把那种害怕难受说得更清晰一些，就是，嗯看到那个心理学的文章，他说你是焦虑型什么？（当患者的回答跟治疗师期望的不一致时，治疗师需要继续就此话题鼓励患者思考。）

小蕾：依赖。

李：焦虑型依赖，就这么说你，代表了什么意思，让你那么难受？（治疗师改变提问方式以引出小蕾的自动化思维。）

小蕾：我说不好，可能我认为他可能是说我不好。（"他可能是说我不好"是小蕾的自动化思维。）

李：噢。

小蕾：可能。

李：如果说你是焦虑型依赖，就说你不好。（治疗师跟小蕾核实她的自动化思维。）

小蕾：对。

(四)创造利于引出自动化思维的条件

由于治疗师通常不可能在患者情绪变糟的同时跟患者在一起，往往是事情过去一段时间后在诊室或心理治疗室依靠患者的记忆或者诱发患者的回忆来引出自动化思维。这就需要治疗师基于现有的科学知识，在了解人类记忆的原理基础上，尽可能创造有利于引出自动化思维的条件。

人类的记忆分为"记"和"忆"两个过程，"记"包括识记和保持两个步骤，"忆"包括回忆和再认两个步骤。根据信息加工理论，对输入信息进行编码、存储和提取就是记忆的过程。所谓编码就是对已输入的信息进行加工处理，而信息只有经过编码才能被个体记住，编码是整个记忆过程的关键阶段。按照记忆的内容，目前将记忆分为形象记忆、情绪记忆、逻辑记忆和动作记忆四种。

形象记忆是以感知过的事物的具体形象为内容的记忆，比如对事物的形状、大小、体积、颜色、声音、气味、滋味、软硬、温度等具体形象和外貌的记忆。形象记忆，又称表象记忆，特点就是其直观形象性。情绪记忆是以过去体验过的情绪或情感为内容的记忆。情绪记忆往往是一次形成、经久不忘，对随后个体的行为有显著的影响。逻辑记忆是以思想、概念或命题等形式为内容的记忆。动作记忆或运动记忆是以过去的操作性行为为内容的记忆，即在头脑里保持的做过的动作及动作模式。与其他三种记忆相比，情绪记忆有时更持久，即使人们早已记不清引起某种情绪体验的事情，但仍会牢牢记住那时的情绪体验。

此外，头脑中的记忆有两种形式：一种是表象，另一种是语言。表象就是个体过去感知过的事物在头脑里保存并再现出来的形象，也就是在头脑里以图像或画面的形式再现过去感知过的事物。表象既是记忆的一种形式，也是记忆的一项重要内容；表象或者说画面在记忆中出现的频率更高。比如，一个人看到张三时，脑海中闪现的是张三既往冷酷对待自己的一幅幅画面，于是就感觉到怒火中烧，说话也就不由得变得没有好气了。再比如，学生看见新的自测试卷下来，人一下子变得颓丧、绝望，因为脑海中闪现的是无论怎么努力自己也考不了高分，然后在脑海中看到了自己未来凄苦生活的画面。

那么回忆就是在一定的诱因作用下，将过去经历的情形在头脑中再现。所以，为了能够引出患者的自动化思维（语言形式的记忆，内容可能是情绪记忆、逻辑记忆或动作记忆）或自动化表象（表象形式的记忆，内容是具体的形象），就需要人为地在诊室或心理治疗室创造一些引发患者回忆的有利条件。常用方法就是让患者尽可能回到引发其负性情绪的具体情形中，比如，请患者介绍当时的具体情况，请患者充分调动其感知觉去体会当时的情况，采用角色演练再现当时的情形（在患者介绍完其人际交往的问题情形的发生发展后，由患者做他自己，治疗师扮演其问题人际交往中的另一方，通过扮演互动的方式再现当时的情形），使用想象技术让患者沉浸在当时的情形中就如同正在发生一样（请患者闭上眼睛或者睁开眼睛，边想象边介绍其想象中涉及的情形。比如，描述温度体验，想象中看到、听到、闻到、接触到场景中的情况及进展变化），在这个过程中留意到患者的情绪明显变糟时，治疗师询问有关引出自动化思维的问题。

以小孔的例子说明如下。

小孔：最近一段日子我每天上课就是感觉自己的状况不是多好。

李：请说一下你每天上课感觉不好具体是什么情况。（请小孔介绍具体情况，以便于引出自动化思维。）

小孔：我每天上午都感觉很恶心，而且坐在那里觉得就很想趴下，很难受，感觉总是在打哈欠，然后特别困。

李：你最近一段日子的作息规律跟以前相比有什么变化吗？（鉴于小孔主要以生理症状为主，需要首先排除其他可能的影响因素，才能确认跟心理因素有关。）

小孔：没有，还是那样。

李：那饮食和锻炼有什么变化吗？

小孔：也没有。

李：身体有什么疾病吗？

小孔：去医院检查了，没有什么问题。

李：最近家里、学校或者其他方面发生什么特别的事情了吗？（了解有无特殊事件发生。）

小孔：没发生什么事。

李：那最近一段日子你每天上午坐在教室里上课就感觉很恶心，难受，很想趴下，也很困，脑海中想到了什么？（部分患者在介绍具体情况后可以通过经典提问引出其相应的自动化思维。）

小孔：什么也没想，就是很难受。（治疗师采用经典提问方式，未引出小孔的自动化思维。)

李：你这种情况有多长时间了？

小孔：最近十来天都是这样。

李：你现在能体会到你上课时的那种很恶心、很想趴下、很难受、总是在打哈欠、特别困的感觉吗？

小孔：能。(小孔立马眉头蹙起来，有难受的表现，说话有气无力。)

李：那现在我们一起来想象一下，你正坐在教室里上课，却感觉到很恶心、很想趴下、很难受、特别困、想打哈欠，你脑海中浮现的是什么？(治疗师创造利于小孔回忆的条件，利用想象技术引出自动化思维。)

小孔：我学不进去，还有两个月就要高考了，我这种状态肯定考不上理想的大学，将来也没什么希望，我以后只能过人下人的生活。(这些就是患者的自动化思维，此时小孔眉头蹙得更紧了，既焦虑又绝望。)

(五)识别与捕捉到已出现的自动化思维

有时患者的自动化思维无须提问，患者在谈话中已经表露出来，治疗师只需要敏感地识别到并抓出其中的自动化思维即可，治疗师有时很难识别出患者已经表达出来的自动化思维。

继续以小孔在心理治疗中的情况举例说明如下。

小孔：有一次考试，嗯，我没去，然后我不想考，我怕自己考不好。而且就是有一、有一个情况就是，我发现我坐在桌子上的时候，就是考试的时候，桌子周围都是没有桌子的，就是一个个单放着的那种桌子，然后周围它没有同桌什么的，然后我坐在那里，就总觉得自己要倒了，然后总觉得自己，不是往左倾就是往右倾的，然后就往后仰，一不小心就会、就摔到地下去那种感觉，然后就觉得很害怕。而且，而且然后我的肚子就是常常会，就里面有很多气，然后就常咕噜咕噜地响，特别烦人，然后就让人听见了也觉得特别不好意思，就是这。然后我就没有考，结果这一天没有，这两天也没考。然后第三天，本来应该去学校，然后我就特别害怕，然后怕班主任就是说我什么的，冲我发火什么的，然后我就害怕，然后我一害怕就不想去，然后我爸爸就生气了，死活让我去。然后，他送我去的时候，然后在车上一直说我，然后发了很大的火儿，然后把我骂哭了，然后他说"你啊，你还哭"，然后说"我怎么生了你这么个东西"；然后结果，然后我就特别，嗯，特别地那种，我觉得我家里人都不支持我，觉得他们都不支持我、不配合我，然后我就觉得就他们也是、就是让我这样的一个原因，我改不好也是有他们在其中那种阻碍的作用。

在上面这段谈话中，患者小孔的很多自动化思维已经出现了，比如想到"自己考不好"，"我坐在那里，就总觉得自己要倒了，一不小心就会、就摔到地下去那种感觉"，"我肚子里的气会咕噜咕噜地响"，于是随后就出现了不参加考试的行为；患者接着又想到"班主任会说我什么的，冲我发火什么的"，于是有了不去学校的行为；看见爸爸发火骂人，小孔觉得是"我家里人都不支持我、不配合我，我才这样的"，"我改不好"。

再举其他患者的例子如下。

小周：我最近两个月老是焦虑、紧张、出汗、头痛，特难受，老感觉后面有人追我害我，我也知道这是不可能的，但我控制不住会这么想，晚上睡觉做噩梦，每天晚上需要吃安眠药才能睡觉。觉得自己无能，有人欺负我，我也没办法，恨自己的无能。

"老感觉后面有人追我害我"，"觉得自己无能"，"有人欺负我，我也没办法"，这些都是患者小周在谈话中自动表露出来的自动化思维。

为强化大家对患者谈话中已流露出来的自动化思维的印象，继续举例如下。

小 A：我觉得自己不正常，吃饭睡觉是人人生来都会的，这么容易的事我做不到，我控制不了自己的睡觉，我人生太失败了，我太失败了，我每天都能感受到这种很强烈的失败感。我老控制不住地去想那些没用的东西，这荒唐的臭毛病就是改不了，你说你想它干什么？

"我觉得自己不正常"，"我人生太失败"，"我控制不住去想那些没用的东西是荒唐的臭毛病"，"这荒唐的臭毛病就是改不了"，"你说你想它干什么？"，这些都是患者小 A 在自动谈话中表露出来的自动化思维。

有时患者的自动化思维表述得不是那么直接，治疗师需要敏感地注意到，并能够进一步提问让患者更清晰地表达出其自动化思维。继续举小周的例子说明如下。

> **小周**：李医生，我来您这儿看病我觉得有压力，我，李医生，我感觉我好像我特别排斥治疗。（"我感觉我好像我特别排斥治疗"是一个自动化思维，但需要了解这个自动化思维出现的缘由。）
>
> **李**：本来是你自己主动打电话预约治疗的，那么发生了什么事让你，让你想到了什么，从而你感觉自己排斥治疗的？
>
> **小周**：实话说，李医生，现在我爸每天，每周，如果要治疗的话，每周都要来北京，几百公里，就是将近五百公里。我觉得我爸他可能承受不了。这、这是一个很现实的问题，李医生。因为五百公里，每周都来。一方面是这个原因，还有一个就是，唔，还有一个费用的原因。李医生，直接说，我，唔，我心里边我觉得压力好大。（"爸爸可能承受不了"是其中的一个自动化思维。）
>
> **李**：路途远，你担心你爸爸承受不了；再一个就是费用高让你觉得家里承担不起。还有其他让你感觉排斥治疗的吗？
>
> **小周**：家里倒是有钱给我看病，但是我受不了这些。（"我受不了这些"也是其中的一个自动化思维。）
>
> **李**：这种情况下你会怎么看自己让你觉得受不了？（变换提问方式以引出更关键的自动化思维。）
>
> **小周**：我觉得如果我，如果我走不出去的话，李医生，我不知道我能不能走出去。（自动化思维隐含在这个表达里面，即"我走不出去"。）
>
> **李**：你说不知道能不能走出去，你的意思是？（引导患者小周清晰地表达出自己的自动化思维。）
>
> **小周**：我心里面觉得这次我可能走不出去了。如果是这样的话，

到时候父母只会怨恨我。(与排斥治疗有关的更关键的自动化思维出现了，"这次我可能走不出去了"，"到时候父母只会怨恨我"。)

李：那么远的路，爸爸会承受不了，又花了钱，你又没走出去，父母就更会怨恨你了，你想到这么多，也就难怪你不想来治疗、你排斥治疗了，可不可以这么说？

小周：还有一个原因，我现在这年龄已经，我的同龄人都已经毕业或正在读研究生。我喜欢那种得到知识那种满足，我想上学。但是，我感觉您，您可能会是让我去找一份儿我能做的工作，我感觉，您心里面是这样想的。(沉默几秒)您可能，您可能会让我去工作。我头好痛，李医生，因为，这四年里边，我，我没有去上大学，很多时间都待在家里边，没有、没有学到什么工作方面的知识、技能。("您在心里会想让我去找份工作做"，"我没有学到什么工作方面的知识"是小周的自动化思维。)

(六)追问未说出来的自动化思维

有时患者表达出了问题情形下的一部分自动化思维，但没有表达出全部内容，或者没有表达出与其情绪、行为、生理反应最密切相关的那个自动化思维，此时就需要治疗师继续提问，以获得患者没有说出来的自动化思维。

下面继续以小周为例来说明。

小周：每当要上大街的时候，见人的时候，或者家里来人的时候，就是总感觉心里边很紧张。

李：想到了什么让心里紧张的？

小周：想到那些外号，想到过去的屈辱。(这是患者小周的自动化思维，也是他的情绪记忆，但无法让我们与现在的紧张联系起来，需要进一步提问。)

李：想到那些外号，想到过去的屈辱，对你来说意味着什么，让你现在依然感觉害怕、紧张？

小周：我不知道这些东西还会不会再重演。(患者小周自动化思维出现了，但表达不明了，需要进一步提问。)

李：那你感觉是过去的东西不会重演了？（治疗师采用相反表达，以激发患者小周谈出他没有说完的自动化思维。）

小周：我不确定，但是我觉得历史还会重演，所以我脖子僵硬，脑子除了恐惧，几乎没有任何反应。（"历史还会重演"是与小周情绪和生理反应最密切相关的自动化思维。）

有时患者虽然说出来自己的自动化思维，但他的自动化思维与其当时的情绪、行为反应之间缺乏常识性的联系，也就是说，如果我们那么想，我们的反应就会跟患者不一样；有时患者会不自觉地跳出当时的情形再看，给出一个或几个自动化思维，但这个或这些自动化思维与其在那个情形下的反应无关。此时，治疗师需要意识到患者当时情形下的自动化思维或关键自动化思维没有出现，继续变换提问方式才能引出来相关的自动化思维。

仍然以小周为例说明如下。

小周：昨天我去吃饭，我两次要了麻酱小料，但中途我再也没有麻烦服务员做什么。我看她对我的态度和对周边人的态度都是那样，我就没有再麻烦她，结果我煮面的时候就煮焖了，就凑凑合合就吃完了，我就告诉我自己说我以后不会再来吃了。您一直在强调想法改变，可是这个服务员的态度就是这样，我有确切的证据证明她非常不耐烦。我旁边有一对情侣，我不知道他们是没有注意到服务员的表情和不耐烦还是什么，他们两个一次又一次地麻烦这个服务员，一开始要洋葱，要了两次，后来又要小料，后来又添水，他们几个人麻烦了她四五次，比我多得多，他们几个人就这么脸皮特别厚地就一次又一次地麻烦这个服务员。他们也没有不开心，估计以后还会来吃。（"她非常不耐烦"是小周说出来的自动化思维，但治疗师此时没有意识到这一点。）

李：服务员对他们跟对你有没有不一样，对你更冷淡、更不耐烦？（治疗师故意忽略小周谈过的内容"我看她对我的态度和对周边人的态度都是那样"，以启发小周思考。）

小周：没有，一样的。

李：他们麻烦服务员的次数比你多，他们吃得很开心，估计以后还会再来吃；而你决定以后再也不来了。你当时脑海中想到了什么让你决定不再来了？（治疗师先展示同一情形下截然不同的两种情绪和行为现象，再进行提问，这样做的目的是增强小周对自动化思维作用的认识，即强调想法不同是关键因素。但从下面小周的回应上可以看出，患者的重点放在合理化自己不再来的决定上了，而没有按照治疗师的思路去谈引发他这个决定的自动化思维。）

小周：我觉得是我更能体谅人。我觉得我不去这个选择是合理的，我觉得它这种设计是不合理的，尤其是在高峰期，二十几个小锅同时在用，它确实不合理，我觉得我不去那儿消费我就可以让服务员免得这么辛苦。我觉得我是在做一件好事，虽然牺牲了我自己，但是咱们不能去支持那种不合理、不正义的事情啊。因为我没有能力去跟老板讲，说你那儿服务员很少，你添两个服务员，我没有这个能力。当然这个不是我最关心的，是因为服务员的态度让我感觉到很不好，因为她不愿意服务，她很累，那既然不愿意服务，那我就不要她服务了。（"我觉得是我更能体谅人，我觉得它这种设计是不合理的，（去吃饭）就是支持那种不合理不正义的事情"是患者小周的自动化思维，但这是小周决定不来之后的自动化思维，不是不喊服务员服务的行为以及不再来的决定之前的自动化思维，此类自动化思维有"自我安慰"的作用，让小周不用直面就餐当时信念被激活后的自动化思维，这是需要治疗师留意的地方。小周最后谈到"她不愿意服务，她很累"，这是他吃饭当时出现的自动化思维，但通常也不会导致顾客决定以后不来就餐和就餐当时不叫应得的服务。）

李：那如果是这样的话，她不愿意服务，她很累，你也乐意不让她服务了，你觉得自己更能体谅人，那不挺好吗？（治疗师故意反着说，试图让小周认识到他的自动化思维跟其行为之间的不匹配关系，从而引发患者反思。）

小周：可是因为我需要她，我的面条都没水煮了，我就凑合煮下来了。我需要，可是看她那样，我觉得我很矛盾，结果我就选择我退出，我不来吃了。我最后我吃完之后我就十分地不开心。（这里小周表述了不开心的情绪反应，这个情绪反应跟他不喊服务员服务和最终决定不再来吃饭之间是相互匹配的，也跟他认为"服务员不愿意服务"这个自动化思维是匹配的。只是小周没有像治疗师期望地那样直接说出他的自动化思维，治疗师需要在下面进一步引出与小周情绪行为反应更直接相关的自动化思维。此外，可以看出来的是，小周的不开心情绪反应跟他对自己的看法"我觉得是我更能体谅人"，并不一致；这更加说明后者是小周事后反思给出自己行为"不叫服务员添水"的合理化解释。）

李：那你不开心的是什么？（这里追问小周未表达出来的自动化思维，即根据其情绪反应询问自动化思维。）

小周：我觉得我在那儿我花钱了，我没有得到我想要的服务。就起码来说，我想添点儿水，她都不想添。可是李医生我很奇怪，我旁边那对情侣在添水的时候，她完全可以跟我再添一下，因为我们挨着呢，她又不用再掂一次壶，可是当时我也没有跟她说。因为我看她那样，我也没有说，接着面条就那么凑凑合合煮出来了，吃得我肚子挺不舒服的。我不要别的，我就是想把面条煮好（患者语音变高变快）。（"我没有得到我想要的服务，我想添点儿水，她都不想添"，这些是小周当时出现的自动化思维，但小周没有说出与他不敢让服务员添水的行为最直接相关的自动化思维。）

李：所以你不满的是什么？（治疗师继续追问小周未表达出来的自动化思维。）

小周：我不满的是她的不耐烦，她不喜欢这份工作，她很累，然后我就决定再也不去了。（"她不耐烦，她不喜欢这份工作，她很累"，这些是小周当时出现的自动化思维，但这依然不足以导致他出现不敢喊服务员来添水的行为，于是治疗师继续询问。）

李：你担心什么让你不敢喊她来为你添水，哪怕你需要水煮面？（治疗师揣测小周有恐惧焦虑的情绪，于是追问。）

小周：我害怕她在我这儿发作，我就是害怕她在我这儿突然发脾气，所以我宁肯不添水。（"她会在我这儿突然发脾气"，这是小周最关键的自动化思维，导致他不敢喊服务员为他服务，并有害怕的情绪反应。）

在问题情形下，患者的自动化思维一般不会只有一个，往往是一大串，形成思维流；患者甚至会将其事后反思得出的想法掺和在一起说出来，却独独没有说出与其情形、行为或生理反应最直接相关的自动化思维或者最关键的自动化思维。在治疗中遇到这种情况，就需要治疗师在倾听的过程中用常理快速思索患者的自动化思维与其反应之间的关系，然后在意识到不合理的情况下马上做出补充提问，以引导患者把他没有说出来的关键自动化思维表达出来。

三、将自动化思维的表达明了化

有时患者的自动化思维会以疑问句的方式表达，且自动化思维的意思明确隐含在疑问句表达中。比如"到时候我要是没法应对呢？""如果我考不上，该怎么办？""如果她跟我离婚，我怎么办？"，治疗师需要领会到患者的自动化思维实际上是想表达"我没法应对"，"我考不上"，"她会跟我离婚，我应对不了"，并明确说出来，请患者确认。

有时患者的自动化思维虽然也以疑问句的方式表达，或者以陈述句的方式表达，但没有给出明确的答案方向，这就需要治疗师继续提问，以获得患者含义明确具体的自动化思维，方便随后质疑挑战自动化思维，从而最终形成替代思维。

我们依然以小周的例子说明如下。

> 小周：我当时很不爽，脑子里没想别的，就在想他这是什么意思。
> 李：那你当时认为他是什么意思，让你感觉那么不爽的？（需要引导患者将疑问句自动化思维转换成陈述句的自动化思维。）
> 小周：我觉得他就是在针对我。（"他就是在针对我"，这是患者的自动化思维。）

继续举例如下。

> 小周：他凭什么？他凭什么？
> 李：你的答案是？（引导患者将疑问句自动化思维转换成陈述句

的自动化思维。)

　　小周：他没权利这么对我！他有什么权利这么对我？

接着以小周举例如下。

　　小周：我不知道我的未来会是什么样子，所以才这么忧心忡忡的。
　　李：你担忧你的未来，照这样下去你猜测你的未来会是什么样？（进一步提问使患者将其表达的自动化思维转换成有具体预测的陈述句。）
　　小周：还能怎么样，一事无成、混吃等死呗。

　　有时患者的自动化思维是用象声词、非常简短的词语表达或以表象形式构成，从字面上无法直接推断出确切的含义；需要进一步请患者对此做出解读，治疗师才能明了。有时治疗师能够八九不离十地猜出其中的含义，但重要的是在治疗中通过提问请患者说出确切的含义，而非治疗师自己脱口而出。
　　举例如下。

　　李：那你当时想到了什么？
　　小B：没想到什么，只是觉得天啊，这怎么得了？（"天啊，这怎么得了？"是患者小B的自动化思维。）
　　李："天啊，这怎么得了"，你的意思是？
　　小B：我没辙了，其他人会看我的笑话。

再以小艾举例如下。

　　小艾：昨天晚上中秋节嘛，我妈打电话过来，我心情就波动了一下。
　　李：你当时心情变成怎样了？（治疗师先引出小艾当时具体的情绪反应，以利于随后引出自动化思维。）
　　小艾：特生气。

李：那当时想到了什么，让你特生气？（治疗师试图用经典的提问方式找出小艾的自动化思维。）

小艾：没想到什么，就是她跟我说话的那个语气，让我一下子受不了。（小艾的情绪记忆非常明显。）

李：她跟你说话的那个语气，让你回忆起什么了？（变换提问方式，治疗师通过激活其情绪记忆再次试图找出小艾的自动化思维。）

小艾：想到她以前跟我说话的样子，就是用这种语气。（小艾的自动化表象出现，但意思不明了，下面治疗师继续提问以获得小艾具体明确的自动化思维。）

李：你觉得她这种语气是什么意思？

小艾：她只会指责我，她总是指责我，就是因为她我才这样的，现在她还是这样，她永远是这样。（小艾清楚明了的自动化思维出现了。）

在治疗中引出患者自动化思维的目的有如下三点：一是为了让患者了解认知治疗的原理，学会认识到是他的想法或思维在影响他而非仅仅是环境或事件本身，这样患者才能更愿意投入精力去学习认知治疗。二是为了教授患者学习掌握引出、发现自动化思维的方法，这样才能在非治疗的时间练习应用这一方法帮助到他自己。三是为了教授患者学习去质疑并挑战功能不良性的自动化思维，从而能够产生更有功能的替代思维，即产生功能适应性的思维，从而缓解症状和改变行为。只有在治疗中引出清晰明了的自动化思维才有可能实现以上三个目的。试着想一想，如果小 B 的自动化思维是"天啊，这怎么得了？"，让患者小 B 理解认知模型（他的紧张反应是他的自动化思维影响的结果）就有难度，之后想要通过讨论挑战这个自动化思维变成功能适应性的替代思维就会无从下手。如果把小 B 的自动化思维转变成"我没辙了，其他人会看我的笑话"，请小 B 接下来理解认知理论（想法而非事件影响患者的情绪反应）以及通过讨论找出相应的替代思维就相对有可能。

四、认知模型的心理健康教育

患者越理解和认可认知理论，也就越愿意积极配合参与治疗。因此，结合患者自己的例子对其开展认知模型的心理健康教育是认知治疗最关键的部分，使患者能够清楚地区分出事件、想法和反应（情绪、行为和生理反应），并认识到其反应与其自动化思维或想法之间的密切关系。

以小孔为例说明如下。

李：就是刚才咱们在 QQ 联系的时候总是联系不上，你爸在外面发脾气，让你想到了你觉得自己做什么事情都很慢，很多人都觉得你是个麻烦，所以你又堵心，又不开心。联系不顺利，你爸在外面发脾气，这是具体的事件。你觉得自己做什么事情都很慢，很多人都觉得你是个麻烦，这些是你当时的自动化思维。你的情绪反应是不开心，还感觉到堵心这个生理上的不适。意识到了么，这就是你的想法对你产生的影响，让你又堵心又不开心。那你再举一个例子来简单说说，发生了什么事儿？你的想法是什么？让你的情绪和行为变成了什么样？（治疗师小结之前引出来的内容，进一步强化患者对事件、自动化思维和情绪、生理症状的区分与认识，并请患者再举例，以明确了解患者对认知模型的理解程度。）

小孔：就是上课的时候，老师就是针对一件事儿然后说了一个比较好笑的话，然后同学听见之后大家都笑了，但是我根本就觉得不好笑，我听清了她的发音，但是我根本没意识到她在说、说什么。然后我就觉得，觉得自己每次在这种、这种需要即时反应的这种事件上，想法就是，额，这种、这种事情的反应上总是很慢，然后，哦，然后这个，嗯，这种，然后产生的情绪就是还是不开心，然后就是觉得自己很笨的那种。（患者小孔说出了她的事件、自动化思维和情绪反应，但治疗师据此不能确定小孔是否真的能区别认识它们。）

李：你有没有意识到事件是什么？你的想法是什么？你的反应，情绪反应是什么？你分别说一下。

小孔：事件就是老师说的好笑的话，然后想法就是我很笨，然后我反应很慢，然后心情，那个情绪就是沮丧、难过那种。（小孔这么再说一下，治疗师就很明确地知道小孔理解了认知模型。）

李：说得非常好啊。意识到了，事件就是老师讲了好笑的话，同学都笑你没笑，然后你就想到自己反应很慢，自己很笨，这些是你的想法，也就是你的自动化思维，所以你就沮丧、难过、不开心。让你沮丧、难过的是你当时对自己的看法，而不是同学听了老师的笑话后笑而你没听清楚老师讲的内容这件事。好，现在请你试着用自己的话把我刚才说的内容复述一下，我看我的解释对你来说是否清楚明了。

小孔：你的意思是说，我难过不开心跟我的想法有关，不是上课老师讲笑话那件事导致的，而是因为当时我觉得我很笨、反应很慢才不开心的。（小孔认可自动化思维而非事件是影响她情绪的关键因素。）

有关认知模型的心理健康教育，常常需要给患者贯彻做认知行为治疗

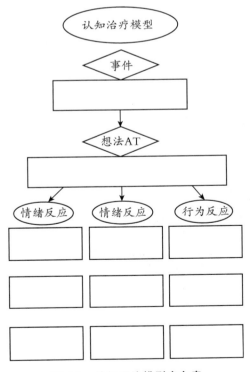

图 4-1　认知理论模型空白表

的始终，这样才能促使患者养成新的看待其问题的习惯，即让患者学会从认知理论的角度去看在具体情形下他的想法是如何影响其情绪、行为和生理反应的，才能为改变既往的功能不良性思维惯性打下扎实的基础。在治疗的过程中，采用图 4-1 的方式记录某一问题情形下患者的自动化思维及相应的反应，然后通过以上案例的方式向患者讲解认知理论，以帮助患者加深对认知模型的理解。第一次介绍认知理论的时候由治疗师根据患者的具体例子在图 4-1 上做出记录，介绍认知理论，在患者理解后请患者结合认知模型再举出另外一个例子，以了解患者对认知理论的理解程度，同时请患者将这个例子用认知模型的方式记录下来。为了加深患者对认知理论的了解，治疗师还可以请患者在这次治疗结束后用图 4-1 的方式做作业，记录随后生活中感觉到自己情绪变糟时的事件、自动化思维和反应，以此

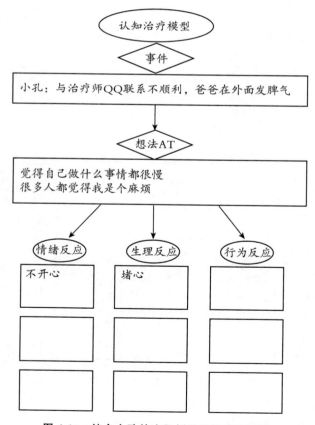

图 4-1a 结合小孔的实际例子理解认知模型

家庭作业不断练习，使患者开始培养用认知模型看待自己的惯性。在使用图 4-1 的时候，如果患者的情绪、行为、生理反应均存在，可以使用图 4-1a；如果不存在生理反应，可以用图 4-1b；当然，也可以根据患者的具体情况自行改变图 4-1 下面的内容，只留下任一种或两种反应，或者一直使用图 4-1a。

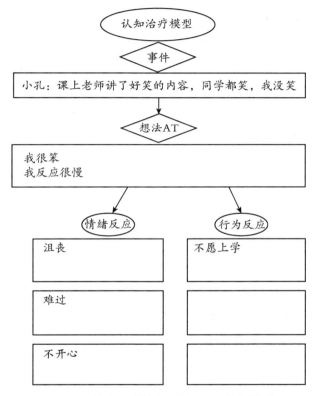

图 4-1b 结合小孔的实际例子理解认知模型

五、挑战自动化思维与认知重建

每个人的思维与行为惯性都是日久养成的，要想转变这一点并不容易。正是因为抑郁患者日久形成并强化了他们负性地看待自我、世界或未来的信念，从而误导大脑出现信息收集和处理方面的偏差，遇到困难或者特定情形时就会出现抑郁的症状。不仅仅是抑郁患者，其他精神障碍患者也会有负性地看待自己、世界或未来的信念，也同样存在大脑信息收集与处理偏差，在一定的扳机事件的影响下，表现出相应的认知、情绪、行为和生理方面的症状。几乎所有的精神障碍患者，一般都不太会质疑自己对自我、世界或未来的看法的正确性，更不会质疑自己在某一特定情形下的所思所想或所作所为的不合理程度或缺乏事实支持的程度。即使一部分患者在一定程度上会质疑自己的人生观，在不遇到问题情形的时候不会认识到自己的人生观有偏差，但一遇到问题情形或陷入到特定情形中，他惯常的直觉就出现了，就会不自觉地认为自己之所以那样想、那样看待、那样解释、那样归因是有道理的、合乎情理的，甚至就是正确的、有事实依据的，绝非仅是自己的一个想法或看法而已，所以才会为此苦恼。也有的患者事后会说自己理智上认识到自己当时的想法有问题，但就是控制不住自己的情绪和行为。

转变患者的思维和行为惯性就是在充分认识到上述情况存在的前提下，从质疑挑战患者的自动化思维开始。认知行为治疗就是治疗师跟患者一起，教授并引导患者学习一套系统的方法，在认知行为治疗理论下重新认识他目前在情绪、行为或身体不适方面的困扰与哪些因素有关，从而试着用所学的方法去处理其目前的困扰，亲自体验这一方法的实际效果。比如，一些患者总是有这样那样的身体不适症状，医院的各项检查表明患者的这些困扰或症状与身体疾病无关，或者无法用现有的躯体疾病来解释，面对检查结果阴性或者医生的无病保证后，患者的状况就会好一些，但过不了多久患者就又感觉疾病缠身、困扰不断，那么就有必要教授患者用CBT的理论学习重新认识其症状或困扰，了解这些困扰与他遇到特定情形时的所思所想、所做的解释、归因或推断之间的关系。尽管患者往往把其当时的所思所想看作事实加以接纳，但治疗师在共情的基础上和患者结成合作联盟，引导他学着把自己的所思所想、所做的解释、归因或推断等看作有待进一步检验真伪的假设，不一定就是事实或者说不一定就完全是事实。在引导患者学会这么重新看待自己的想法或认知之后，再进一步引导患者通过讨论来收集证据或设计行为实验并付诸行动等多种途径来验证、否定或部分否定原来的假设，并基于讨论或行为实验的结果产生出新的更有功能的替代思维，从而缓解其情绪、生理和行为症状，以达到治疗的效果。这就是认知治疗中挑战自动化思维与进行认知重建的过程。

在挑战自动化思维与进行认知重建之前，需要首先找到患者的问题情形、当时的自动化思维以及相应的情绪、行为和生理反应，并以表 4-2 自动化思维记录表（又称功能不良性思维记录表，dysfunctional thought record，DTR）的形式记录下来这些内容。为了能够用 DTR 表的形式记录和挑战自动化思维，之前需要请患者先介绍问题情形发生的前因、发生发展经过及后果，治疗师在倾听的同时用 DTR 表的形式重新梳理所听到的内容，即发现哪些属于问题情形、哪些属于患者当时的自动化思维以及相应的情绪、行为或生理反应，并记录在表格相应的栏目内。有时患者诉说其困扰之后 DTR 表前四列的内容就已经展现出来了，治疗师无须进一步提问，就可以轻而易举地用 DTR 表的形式将其记录下来。只剩下接着询问患者当时对其自动化思维的相信程度（0～100 分，0 分表示不相信，100 分表示相信到极点）、情绪反应的强烈程度（0～100 分，0 分表示患者某一种情绪反应一点儿都没有，100 分表示患者的某一种情绪反应体验强烈到极点）。然后用 CBT 理论的方式小结前面所谈内容，引导患者认识到他之所以有第四列的反应跟他遇到第二列情形时出现第三列的自动化思维有关，当事人往往会把自己的所思所想作为事实加以接纳，从而出现相应的苦恼。那么根据认知理论，帮助患者摆脱苦恼很重要的是，学会先把那些想法（第三列的那些自动化思维）看成有待检验真伪程度的假设。然后治疗师和患者一起明确要挑战的关键自动化思维，直接用表格下面的某些问题或其他适合的问题提问患者，和患者一起展开讨论就可以了。通过探讨引导患者得出适合这一情形的、有功能的替代思维，并将替代思维写在 DTR 表的第五列栏目内，接着询问患者讨论当时对替代思维的相信程度，并将相信程度也写在此栏目内。紧接着就请患者试着用新的替代思维重看第二列的问题情形，询问他对原来的自动化思维的相信程度会发生什么变化，他的情绪、行为生理反应各会发生什么变化，并将变化后的情况写在 DTR 表的最后一列相应栏目内。此时进行总结，让患者认识到想法正在发生改变，情绪、行为、生理反应也会发生改变，痛苦或苦恼的程度就会减轻甚至消失。当然，如果得出的替代思维不是出自患者本人，而是治疗师强加给患者的，那么患者就不太相信替代思维，或者没有经过深入探讨就勉强得出一个替代思维，或者在得出一个替代思维的同时又有新的自动化思维出现并构成障碍的话，那么患者的症状改善自然就会不佳。表 4-2 中给出了记录、质疑并挑战自动化思维常用的提问语，以帮助治疗师和患者获得相应的内容。

用下述问题帮助挑战功能不良性自动化思维、产生替代思维。

①支持自动化思维的证据有哪些？不支持的证据有哪些？

②是否有其他的解释？

③如果自动化思维是合理的，那么最坏会发生什么？我能承受吗？最好会发生什么？最可能出现的结局是什么？

④我相信这一自动化思维的话，结果会怎样？我相信替代思维后，结果又会怎样？哪种是我期望的或对我有帮助？

⑤对此我应该做什么？

⑥如果_____（亲友的名字）处在这个情形且有这种想法，我会对他/她说什么？试着拿来对自己说。

表 4-2 功能不良性思维记录表（DTR 表）

指导语：当你注意到自己心情不好时，问自己"我此时脑子里在想什么？"；然后尽快把这些想法或图像记在自动化思维栏内。

日期/时间	情景	自动化思维	情绪、生理反应或行为	替代思维	结果
	1. 发生什么事件、出现什么想法、白日梦或回忆之后你感到不愉快、伤心或有其他烦恼？ 2. 你处在什么环境下感到不愉快、伤心或有其他烦恼？ 3. 你察觉身体上有什么不舒服后出现不愉快、伤心或有其他烦恼？	1. 你脑子里有什么想法或图像出现？ 2. 当时你对每个想法或图像的相信程度是多少（0～100分）？	1. 当时你有什么情绪反应（悲伤/焦虑/愤怒等）？ 2. 每个情绪反应的强烈程度是多少（0～100分）？ 3. 有什么生理或行为反应（或你做了什么）？	1.（选择性使用）你的自动化思维属于哪类认知歪曲？ 2. 构想出一个更合理的想法来替换自动化思维。 3. 你对每种替代思维的相信程度是多少（0～100分）？	1. 现在你对第三列自动化思维的相信程度是多少（0～100分）？ 2. 你现在有什么情绪、生理反应？情绪强度是多少（0～100分）？ 3. 你原来情绪反应的强度会变成多少（0～100分）？ 4. 你会做什么（你的行为会有什么不同）？

（一）DTR 表第一列

DTR 表的第一列主要是记录日期和时间，目的是帮助患者将注意力集中在关键情形发生的时间点上。由于在谈论关键情形时，患者往往会感觉很痛苦，不自觉地将话题转移至其他相对不那么痛苦的内容上；或者患者的问题情形一个套着一个，思绪比较乱的患者就会不自觉地跑到其他情形或既往的类似事情上而没有意识到；或者患者在谈论某个问题情形的同时会把自己事后的一些揣测、解释或归因加入进来，而非说出认知治疗所期望的情形出现当时的想法。这样就有可能导致治疗师怎么询问都无法找出与某一问题情形有关的自动化思维，认知质疑和挑战就会显得无从做起，抑或效果不佳。因此，需要通过日期和时间的确定将患者和治疗师的注意力固定在某一具体问题情形发生的当时，从而引出后面第二列和第三列的内容。当然，如果患者很容易将注意力集中在既定的情形上，则无须记录第一列的内容。

（二）DTR 表第二列

DTR 表的第二列是事件、情形或情景描述，它既可以是外部世界发生的客观事件，比如患者看到、听见、接触到、闻到、尝到、参与或置身于的某个或某些情形；它也可是患者主观世界发生的事件，比如患者脑海中出现的想法、闪现的画面、做的白日梦或回忆等；它还可以是患者自己认为听见的声音、看见的情形、嗅到的气味或感觉到的不适体验但其他人体验不到的东西，即幻听、幻视、幻嗅或身体不适。患者往往认为是这些情形发生导致其感到不愉快、伤心或有其他的烦恼，即导致患者出现 DTR 表第四列所述的反应。第二列只是客观记录当时的情形，不要把患者当时出现的自动化思维、随后的评价、猜测或情绪、行为、生理反应记录在这里。当然，记录需简明扼要，把影响患者的关键事实记录下来即可，具体如何记录并无绝对的标准。

在 DTR 表的第二列记录患者经历的外部事件相对容易，但对于记录患者主观体验到的内部事件则会有一定的难度。比如，患者听见有人咒骂自己，虽然在旁人看起来这是幻听或者说子虚乌有，但对于患者而言却是切实感受到的真实存在，应该记录在第二列，可是有时治疗师会觉得那根本就不存在，应该放在第三列，属于患者头脑虚构出来的内容。这与精神病理学有关幻觉的定义对专业人员的影响有关，精神病理学认为幻觉"是一种虚幻的知觉，是在客观现实中并不存在某种事物的情况下，病人却感知有它的存在"。为了帮助大家理解精神病理学这一定义的局限性，可以通过下面对比临床上看待与处理头痛和幻听的不同来说明：个体说自己头疼，尽管反复彻底的医学检查均未见任何器质性异常，但不会有人否认个体确实有头疼，虽然任何其他人都不能体验到、检测到头疼这个东西，外界也不存在让患者头痛的客观实在，只是看到患者头痛时的反应不同或者听到患者的叙述而已。但接下来对于如何处理个体的头疼，专业人员却形成了重要的共识，就是了解在哪些情况下个体的头疼会发作，如何应对可以减少它的出现和发作时个体的难受程度，而不是试图让个体改变他对头痛的认识，就是让个人认识到他的头痛是根本不存在的、是个体想象出来的。而临床上对于幻听或者患者的其他幻觉等主观体验，尽管幻觉也是除当事人之外的任何其他人都无法体验到、检测到的东西，外界也不存在让患者听到声音的客观实在，只是看到幻听等主观体验出现时患者的反应不同或者听到患者的叙述而已，但临床上面对幻听等幻觉，专业人员的重点却放在了转变患者对幻听的认识上，就是让患者认识到他的体验是幻听、不是真实存在的，而不是帮助患者来学会找出幻听出现的诱发因素、如何应对才能减少幻听的出现或者让幻听出现时对患者的干扰变小或变轻。所以通过对比就可以发现，精神病理学专业书籍上的内容影响精神卫生专业人员的认知和临床应对，特别是熟知精神病理学的精神科医生和护士。

在 DTR 表第二列记录患者的主观世界发生的事件时，面对有精神病性症状的患者，重要的不是让患者认识到根本不存在幻听等精神病性症状，而是引导患者学会留意并发现当幻听等精神病性症状出现时，让患者感到痛苦的想法是什么，患者有什么情绪或生理反应，又采取了什么应对方法，然后用 DTR 表的形式记录下来。通过引导患者找出与之有关的功能不良性的自动化思维和应对方式，才有可能引导患者学会形成替代思维，重新看待其精神病性症状和采取不一样的应对措施。

（三）DTR 表第三列

在 DTR 表第三列记录的是患者经历第二列所列情形时出现的自动化思维，有些患者的自动化思维无须治疗师额外提问就可以从其叙述中发现并记录下来。比如，患者小周说："我自从跟他们结仇之后，我的脖子就特别僵硬，只要我知道她在我旁边待一下午，就一下午僵硬，回到家之后还持续一两个小时。那家小女孩的哥哥挺壮的，比我壮，我担心她哥哥找我麻烦，来揍我，我打不过他。一个是我担心我人身不安全，即便我在家里，我还是会反反复复地想，我在想，我就有一个画面，我骑车到她面前，她会用那恶狠狠的目光瞪我一眼，或者骂我。"从这段叙述中就可以看到，小周的脖子僵硬这一身体不适与他的自动化思维和自动化表象有关，他的自动化思维是"她哥哥找我麻烦，来揍我，我打不过他，我人身不安全"，他的自动化表象是"一个画面，我骑车到她面前，她会用那恶狠狠的目光瞪我一眼，或者骂我"。在这样的自动化思维和自动化表象的影响下，患者小周保持一个高度警觉状态，自然就脖子僵硬了。

但通常治疗师需要用 DTR 表中的提问语或此章前面所述方法做出提问，才能引出患者的相关自动化思维。有时治疗师根据患者的叙述先把第四列的内容（患者当时出现的情绪、行为和生理反应）记录完毕之后，将第二列和第四列的内容联系在一起，继续提问患者才能引出患者的自动化思维，然后将自动化思维记录在 DTR 表第三列的相应栏目内。比如，一位自杀未遂的患者小曲的案例。

　　小曲：这一段日子不管是在感情上，还是家庭，还有工作上都挺不顺利的，那天晚上这么想着想着，就感觉自己太失败了，所以就想到了自杀。（"都挺不顺利的，自己太失败了"，这是小曲的自动化思维。）

　　李：那当时你的心情是怎样的？

　　小曲：绝望吧。

　　李：那天晚上想到自己各方面的不顺利，觉得自己太失败了，那时是对什么感到了绝望让你决定自杀并采取了自杀行为？

　　小曲：（沉默几秒）感觉自己没有什么存在的价值……看不到……（沉默）（"自己没有什么存在的价值"，也是小曲的自动化思维。）

　　李：（等待一分钟小曲依然没有说出来）看不到什么？

　　小曲：看不到什么希望。

正如前面所谈，某个情形下患者的自动化思维通常不会只有一个想法或画面，而是一系列的想法或画面先后出现，因此治疗师需要反复询问患者在那个情形下是否还有其他的想法或画面出现，在得到否定的回答后才结束第三列自动化思维内容的记录。有时患者在谈论某个问题情形时，会掺杂着几个小的情形，或者一个问题情形引发的反应会成为下一个问题情形，治疗师则需要把它们分别记录下来，以帮助患者厘清思绪。

以一个抑郁且有偏执型人格障碍的患者小艾为例，说明如下。

小艾： 我记得发生了一件很小的事情。就是我住在那个求职公寓，然后我正好睡在空调的下面嘛，然后，可能一块儿住的几个人都感觉比较热。然后呢我又很怕冷，所以，我一开始我是尽量忍耐，然后就、就是盖着被子吹空调嘛。但是，有一天我觉得外面的温度很低了，她们还要开空调，我当时就会很气愤，我就会……如果是以前我会压抑，但是我现在就是说，我就跟她说，我说："外面这么低的温度，你现在还来开空调，那你们有没有考虑、为别人考虑过？"她说："我们也没办法，太热了。"然后我说："你们要在这儿睡一下就可以了，睡一个晚上就知道了。"她们说："那我们以前睡过啊，然后睡一个晚上就搬走了。"她、她的意思就是说，她知道我是什么感受。我说："那你们知道，还己所不欲还要施予人，是吧？"然后当时我就觉得没什么，好像，但是后来我感觉大家就，我知道，自从我那样说了之后大家就不敢再开空调了。然后只要我不开，她们就不敢开空调。然后但是呢，我就能感觉到她们对我的态度就很、就是尽量跟我很疏远，我心里面有点儿担心，我觉得是不是我太、只考虑自己了，不考虑别人。然后我说话，当时我——我现在跟您说的态度是比较平和的，但是我当时跟她们说的语气是很强烈的。（小艾提到两个情形及各自相应的自动化思维与反应，第二个情形实际上是第一个情形发生后出现的后果。治疗中需要重点关注第一个情形。）

李： 哦，很强烈的啊。

小艾： 对。然后，可能让别人觉得心里面很不舒服。然后，那当时就想着，我当时、当天晚上根本没觉得什么，但是就是后来第二天看大家的态度，我就觉得心里面就很失落，我就想，就感觉自己……怎么说呢？我就感觉我自己很多事情都处理不好，反正就是这么一点儿小事儿我都不太会表达自己的情绪，我觉得我没有、没有什么坏心啊，我只是想我维护一下自己啊，我怎么就处理不好这件事儿呢？（笑）（小艾继续说第二个情形下的自动化思维。）

李：呵，好，这是一个常见的例子，是吧？

小艾：嗯。

李：那咱们正好一起用认知行为治疗的理论来看看到底是什么让自己变得那么气愤的，好吗？

小艾：嗯。

李：这个事儿应该就是"外面天气很冷，大家还开空调"，是吧？（DTR 表第二列的内容。）

小艾：嗯。

李：好。请你把它写在这个表格的第二列。

小艾：（写字）我觉得我现在讲话有点儿语无伦次。（笑）（小艾对自己的评价，属于自动化思维，但对此无须特别关注。）

李：呵呵，不管你是否语无伦次，这不重要，重要的是你说出了当时的情况，对吧？

小艾：哦，嗯。

李：开着空调，当时你就特别气愤，是吧？（DTR 表第四列情绪反应的内容。）

小艾：对。

李：你的情绪变得特别气愤。

小艾：（患者写字记录）

李：还有别的吗？当时还有别的什么情绪吗？（继续问 DTR 表第四列的情绪反应。）

小艾：唔，我感觉主要是气愤。

李：主要是气愤，然后你就对她们很凶地说这个话，对吗？（DTR 表第四列行为反应的内容。）

小艾：对。嗯，我就说"己所不欲你们还要施予人，是吗？"就这个。（边说边写）

李：好，你看（指着所写内容），这是当时的客观情况，就是"外面天气也挺凉的，她们开空调了"，然后你气愤，你这么说话，当时你觉得她们，天气很凉她们还开空调，你觉得她们是什么意思让你那么气愤，然后那么厉害地说她们？（将第二列与第四列的内容联系在一起，再询问小艾第三列的自动化思维。）

小艾：因为我觉得她们，怎么说呢？我这么一说吧，我现在这想法心里有点儿动摇，因为我——（小艾对她的自动化思维有了质疑，此时容易让治疗师的思路偏离正在谈论的话题，即不继续沿着找自动化思维的思路进行。）

李：现在有动摇，不过先留意当时那一瞬间你的想法是什么。（治疗师继续聚焦于当时的自动化思维。）

小艾：当时、当时就我可能觉得，她们就完全没有考虑我。（DTR 表第三列的自动化思维。）

李：她们完全没有考虑我。

小艾：对，因为我觉得平时，是吧，很热，我已经忍受了。

李：嗯，写在这儿，"她们完全没有考虑我"。

小艾：（写字）

李：好，还有别的想法吗，那一瞬间？（继续询问 DTR 表第三列的自动化思维。）

小艾：我觉得我平时挺为她们考虑的，如果很热的话我就开空调；要是换一个人睡那儿，人家、人家说不定早就给关了什么的，我会这么去想这个事情。（DTR 表第三列自动化思维的内容。）

李："我平时挺为她们考虑的"，是吧？

小艾：我认为我，我认为我挺为她们考虑的，至少在这件事上。（写字）

李：嗯，还有别的想法吗？"平时挺为她们考虑的，然后她们根本没考虑我"，是吧？

小艾：嗯。

李：啊，还有别的想法出现吗？（治疗师继续询问 DTR 表第三列的自动化思维，直至小艾回答"没有"再停止。）

小艾：嗯，暂时没有了。

李：就在那一瞬间。

小艾：嗯……我觉得，我从心里会谴责自己，因为她们都是 90 后的小姑娘嘛，那可能确实就是比我怕热。（小艾再一次转移话题，谈到了事后的反思与替代思维。）

李：那是事后，那是事后你谴责自己，是吧？

小艾：嗯嗯。

李：那一瞬间你凶巴巴地跟她们说这些话的时候你也这么想吗？（核实患者当时是否出现"她们都是 90 后的小姑娘，确实她们比我怕热这个想法"。）

小艾：当时没有，事后后悔。嗯，我觉得好像当时就这些。

李：就这两个想法，好。

小艾：对。

李：那在这儿咱就一起看一看。那个另外的情况先放一放，我们以后再谈。（指着写下来的内容）你看这个客观的事儿就是，确实就是天冷，天外面还不是那么热，不管它冷还是热，反正不是那么热，开着空调；开着空调呢，嗯，你认为你平时为她们挺考虑的，而她们根本没考虑你，所以你就气愤，你就凶巴巴地跟她们说了这些话，是吧？

小艾：嗯嗯。

李：看见没有，（继续指着写下来的内容）客观的事儿是这样，那是你当时这么想的，你正是因为这么想了，才让你那么气愤并凶巴巴地说她们。你觉得，事后啊，嗯，你不是后来又重新想了吗？（治疗师面向小艾开展 CBT 理论模型的心理健康教育，并引导小艾说出事后反思出现的替代思维。）

小艾：嗯。

李：你事后是怎么想的？

小艾：我事后就觉得，就我睡在那个位置就挺倒霉的。（笑）然后第二个就觉得，她们是，她们都是 90 后的学生，确实是怕热，也是有可能的。那她们，她们可能想到，我睡在那个位置，那没办法，她们热，她们怎么办，她们有她们的需求。所以我就觉得我自己好像这个火发的…就说我，我是有自己的需求，但是，我不应该这样去表达，可是我确实也不知道该怎么去表达。（小艾说出替代思维"我睡在那个位置就挺倒霉的，她们都是 90 后的学生，确实是怕热"的同时，也把第二个情形下的自动化思维"我不应该这样去表达"说出来了。）

李：好，非常好。你事后，之后你看见她们的反应就是她们不敢开空调了。是吧？（治疗师接着引出小艾的第二个情形。）

小艾：对。

李：她们再也不敢开空调了，然后你就有所反思。

小艾：对。

李：你反思之后，你发现其实就是，你处在这个位置当然很，你睡在这个位置当然很倒霉。但是，倘若睡在别的位置，估计也挺热的。另外，她们确实比你小。

小艾：对，确实比较热。

李：估计身子也比你壮，是吧？

小艾：对。

李：身子要比你壮，那屋里头要是六七个人的话，也确实是热，是吧？

小艾：是。

李：所以如果当时你能这么想的话，你觉得你还会不会那么气愤，并凶巴巴地说她们？（治疗师引导小艾看到，面对同样的情形，自己的想法不同，则情绪和行为反应明显不同。）

小艾：不会。

通过上面例子中的探讨，治疗师让患者小艾学着用认知模型重新看待发生的情形，理解影响她的关键因素是自动化思维而非事件本身，同时也把 DTR 表前四列的内容基本上都记录下来了。

(四)DTR 表第四列

DTR 表第四列主要记录在前几列记录的具体情形下出现那些自动化思维时患者的情绪、行为和生理反应，并用 0 到 100 分对患者每个情绪反应的强烈程度做出评估：0 分表示患者一点儿也没有体验到某一情绪，100 分表示患者体验到的某一情绪已达到最强烈程度。在治疗中患者通常会直接谈出他的情绪变化，治疗师无须特别提问，有时治疗师则需要询问患者才能让患者说出他当时的情绪症状。患者的生理症状和行为反应亦是如此。

有时在治疗中患者说出的自动化思维很少，而第四列给出的情绪反应很多，显然用第三列患者的自动化思维很难解释第四列的情绪反应，此时治疗师就需要询问患者当时想到了什么让他出现某个情绪反应的，从而引出与这一情绪相关的自动化思维，即通过患者的情绪反应引出患者没说出来的自动化思维。

继续用小艾在治疗中的例子说明如下。

　　小艾：我有一件事情我也是很气愤，我想起来特别容易为一些小事而生气。就是我工作的时候，然后打电话，是工作中打电话，然后我口头语比较多，然后那个，我们有一个、就是正式员工吧，她就批评我，就是说："你说话的时候口头语能不能少点儿？"然后，当然跟我讲话语气特别地冲，我当时心里面就觉得她特别地、我觉得她特别地针对我。我感觉，可能我想事情过于复杂，因为当时给我培训的那个人是他们员工里面刚提拔上来的一个人，那个人资历很浅，我感觉他们就想找碴，然后正好找到我了，正好我有这个毛病，那个培训部员工跟我说了好几次我都改不过来，她正好找到碴，她借着对我发火的机会来整那个人。（笑）我是这样理解的。我觉得我自己就是，我觉得我自己成了她的出气筒，我认为她的态度、态度是不公正的。（小艾被批评后出现一系列的自动化思维："我觉得她特别地针对我、我感觉他们就想找碴、她借着对我发火的机会来整那个人，我觉得自己成了她的出气筒，她的态度是不公正的。"这些自动化思维与小艾生气有关，对其中的一些自动化思维"我感觉他们就想找碴、她借着对我发火的机会来整那个人"，小艾也能提醒自己"我感觉可能我想事情过于复杂"，尽管小艾还是相信她自己的自动化思维。）

　　李：哦，好，其实事件就是"正式员工批评我打电话的时候那个口头语太多"，是吧？

　　小艾：嗯。

　　李：这是客观的事儿，是吧？

　　小艾：对。

　　李：然后你的想法就是……

　　小艾：我认为她不公正。（这是跟小艾生气最相关的那个自动化思维。）

李："她不公正，她是在针对我"，是吧？

小艾：对。

李：还有"她借着对我发火的机会来整那个人，自己成了她的出气筒"，是吧？

小艾：对。

李：好，这是当时的想法，所以你的情绪就变成什么样子了？

小艾：我觉得很气愤啊，就是气愤。

李：气愤，很气愤，是吧？

小艾：嗯。

李：好，行为呢？

小艾：行为的话，就是，我就表现得跟她就很疏远，然而我不敢正面跟她冲突，但是我就尽量、尽量不跟她有太多的接触。

李：哦，避免跟她有太多接触，是吧？

小艾：对。

李：好，在这儿你举的例子非常好啊。你很快就学会了怎么样把事件找出来，把想法找出来，然后把自己的情绪、行为反应找出来，而且你也意识到自己很容易生气。那么你的这个气跟什么有关系？（治疗师正性强化小艾做得好的方面，然后试图引导小艾认识到让她变得生气的是想法，而不仅仅是事件本身。）

小艾：这个气跟什么有关系？

李：跟什么有关系？是跟她批评你了这个事儿有关，还是跟什么有关？（继续引导小艾认识到自动化思维的重要性。）

小艾：我就认为是"她批评我了"这个事情。我知道从道理上来讲应该是想法，可是我就是觉得她不公正。（通常人都认为是事件影响人的情绪，刚了解了 CBT 原理的小艾更是如此；小艾最后说的话再次印证了导致小艾出现气愤情绪的是她的想法"我就是觉得她不公正"，只是小艾没有认识到这是她的想法而已。）

李：就是觉得她不公正，对吧？

小艾：对。当然，其实我后来也知道她、她她可能，她本身也是那种直肠子，就是讲话什么的，她、她是不是在针对她，我不知道，但是她确实，她跟别人讲话也是这样。她并不是在针对我一个人。（小艾其中一个自动化思维"她是在针对我"的替代思维出现了，"她本身也是那种直肠子，她并不是在针对我一个人"。）

李：非常好哦。让你气愤的就是觉得"她在针对我"，对吧？

小艾：嗯。

李：实际上你发现她跟任何人说话都是那样一个方式，直肠子的人，然后她并不是在针对你才这样说话的，是吧？

小艾：对对对。

李：是不是针对别人不好说，但不好说她是在针对你的。

小艾：对，她不是在针对我，她就跟别人讲话都是这样，就是，只要说我们不是正式员工的，她都那样讲话。

李：都是那样的一个讲话方式啊。

小艾：对对对，嗯。

李：所以这就告诉我们，这个"气愤"其实跟什么有关系？当然任何人被批评都会不开心，但这种不开心是不是会达到你这个气愤的程度，通过咱们的讨论你觉得跟什么有关系？（治疗师向小艾强化认知行为治疗理论模型。）

小艾：就我的想法，但当我想到她不是针对我，我依然很气愤。（小艾认识到想法影响自己，但没有认识到只对一个自动化思维找出替代思维，不足以导致小艾的情绪出现明显的改善。这也是很常见的一个情况，因为小艾刚开始接受治疗。）

李：当然跟你的想法有关系，而不仅仅是发生了什么事。你有那么多想法出现，你才变得气愤。你只改变了其中一个想法，其他想法没有发生改变的话，特别是依然认为她不公正的话，自然还会感到气愤。（治疗师再次抓住机会强调想法对小艾情绪的影响。）

(五)DTR 表第五列

DTR 表第五列就是通过使用表下面的问题或者通过其他提问促使患者拓宽思路，通过讨论引导患者得出更少认知歪曲、更加合理、更接近真实状况或者更具功能适应性的替代思维。在找出替代思维之后，会询问患者此时此刻对新的替代思维的相信程度是多少，用 0～100 分来评估。将找出的替代思维及对替代思维的相信程度记录在第五列。与此同时，治疗师也可以教授认知歪曲的相关知识，引导患者对他原来的自动化思维归属于哪类认知歪曲有所认识，将他原来自动化思维的认知歪曲类别写下来，有助于患者以后练习着留意他的这类认知歪曲，遇到相似情况时练习着提醒自己不重蹈覆辙。

如果找出的替代思维患者的相信程度不到 50 分，那说明前面的探讨不够深入、没有切中他原来自动化思维的关键之处进行讨论，导致找出的替代思维的说服力不够；或者因为患者原来的自动化思维更接近核心信念，更难撼动。此时，提醒我们需要继续针对这个自动化思维进行讨论或者在以后的治疗中继续对这一主题进行探讨，才能引导患者逐步改变认知。

(六)DTR 表第六列

DTR 表第六列则是治疗师鼓励患者使用替代思维重新去看待和体验第二列所经历的那个情形，从而觉察到他自己的情绪、行为和生理反应会有什么不同，同时发现他对原来的自动化思维的相信程度会有什么改变，然后将这些改变均记录在最后一列，即 DTR 表的第六列。

当一个人抑郁时，其自动化思维往往是负性的、非理性的、歪曲的、不客观的或无益的。即使患者的一些自动化思维反映的是事实或者是对的，也通常会有夸大、以偏概全或灾难化预测未来的成分。大部分精神障碍患者的自动化思维往往不是事实或者不对，或者不完全是事实。治疗师需要和患者一起去挑战质疑其功能不良性的自动化思维，最终引导患者产生功能适应性的替代思维，这就是认知重建的过程。

(七)DTR 表应用举例

下面以一个抑郁症患者小孔的一次心理治疗为例，展示治疗中是如何使用 DTR 表(表 4-3)帮助患者将自动化思维转变为替代思维的。表 4-3 是前面图 4-1a 和图 4-1b 谈到的中学生小孔的 DTR 表，从她的很多自动化思维中选择一个关键的自动化思维"我是一个不靠谱的人"作为治疗讨论的主题，经过讨论，使用 DTR 表下面的苏格拉底式提问，比如找证据、下定义、澄清细节、寻找其他解释、双重标准、认知模型的心理健康教育以及认知歪曲的心理健康教育等，引导小孔聚焦这一想法拓展思路，从而发现她的想法并不成立，这样才能引导患者小孔形成新的替代思维"我还凑合"。这是心理治疗中治疗师的主要职责。

用下述问题帮助挑战功能不良性自动化思维、产生替代思维。

①支持自动化思维的证据有哪些？不支持的证据有哪些？

②是否有其他的解释？

③如果自动化思维是合理的，那么最坏会发生什么？我能承受吗？最好会发生什么？最可能出现的结局是什么？

④我相信这一自动化思维的话，结果会怎样？我相信替代思维后，结果又会怎样？哪种是我期望的或对我有帮助？

⑤对此我应该做什么？

⑥如果＿＿＿＿＿（亲友的名字）处在这个情形且有这种想法，我会对他/她说什么？试着拿来对自己说。

表4-3 功能不良性自动化思维记录表(DTR表使用案例)

指导语：当你注意到自己心情不好时，问自己"我此时脑子里在想什么？"，然后尽快把这些想法或图像记在自动化思维栏内。

日期/时间	情景	自动化思维	情绪、生理反应或行为	替代思维	结果
	1. 发生什么事件、出现什么想法、白日梦或回忆之后你感到不愉快、伤心或有其他烦恼？ 2. 你处在什么环境下感到不愉快、伤心或有其他烦恼？ 3. 你察觉身体上有什么不舒服后出现不愉快、伤心或有其他烦恼？	1. 你脑子里有什么想法或图像出现？ 2. 当时你对每个想法或图像的相信程度是多少（0～100分）？	1. 当时你有什么情绪反应（悲伤/焦虑/愤怒等）？ 2. 每个情绪反应的强烈程度是多少（0～100分）？ 3. 有什么生理或行为反应（或你做了什么）？	1.（选择性使用）你的自动化思维属于哪类认知歪曲？ 2. 使用表下面的问题构想出一个更合理的想法来替换自动化思维。 3. 你对每种替代思维的相信程度是多少（0～100分）？	1. 现在你对第三列自动化思维的相信程度是多少（0～100分）？ 2. 你现在有什么情绪、生理反应？情绪强度是多少（0～100分）？ 3. 你原来情绪反应的强度会变成多少（0～100分）？ 4. 你会做什么（你的行为会有什么不同）？

续表

日期/时间	情景	自动化思维	情绪、生理反应或行为	替代思维	结果
3月20日上午9点	试着跟李医生连线，联系不上，爸爸在外面生气，并跟我妈妈发脾气	我比较笨 我做事儿比较慢 总是让人觉得我是麻烦 我是一个不靠谱的人80分 我做事情就会遇到很多障碍 很多麻烦就会找上我	沮丧60分 失望40分 不开心70分 悲观70分 什么事儿都不想做 头很沉、发紧	贴标签、夸大不好、极端化 我还凑合50分	我是一个不靠谱的人10分 沮丧20分 失望30分 不开心70分 悲观40分 不会什么事儿都不想做 头变轻松一些 不要总是太否定自己

尽管小孔对替代思维的相信程度只有50分，可是对原自动化思维的相信程度从80分降到了10分，她的情绪和行为反应也有明显的改善，也能提醒自己不要遇到什么事情都太过否定自己。与此同时，小孔也认识到她的自动化思维的认知歪曲类别。至于其他未被讨论的那些自动化思维，可以在下次治疗时讨论，也可以把它们作为家庭作业布置下去，让她练习使用所学方法帮助自己进行认知重建。

在小孔的治疗中，议题讨论部分的逐字稿如下。

李：哦，看见没有，你出现了很多的想法，"我比较笨，我做事儿比较慢，我总是让人觉得很麻烦，我是一个不靠谱的人，我做事情就会遇到很多障碍，很多麻烦就会找上我"，在这种情况下，你的心情变成什么样子了？（治疗师小结患者小孔谈到的自动化思维，然后引出她相应的情绪反应，以完善DTR表的相关内容；同时抓住机会强调认知对小孔的情绪有影响，强化认知模型。）

小孔：就是很沮丧、失望。

李：写下来。（在治疗中常常由患者做记录，特别是经过几次的治疗患者了解了治疗的大体流程之后，这样有助于患者思考和理清思绪并掌握这一方法。）

小孔：嗯。

李：很沮丧、失望、不开心，是吧？

小孔：嗯。

李：还有别的情绪吗？

小孔：就是感觉有些悲观的那种感觉。

李：悲观，还有别的吗？

小孔：没了。

李：没了。在这种很沮丧、很失望、不开心、悲观的情况下，你的行为有什么变化吗？当时。（治疗师继续了解小孔的行为变化。）

小孔：就是，嗯，刚才丧失了那种，感觉什么事儿都不想做。

李：什么事儿都不想做，把它也写下来。

小孔：就写在情绪上吗？

李：写在情绪那一列，对。

小孔：嗯。

李：这是行为反应，嗯。身体上有什么不舒服吗？（治疗师了解小孔的生理症状。）

小孔：那个倒没有好像。

李：没有，就是让你又沮丧又失望又悲观，什么事儿都不想做。

小孔：哦，我的身体可能就是，觉得头就是很沉、发紧那种（咳咳）。（小孔补充说出她的生理不适。）

李：哦，那写下来，头很沉，发紧，嗯，可以写下来。你看见了没有，在这个情况下，你情绪上有变化，你行为上也有变化，你的生理上，也就是身体上也有些不舒服，头发沉、发紧，是吧？

小孔：啊，是！

李：好，那我们就看看你的情绪反应有多严重。你那个沮丧能达到多少？0是你一点儿都不沮丧，100是你沮丧到极点，你觉得刚才就是我们俩联系，联系不上，你爸爸就在外面跟你妈妈发脾气的时候，你那个沮丧能达到多少？

小孔：60，60％。

李：60％，好。那你的失望呢？

小孔：40％。

李：40％。然后不开心呢？

小孔：70。

李：70％，悲观呢？

小孔：嗯，70。

李：也70％。然后看见了没有，你的情绪反应是沮丧、失望、不开心、悲观。不开心和悲观最明显，是吧？（治疗师引导小孔聚焦在最强烈的情绪上。）

小孔：嗯。

李：不开心和悲观最明显，当时你有很多的想法，看着你写出来的这些想法，你觉得哪个想法跟你这个不开心、悲观关系最密切？（治疗师引导小孔找出与她的最强烈情绪相关的自动化思维，以便作为讨论的重点。）

小孔：嗯……（咳）我是一个不靠谱的人。

李："我是一个不靠谱的人"，嗯嗯。还有哪个？

小孔：嗯……我总是会遇到很多麻烦。

李："我总是会遇到很多麻烦"，是吗？

小孔：嗯，很多麻烦事儿会找上我。

李："很多麻烦事儿就会找上我，我总是会遇到很多麻烦，我是一个不靠谱的人"，咱们只针对一个来谈的话，你觉得哪个想法对你影响最大？"我总是会遇到麻烦"？还是"我是一个不靠谱的人"？（如果不止一个自动化思维跟患者的最强烈情绪有关，治疗师需要找出其中最直接相关的那个自动化思维。）

小孔：不靠谱的人。

李："我是一个不靠谱的人"，是吗？

小孔：嗯。

李：好，那么你对这个想法当时的相信程度是多少？0是一点儿都不相信，100是你相信、完全相信。所以你对"我是一个不靠谱的人"，你相信程度会是多少？

小孔：80。

李：80分，你就给它写下来，80分，写在它旁边。

小孔：嗯。

李：写下来了。好，所以接下来我们俩一起来看一看这个想法到底合理不合理，好不好？（治疗师这里强调想法需要验证才知道是否合理。）

小孔：嗯。

李："我是一个不靠谱的人"，你对它的相信程度是 80％，我们把另外一张纸找出来，我上次给过你另外一张纸，还记得吗？

小孔：工作单吗？

李：找支持的证据、反对的证据那张纸，工作单，对。

小孔：嗯，找到了。

李：那我们就来看看，你认为自己是一个不靠谱的人，那么有什么证据证明你就是一个不靠谱的人？支持的证据有什么？（在运用找证据的方式质疑挑战患者的自动化思维时，治疗师需要先找支持的证据而非反对的证据，这样才有利于治疗师跟患者结成稳固的治疗联盟，同时有助于治疗师发现那些支持证据存在的漏洞，为寻找反对证据和推翻支持的证据提供素材。）

小孔：嗯……（咳咳）很久，不是很久，就是几年前，然后，我和我的一个关系很近的一个女同学、好朋友，然后一起去聊天，然后聊自己的很多就是梦想，然后这些梦想，就是，因为就想得比较不切实际吧，然后那个，然后后来，嗯，她当时，她当时对我这个梦想是觉得，嗯……（思考）她挺相信的，然后，然后她就回头就告诉她妈妈了，然后结果她妈妈就说我是一个不靠谱的人。

李：哦，好。当时你跟她聊到你的梦想，她还挺相信，她告诉她妈妈之后，她妈妈说你是一个不靠谱的人，是吗？好，把它写下来，简单写一下。

小孔：嗯。她告诉她妈妈我的梦想，然后她妈妈说我不，是一个不靠谱的人，嗯。（写字声）写完了。

李：好。那还有别的证据吗？证明你是一个不靠谱的人？（找证据时，治疗师需要先把尽可能多的支持的证据找出来，而不是先对支持的证据是否成立进行探讨。）

小孔：我就是模模糊糊地记得，就是，我给家里人盛饭，然后一盛，就是盛，就是盛面条，然后一不小心就盛得特别满，然后拌菜都拌不开，然后，然后我姨就说"你傻啊"。

李：哦，你给家里人盛饭，然后呢盛得特别满，你姨说你傻，是吧？

小孔：嗯。

李：写下来。

小孔：嗯。（写字）行。

李：写完了。还有别的吗？

小孔：嗯，就是总体上觉得我干什么事儿就是，然后我干着干着，然后我就是总是自己，就翻倍（费劲儿）继续干下去，总是让别人来帮我一把才行那种。

李：你干很多事儿……

小孔：就是，比如说，对，前前，去，昨天好像是，那个，嗯，前天我的杯子，然后那个掉到地下了，然后结果，（咳咳）那个杯子是下面可以拧开的，然后我自己就弄不了，然后都是别人帮我弄的。

李：哦，就那杯子掉地下，让别人处理下面的事情，嗯，这是第三个证据。还有别的吗？

小孔：嗯，想不起来了。

李：主要这三个证据，这是找出来的证明自己是一个不靠谱的人的证据。好，那接下来我们想反对的证据，有什么可以证明其实你并不是一个不靠谱的人？（在患者没有新的支持证据的情况下，治疗师再开始引导患者找反对的证据。）

小孔：哦，对，刚才那个支持的证据我再说一个。（患者在找反对证据的过程中，会增加新的支持证据，这是常出现的情况。）

李：再说一个，好，是什么？

小孔：在军训的时候我是（咳）文艺委员，然后我是领唱，但是，嗯，就是一共要唱两首歌，然后第一首是我领唱，但是第二首，嗯，就是老师再让我领唱的时候，我忽然觉得我不行，然后我害怕，然后我跟老师说我不行，他就找的别人。嗯，然后在一次彩排的时候，然后是有领导在那里听，结果我高音部分是我一个人负责，但是我唱破音了，然后我觉得特别的、特别的丢人的那种。

李：这是第四个证据，就是你领唱的时候你说你不行，另外你实际领唱的时候，把音唱破了，是吧？

小孔：嗯。

李：这是支持的证据添加了一个。

小孔：写下来了。

李：好，那现在开始想反对的证据。反对的证据有什么？其实发生了什么事情可以反过来证明你并不是一个不靠谱的人？（找反对的证据时，治疗师也是先尽可能多地列出患者能找到的反证据。）

小孔：我觉得我太相信我是一个不靠谱的人，所以我根本就不认同那些反对的证据。（这是常出现的情况，就是患者似乎找不到反对的证据，需要治疗师多鼓励和多引导，患者才能发现那些反对的证据。）

李：好，不管你认同不认同，试着把它找出来。

小孔：嗯……（思考）嗯，是军训的时候，我教大家唱会了一首歌。

李：军训的时候教大家唱会了一首歌，非常好，就这么想支持你靠谱的那些东西。还有别的吗？

小孔：我帮朋友发传单。

李：好，帮朋友发传单，好，就这么想，还有别的吗？

小孔：嗯……（思考）朋友找我了解什么，嗯，这种课外知识的时候，我基本上都能回答得上。

李：好，朋友找你了解课外知识，你能回答上来，好，把它写下来。

小孔：嗯。

李：继续想，继续想其他的反对的证据。想到了吗？

小孔：想不太起来了。

李：你刚才谈到帮朋友发传单，朋友找你了解课外知识，军训的时候领唱，再想想你做的其他的事情，证明你比较靠谱的。

小孔：嗯，这些都是靠谱的吗？

李：你觉得呢，你说的那些事是靠谱还是不靠谱？那么什么是靠谱？（根据探讨的需要，治疗师及时引入下定义的技术，启发小孔思考自己对于"靠谱""不靠谱"的定义是否恰当。）

小孔：我觉得靠谱都是别人找你做一些什么事儿，然后你能够顺利地帮他们完成。

李：非常好，那就找这样的事情，别人找你做什么事儿，你能够完成的。

小孔：嗯。好像没有哇，我觉得。

李：你想一想，有没有别人找你做什么事情？你从小到大有没有人找你做什么事情？

小孔：啊，有人让我帮他端水，然后我就帮他端过来了，这个这……

李：这个算不算啊？

小孔：这个算，可是这个谁都能做到。（这也是在治疗中常出现的情况，患者的概念会有混淆，患者会想方设法低估或忽略反对的证据。比如，小孔认为自己做到的事情是大家都能做到的，而忽略了这一点与此处探讨的内容无关。）

李：好，这个只要算，就算是靠谱的事情，而不管其他人能否做到。这是帮别人端水，其他的事情呢？（治疗师引导小孔学会把不相关的考虑扔在一边，以免给治疗造成干扰。）

小孔：我想想，我再。

李：嗯，再想想。不光是跟朋友啊，跟家里人啊，或者跟其他的人在一起也可以。

小孔：还是想，想的都是支持的证据。（选择性关注是常出现的情况，即患者更关注那些跟其自动化思维一致的信息，而非那些跟自动化思维不一致的反证据。）

李：好，这是会出现的情况，现在你把注意力放在想一些反对的证据上，比方说，今天你做的这个事情如何？今天咱们先 QQ 联系，联系有问题，然后你又想方法解决问题，你都做什么了？那时候。（治疗师启发小孔从她身边发生的事情中发现反对的证据，而不是直接告知小孔哪些是反对的证据。）

小孔：就是找别的通话方式。

李：那这是靠谱不靠谱啊？

小孔：我不太靠谱。（患者习惯把反对的证据看成支持的证据，因此就需要治疗师的引导。）

李：这怎么就不太靠谱？最终你怎么着了？最终咱俩通上话了

吗？（治疗师引导小孔关注她做得好的方面，从而能够开动脑筋找到更多反对的证据。）

小孔：通上了。

李：那说明如何？

小孔：说明还还行吧。

李：还行，这可不可以作为一个反对的证据？

小孔：嗯，算吧。

李：这算，可以写下来吗？遇到问题的时候积极去解决，写下来了吗？

小孔：嗯，写下来了。

李：好，就这么想，别的情况下，你做的其他靠谱的事情。

小孔：那，嗯……（思考）我高中三年几乎没有迟到过。

李：好，高中三年几乎没有迟到过，那也可以，是吧？

小孔：嗯。

李：好，还有什么？

小孔：嗯，给别人回答什么事儿的时候，会讲解得比较详细。

李：好，这也很好啊，这靠谱，回答什么事儿的时候讲解得详细。嗯，还有吗？别人托付你去办一些事儿的时候，你做得怎么样？（治疗师继续启发小孔想反对的证据。）

小孔：不是太好。

李：你指的是什么不是太好？（当患者的回答跟治疗师预计的不一样时，治疗师不要急于转变方向去寻找其他反对的证据，而是先了解情况。这是因为患者的选择性关注会影响到患者，让患者发现不了本该属于反对证据的那些事实。）

小孔：我想起来有个事儿，然后就是我们学校让我去，让我们一、一、一班的女生去那个，嗯，搬书，（咳咳）然后那个，他会告你，你搬要多少本儿，然后别人都很快地数完了，我还在那里就很慢，因为他们都是数，先数一捆是多少，但是我是十本十本地数，然后就比别人慢了很多。（由此可知，小孔选择性关注对她的影响。）

李：嗯嗯，这个是不靠谱吗？还是算什么？（治疗师启发小孔看到她提供的证据不是支持的证据。）

小孔：应该算是不靠谱吧。

李：这怎么个不靠谱法？刚才你说的什么叫不靠谱来着？（通过下定义的方式，治疗师启发小孔思考她认为的支持证据的不成立之处。）

小孔：就是（咳咳），我我，嗯，就是别人让我干什么事儿，我可能都干不到。

李：这叫，别人让你干什么事儿，你干不到，这叫不靠谱啊？你最后干的那个，数书数完了没有？那个搬书。

小孔：别人帮我数的。

李：别人帮你数的，最后你搬完没搬完？

小孔：算是完了。

李：所以这属于不靠谱吗？不靠谱的人，他往往这个事儿会怎么样？让他做什么事儿他会去做吗？

小孔：不会。

李：不会去做，而你做没做？

小孔：做了。

李：所以，这能不能作为一个你不靠谱的证据？

小孔：不能。

李：不能，所以现在来看一看啊，刚才你找了一些支持的证据，也找了一些反对的证据，对不对？（治疗师小结前面找证据的过程，为过渡到下一个阶段的探讨做准备。）

小孔：嗯。

李：好，我们再来看看那些支持的证据，好不好？（在找完反对的证据之后，治疗师和患者一起重新审视支持的证据，对于质疑和挑战自动化思维来说非常重要。）

小孔：嗯。

李：那么在重看支持的证据之前，回想一下刚才你说过的，你觉得什么叫不靠谱？（继续通过下定义的方式，治疗师启发患者重新思考。）

小孔：别人让我做什么事儿我都做不上来。（小孔的定义复述让治疗师发现问题所在。）

李：噢，这叫不靠谱啊？"做什么事儿我都做不上来"，这叫不靠谱，那什么叫靠谱呢？（治疗师继续通过下定义的方法，找出小孔的漏洞，从而能够引导小孔发现问题所在。）

小孔：就别人让你做什么事儿，你都能替别人完成，让别人很开心。

李：你这么说的话，那、那我倒这么想啊，别人让你做什么事儿，都能做完，这就叫靠谱。然后不靠谱，就是别人让你做什么事儿，你都做不完，这就叫不靠谱。我怎么觉得这个定义有点儿问题呢？我不知道这个，你的这个靠谱、不靠谱的定义好像跟我理解的靠谱、不靠谱有点儿差异，其他人会怎么理解这个靠谱、不靠谱？（治疗师指出自己的疑惑，然后启发小孔思考她的定义和其他人之间的不同。）

小孔：嗯，其他人可能更往不可靠那个方向去理解。（小孔没有针对治疗师的问题给出确切的答案。）

李：怎么叫不可靠？（治疗师继续启发小孔谈得更具体明确一些。）

小孔：就是，嗯，就是那种，做事儿比较吊儿郎当，不会（咳咳）就在乎别人，没有责任感。

李：好，不靠谱指的是，一般是说没有责任感。

小孔：嗯。

李：好，所以你的这个不靠谱跟别人的那个不靠谱是不是一回事？（治疗师通过对比小孔的定义跟其他人的定义，引导小孔发现问题所在。）

小孔：不是。

李：意识到了吗？

小孔：意识到了。（声音变得很低，听起来很费力）那我，我感觉我比较笨。（"我感觉我比较笨"，这是患者在治疗中出现的"热认知"。）

李：先不跑自己比较笨那儿，先把这个事儿弄完啊，先不想别的，先顺着这个不靠谱的思路，你不是认为"别人觉得我是一个不靠谱的人"吗？我们先谈这个啊。（治疗师先对干扰小孔思绪的"热认知"做出回应，然后尝试把小孔的思路拉回主题上来。如果这样简单处理，能够把患者拉回到主题上来，治疗师则无须做更多干预。）

小孔：嗯。

李：所以根据其他人对不靠谱的理解，你看看你找的那些支持的证据，能否说明你是一个不靠谱的人？

小孔：能有60％能说明吧。（通过下定义和比较定义的不同，小孔已经开始对其自动化思维有所松动了。）

李：哪个证据能说明你是不靠谱的？第一个能说明你是一个不靠谱的人吗？

小孔：能。

李：怎么个能？就她妈妈的那个评价，请讲讲你的理由。

小孔：嗯。

李：好。那是几年前？当时你多大？（看来小孔给出理由有难度，于是治疗师启发小孔思考。）

小孔：十二三岁。

李：十二三岁的小孩子，你当时谈的什么梦想？

小孔：就是想去出国啊什么的。

李：哦，那十二三岁的小孩子想去出国，这个跟不靠谱的关系是什么？

小孔：就是像我们这种条件，太平凡又没有多少钱的人，就基本上也没有什么才华啊，也不是特别聪明的人。（患者会把不相干的现状作为理由放在一起混淆她的思路，同时也混淆了治疗师的思路。）

李：你如果十二三岁，你就能断定你没有什么才华，也不是特别聪明，也就不大可能出国吗？

小孔：嗯……不是吧。

李：那比方说，现在有一个小孩子他也跟你差不多，那样的一个年龄，十二三岁，然后他想着他也是你那样的家境，他又想着将来要出国之类的，你就可以说他不靠谱？（治疗师试图通过角色替换的方式，让小孔从旁观者的角度产生不一样的认识。）

小孔：我觉得有点儿吧。

李：有点儿不靠谱，那我们常常说小孩子那么点儿正是应该怎么着的时候？（治疗师在一招不成的情况下并不气馁，而是继续启发小孔思考。）

小孔：充满幻想。

李：正是应该充满幻想，那幻想如果都靠谱还叫幻想吗？

小孔：不叫。

李：那如果他有不靠谱的幻想，才有可能将来怎么着？

小孔：嗯，有可能会实现。

李：才有可能会实现，是吗？如果他连这个不靠谱的幻想都没有的话，他将来能实现吗？（治疗师引导小孔发现不切实际的幻想或梦想的价值。）

小孔：不能。（咳咳）

李：所以，我们对一个有梦想有幻想的孩子说他不靠谱，你觉得这个判断合适不合适？

小孔：不合适。

李：不合适，是吗？对一个十二三岁的孩子来说，这样说他是在干什么？这样的评判起了一个什么作用？

小孔：误导作用。

李：误导，还有一个打击和扼杀的一个作用，是不是这么说？

小孔：对呀！

李：所以你的朋友的妈妈说你不靠谱，就等于你不靠谱吗？

小孔：不是。（咳咳）

李：是嘛！她这样说你不合适，如果她只是说你的梦想不靠谱，还有一点儿沾边，但她据此就说你是一个不靠谱的人，这沾得上边儿吗？

小孔：沾不上边儿。

李：只能，只能说是你的梦想那个时候不太、不太符合你当时的实际，但那就是梦想，梦想不靠谱、不符合实际那才能叫梦想，才有朝一日可以实现。对不对？（治疗师抓住机会对小孔开展梦想的心理健康教育，将梦想的不切实际正常化。）

小孔：嗯。

李：如果一个人的梦想符合实际了、靠谱了，那还叫梦想吗？

小孔：不叫了。

李：所以我们有不符合实际、不靠谱的梦想，在那个年龄段，是什么？

小孔：是什么？

李：是再自然不过的一个事儿了吧？可不可以这么说？

小孔：对。（咳）

李：好，所以你觉得就她妈妈说你是一个不靠谱的人，就可以证明你是一个不靠谱的人，你觉得这个证据如何？有没有问题？（治疗师通过上述探讨，引导小孔发现她找出来的支持证据并不成立。）

小孔：有问题。

李：这个证据有问题。好，再看第二个证据，你给家里人盛饭，盛得特别满。

小孔：对。

李：然后你姨说你傻，这是什么时候你给家里人盛饭？（治疗师先了解背景资料，以此启发小孔重新思考和看待这一支持的证据，从而发现支持证据的不成立之处。）

小孔：上初中的时候。

李：上初中的时候，初几？

小孔：初、初三吧可能。

李：初三，那是你第几次给家里人盛饭？

小孔：好几次。

李：啊？

小孔：好几次了吧。

李：那是好几次，那次吃的是面条，以前自己盛过面条吗？

小孔：没有，好像。

李：那是你第一次盛面条，对不对？

小孔：嗯，那次是给家里人第一次盛面条。

李：给家里人第一次盛面条，如果从来没有盛过面条，第一次给人盛面条，他盛起来会怎么样？

小孔：不熟练，不太好。

李：他不熟练，不太好，是吗？

小孔：嗯。

李：所以，因为一个人第一次做这个事情不熟练不太好，就说他傻，你觉得这种评价合适不合适？

小孔：（沉默）可是，那个，我，之前我都帮自己盛过，可是就是给别人盛，结果……

李：我不知道，你给别人盛得特别满，对吗？

小孔：对啊！

李：一般人给别人盛饭的时候，给别人盛是盛满一点儿好还是盛不满一点好？你们那儿的习惯。（治疗师试图结合我们中国人待人的礼节，启发小孔思考。）

小孔：就是盛满一点儿。

李：盛满一点儿，是吗？

小孔：是呗。

李：所以，你当时是怎么想的？（治疗师想表达的是患者盛饭之前是如何想的，但由于表达不严谨，导致患者理解成盛饭之后是怎么想的。）

小孔：就是感觉怎么这么一点儿小事儿也做不好了。（这是患者盛饭太满后出现的自动化思维。）

李：事后你是感觉这么点儿小事儿都做不好，但实际上你是第一次盛这个面条，对不对？

小孔：嗯，是啊。

李：所以如果，如果这个事儿不说你怎么，换成我，我第一次盛面条，我当时上初中，第一次给家里人盛面条，然后盛得特别满，你会怎么说我？你也会说我你傻啊？还会怎么说？（治疗师继续试图通过角色替换的方式，引导小孔学会拿对待别人的标准来对待自己。）

小孔：（沉默很长时间）嗯……有点儿笨。（显然治疗师的策略对小孔无效，治疗师需要再想办法。）

李：你会觉得我有点儿笨，是吗？

小孔：嗯。

李：那你想不想听我会怎么说？（治疗师跟小孔进行不同看法的探讨及自我暴露，并征询小孔的同意，以体现合作联盟和对患者的尊重。）

小孔：想。

李：我会觉得，其实第一次给人盛面，就习惯性地给人多盛，不知道该盛多少更合适，这很正常，因为我是第一次嘛。如果有人跟我说，"盛面跟盛米饭不一样，因为面要加卤嘛，所以要少盛一点儿"，这样我下一次就知道了。我可能会这么想，我不会认为我这个人就是笨。

小孔：（沉默）可是我想，像那种面条什么的，嗯，都是自己给自己盛过的，而且，也，也不知道吃过多少次了。（小孔作为患者会找到理由继续苛责自己。）

李：哦，确实也做过，是吧？但做过之后，有的时候人在什么情况下做事儿也不一定因为做过就做得一定好？（治疗师需要继续引导小孔拓展思路，而非苛责她自己。）

小孔：紧，紧张？

李：紧张是吧？当时你有紧张的情况吗？

小孔：当时我在盛面条的时候，因为面条它就剩那么多了，我就想全部盛上算了。然后……（小孔终于把她当时的情况说出来了，这也是日常生活中大家常出现的现象。）

李：哦，你是这么想的，是吗？

小孔：对。感觉是……

李：嗯，所以想把剩下的面条全盛上算了，就那么多，那时候会不会盛得多？

小孔：会啊。

李：所以那这跟傻不傻有关系吗？

小孔：没有。

李：没关系，这跟傻不傻没关系，那这跟靠谱不靠谱有关系吗？

小孔：嗯，没有。

李：没有。好，所以你接下来看第三个、第四个证据，你觉得这跟靠谱不靠谱有关系吗？（治疗师试图让小孔自己重新审视剩下的支持证据。）

小孔：有点儿。

李：关系在哪儿？什么叫不靠谱？（治疗师发现让小孔独自审视支持的证据有难度，于是治疗师结合下定义的方法继续启发小孔思考。)

小孔：嗯，没有责任感。

李：你做的这些事儿都属于没有责任感，第三个、第四个全是属于没责任感的事儿？

小孔：嗯，第二个是找人代唱的，嗯……

李：哪个？你说什么？

小孔：就是第二种不是让别人代替我领唱那个，确实是有点儿没责任感。第一个杯子掉地上别人帮忙处理，不是我不靠谱。(小孔根据定义就发现其中一个支持的证据并不成立。)

李：哦，那个让别人替你领唱是没责任感。你当时是在什么情况下找人替你？你当时是不想负责，所以让别人领唱？还是什么？(治疗师继续引导小孔回想当时的具体情况，以让她发现这一证据的不成立之处。)

小孔：我害怕自己做不好。

李：所以，你害怕自己做不好，是什么在影响你？(治疗师引导小孔发现自动化思维对她的不良影响。)

小孔：(沉默)就是这个想法，这个……

李：你这个想法在影响你，是吗？

小孔：对。

李：你害怕自己做不好，如果你真的做不好的话，会怎么样？会对全班如何？

小孔：就带来点儿损失，带来点儿影响。

李：带来点儿影响，所以你是为了避免这个影响，你让别人领唱的，是这么说吗？(治疗师引导小孔发现她找人替自己领唱的目的。)

小孔：是。

李：那属于没责任感吗？

小孔：嗯，不是。

李：所以，这么看起来，你的这个支持的证据怎么样？能说明你是一个不靠谱的人吗？

小孔：不能。

李：所以对于今天咱们讨论的这个想法，你说自己是一个不靠谱的人，你觉得这个说法成立不成立？（通过探讨，治疗师引导小孔发现其自动化思维并不成立。）

小孔：不成立。

李：所以可以怎么样评价自己？（治疗师乘势请患者说出其自动化思维的替代思维。）

小孔：嗯，还凑合吧。

李："我还凑合"，是吧？好，那写在替代思维那一栏里头。（翻纸声）

小孔：嗯。

李：你对这个想法的相信程度是多少？现在？

小孔：50％。

李：50％，还是将信将疑，是吧？

小孔：嗯。

李：好，哪怕你现在对"我还凑合"这个的相信程度变成50％，你对原来说自己"我是一个不靠谱的人"，现在的相信程度变成多少了？

小孔：10。

李：变成10％了，你写下来这些内容了吗？

小孔：啊，等一下。

李："我还凑合"，写在替代思维那儿，后面写50％，写了吧？

小孔：写了。

李：然后呢，"我是一个不靠谱的人"，那个80％的相信程度变成10％，写了吧？

小孔：嗯，写了。

李：写了。那如果这么样的话，你发现自己还凑合，虽然也同样发生了这个事儿，你跟我联系，联系的时候有些障碍，你爸爸在外面跟你妈妈在那儿发脾气，即使在这种情况下，你把自己看成还凑合的话，你觉得你的沮丧啊、失望啊、不开心啊、悲观会有什么变化？那个反应程度会有什么变化？（治疗师引导小孔发现有了更有功能的替代思维之后，即使再经历同样的事情，情绪、行为和生理症状就会明显不同，这也是认知模型心理健康教育的一部分。）

小孔：减40％吧。

李：各减 40%，比方沮丧变成多少了？

小孔：嗯，20。

李：变成 20%，失望呢？

小孔：30。

李：失望原来你是 40%，现在变成 30%，好。不开心呢？

小孔：嗯，这个的话，和原来一样。

李：不开心还是和原来一样，70%，是吗？悲观呢？

小孔：嗯……还剩 40%。

李：悲观还剩 40%，那你的那个什么事儿都不想做这个行为呢？跟你身体上的这种头很沉、发紧，会有什么样的变化？

小孔：感觉好像轻松一部分。（通过小孔的回答，就可以发现认知不同，情绪行为和生理症状就会大不相同。）

李：轻松一部分，非常好！所以在这儿咱就总结一下。咱俩只是针对咱们俩这个网络联系的时候有一些障碍，你爸爸在外面跟你妈妈发脾气这个事儿，进行讨论。然后找出来你有很多的自动化思维，很多的负性想法，在这些负性想法的影响下你的情绪变得很沮丧，很失望，很不开心，也很悲观，也不想做事儿，然后头也发沉发紧。然后对这个我们找其中的一个想法做了分析，其中的一个想法就是"我是一个不靠谱的人"，对吧？（治疗师进行总结。）

小孔：嗯。

李：我们通过找正反两方面的证据发现什么？发现其实，你找的那些支持证据跟你靠谱不靠谱根本没有关系，而不靠谱在你看起来是什么呢？是做不了什么事儿就叫不靠谱，而实际上不靠谱指的是什么？答应做的事儿然后不去做，不负责任，是吧？

小孔：嗯。

李：而你根本就没有这个情况，相反你很多事情，你答应做了，你确实都去做，是不是这么说？

小孔：嗯。

李：而且在今天，即使咱们俩网络联系遇到很多困难的情况下，你依然在积极地什么？积极想办法，在积极地处理，是不是？

小孔：嗯。

李：最后你又换了个手机，我们俩联系成功了，是这么说吗？

小孔：是。

李：那么通过探讨，针对"我是一个不靠谱的人"，你就发现这个想法本身不合理，根本不成立。

小孔：嗯。

李：然后你又找到了替代思维，就是"我还凑合"。

小孔：嗯。

李：尽管你对这个替代思维的相信程度是50%，将信将疑，但是你的情绪反应就不一样了。

小孔：嗯。

李：身体上的那种不舒服也不一样了，身子就变得轻松一些了，是不是这么说？

小孔：对，头变轻松了。

李：头变轻松一些了。所以我们要学会用今天这个方法来帮助自己，就是怎么样让自己学会针对其中的一个关键想法，通过找支持的证据、找反对的证据，来让自己找到替代思维，让自己的情绪减轻一些，然后头变轻松一些，是吧？（治疗师强调这一挑战自动化思维方法的价值。）

小孔：嗯。

李：好。这是刚才我的总结，你简单总结一下。（在前面的几次治疗中，治疗师通常会先做总结，起到示范作用，然后再请患者进行总结，以检查患者在治疗中的收获，收集反馈信息。）

小孔：（沉默）嗯……就是很多做得不好的事儿可能，嗯，（咳咳）也是有别的原因，不仅仅是可能因为这、这一个想法，这个想法可能就是错的可能，很多时候，嗯，如果这个想法，嗯，减轻了的话，那那个身体可能也会舒服一些。（小孔的总结让我们看到她在治疗中有收获。）

李：也就是说你遇到一些障碍的时候，遇到一些困难的时候，你很容易把自己看成一个不靠谱的人。实际上遇到的这个障碍跟你靠谱不靠谱有关系吗？

小孔：嗯，没有。

李：那我问你，咱俩同时都在联系，那我有没有遇到这个障碍？（治疗师把小孔苛责她自己的情况放在治疗师身上，以引导她发现这样苛责的不合理性。）

小孔：有。

李：我也遇到这个障碍，我可不可以说我自己是个不靠谱的人？

小孔：嗯，不可以。

李：咱俩同时遇到障碍，我就不可以说自己是一个不靠谱的人，而你在说你自己是一个不靠谱的人，你觉得这个合适吗？（治疗师引导患者小孔发现她的双重标准。）

小孔：不合适。

李：记得提醒自己这一点，好不好？

小孔：嗯，好。

李：所以，今天谈这么多，你觉得你学到了最重要的是什么？（治疗师收集小孔的正性反馈。）

小孔：嗯，不要总是太否定自己。

李：非常好，能写下来吗？

小孔：啊，写在哪里？

李：你找一个地方啊，在结果那个地方，写在那儿，"不要总是太否定自己"。所以你原来的那个自动化思维"我是一个不靠谱的人"是不是属于贴标签、夸大自己的不好、两极化思维啊？（治疗师对小孔开展认知歪曲的心理健康教育。）

小孔：嗯。

李：以后可以这么提醒自己吗，在遇到困难的时候？在遇到障碍的时候？

小孔：可以。

李：非常好，然后，今天谈这么多，有什么不清楚的地方吗？（治疗师询问患者的负反馈。）

小孔：（沉默）嗯……政治上它会讲，（咳咳）嗯，它会讲一个东西。啊，政治上它有一个，哲学里面有一个理念就是，嗯，你的客观会影响思维，但是我觉得我的思维虽然有很多否定，但是这些是，确实是，很多也是事实呀。

李：嗯，好，你依然有一些困惑，这很正常，先把政治上的东西放一放，先不管它，以后再说它，好不好？（小孔的困惑不是现在能解决的，而且治疗的时间已用完，治疗师就鼓励她学会先放一放。）

小孔：好。

李：先把它放在那儿啊，学会把这一些比较远一点儿的困惑先放在这儿，好不好？慢慢来。

小孔：嗯。

李：那接下来给你留一个练习，好不好？（治疗师以合作联盟的方式给小孔布置家庭作业，因为患者的练习对于认知行为治疗来说非常重要。）

小孔：嗯。

李：针对"我比较笨"，你找支持的证据，找反对的证据，然后，你看看你怎么样最后写出替代思维出来。先看你对"我比较笨"这个想法的相信程度是多少，然后找支持的证据，找反对的证据，像今天这样。能做吗？你觉得？

小孔：能。

在这次治疗中，治疗师的角色定位是清晰地引导患者拓展思路去思考，从而发现其自动化思维的不合理性、不符合事实的方面，而非越俎代庖地替患者思考、替患者找出替代思维。这一点是认知治疗中引导性发现或者说苏格拉底式提问的魅力所在，只有这样才能让治疗中找出来的替代思维最终对患者有影响力。

认知治疗记录既可以用 DTR 表的方式记录，也可以在白纸上做记录，还可以在现在常用的各式平板电脑或笔记本电脑上做记录。形式不限，重要的是通过记录清晰地让患者理解认知理论，同时发现认知改变带给患者的良好变化，促发患者愿意继续进行认知重建练习。

下面再以抑郁症患者小芳的心理治疗为例，来说明认知重建和不用 DTR 表的格式记录的过程，具体见图 4-2。

在以图 4-2 的方式列出患者小芳的问题情形、相应的自动化思维和情绪行为反应之后，治疗师首先引导患者小芳认识到是她的自动化思维对她产生了不良影响，引导小芳使用 DTR 表下面找证据（正反证据）的方式来

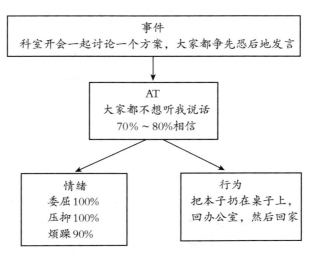

图 4-2　抑郁症案例小芳的认知治疗记录

探讨她的自动化思维"大家都不想听我说话"是否是事实。首先是和小芳一起找出支持她自动化思维"大家都不想听我说话"的证据，具体支持的证据如下。

①讨论中我回答其中一个人的问题，他不屑一顾，不相信我的答案。

②其他人都在说，不让我说。他们欺负我说话声音小，不如他们嗓门大，他们抢着说，不尊重人，欺负人，不按顺序说。

③他们的表情很不乐意，不屑一顾；他们的眼神不期盼我说话。

在小芳找不出新的支持证据之后，治疗师就引导她找反对其自动化思维"大家都不想听我说话"的证据，即反证据。刚开始小芳称找不到，这在治疗中是常见现象，患者找不到反对的证据。此时治疗师就需要引导小芳开动脑筋、拓展思路去发现那些她不曾发现的反对证据，就如同在小孔的治疗中一样。

比如，治疗师提醒小芳思考："讨论刚开始征询意见时有没有人马上说话？"而小芳马上回应："在国企，大家一般不愿意先开口说话，都先观察风向后再说话。所以自己当时想说而没有说，一开始就说话的一般都是刚毕业的人。"治疗师则继续启发她思考："那时如果抓住机会的话，是否可以说？那时自己说话会不会有人不让自己说？"从而让小芳发现她其实有说话的机会，只是由于自己的顾虑失去了一些机会而已。为了帮助小芳进一步拓展思路，治疗师继续询问："当时讨论发言的经过是什么样呢？"小芳说："讨论会开始由一个同事报告这个项目，而这个项目开始是我提出来的。我想第一个发言，但大家都沉默了一两分钟，我没抓住机会说。当时有 8 个人，包括我在内，其他人都是男的，说话声音大。两点开始，10分钟汇报，然后是 20 分钟的讨论，之后我就出去了。"

通过小芳的介绍，治疗师得知经过最初的沉默之后，会议就陷入了争先恐后的发言阶段，于是治疗师接着问："当后面讨论热烈的时候，一个人在大声谈自己的观点时，他的重点放在哪里？是否会关注其他人有无发言？"从而引导小芳发现，讨论会上大家各自都只想表达自己的观点，不完全等于不想听其他人说，因为一旦有人表达观点大家会静静地听而不是打断不让说。接着治疗师再跟小芳一起重新审视她给出的支持的证据，就会发现那三个支持的证据都是她的想法，她的"读心症"，他们的反应跟自己期望的不同，不等于如果自己抓住机会说自己的观点时他们就不让自己说。

在治疗师的引导下，通过讨论小芳最终得出的替代思维是"大家争先恐后地说话，不等于不想听我说，他们只是想表达自己的观点而已"，小芳对此新想法的相信程度是 80%～90%。找到替代思维之后的结果就是，小芳对原来动化思维的相信程度变成 10%左右；她觉得情绪会变得平静，委屈、烦躁变成 0 分，压抑降至 40%～50%；行为上就会继续开完会，而非中途离开。

通过上面的两个例子可以得知，应用 DTR 表进行认知重建是治疗师和患者在充分合作的前提下开展的，治疗师的作用是启发患者拓展思路，最终的替代思维还是由患者自己形成。当然，为了帮助患者形成替代思维，治疗师需要通过患者的叙述了解问题情形、当时的具体经过，从中发现患者的问题所在或逻辑漏洞，再通过一些提问引导患者也发现其自动化思维的问题所在或逻辑漏洞，从而得出新的更有功能的替代思维。

六、识别与处理"热认知"

在治疗过程中，若通过患者的非言语和言语线索注意到患者的情绪发生明显变化或负性情绪变得更强烈时，比如，患者的眼神、眉头、嘴角等面部表情的变化，泪水溢出，肌肉突然变僵硬，躯体姿势或手势发生变化，语音、语调、话语量或语速发生变化，突然变得哽咽，提高嗓门，说话变得缓慢、艰难、沉默、沉思、结巴或急促等，治疗师可以通过提问来引出患者此时的自动化思维或表象，即"热认知"。"热认知"就是患者在治疗过程中出现的正在影响患者情绪变化的自动化思维或表象。

"热认知"的内容往往与患者本人、治疗师、正谈到的某个内容或其他相关情形有关。如果在治疗中患者的"热认知"没有得到恰当的识别和处理，有可能会影响治疗关系，削弱患者的治疗动机，从而给治疗带来不利的影响。如果治疗师及时关注和处理患者的"热认知"，则有助于治疗关系变得更稳固，促使治疗进程更顺畅。引出患者"热认知"的方法跟前面谈到的引出自动化思维的方法相似，比如，可以说："我留意到你刚才越说反而哭泣得更厉害了，你脑子里想到了什么或者出现了什么画面？"当然，有时患者的"热认知"不需要特意去了解，患者自动就说出来了，治疗师需要在倾听的同时能够及时敏感地捕捉到其中的自动化思维，才有可能对患者的"热认知"进行工作。为了训练自己用认知理论倾听患者诉说中出现的自动化思维，治疗师需要练习着多听自己的治疗录音去找寻自动化思维以及接受专家的督导，逐步提高在实际治疗中捕捉谈话中出现的自动化思维的敏感度。

下面通过具体的心理治疗过程来展现"热认知"对患者的影响以及治疗师如何在治疗中对"热认知"进行工作。比如，前面小孔的心理治疗案例，在认知重建的过程中她出现的"我感觉我比较笨"，这是患者小孔出现的"热认知"。

李：怎么叫不可靠？

小孔：就是，嗯，就是那种，做事儿比较吊儿郎当，不会（咳咳）就在乎别人，没有责任感。

李：好，不靠谱指的是，一般是说没有责任感。

小孔：嗯。

李：好，所以你的这个不靠谱跟别人的那个不靠谱是不是一回事？

小孔：不是。

李：意识到了吗？

小孔：意识到了。（声音变得很低，听起来很费力）那我，我感觉我比较笨。

李：先不跑自己比较笨那儿，先把这个事儿弄完啊，先不想别的，先顺着这个不靠谱的思路，你不是认为"别人觉得我是一个不靠谱的人"吗？我们先谈这个啊。

小孔：嗯。

李：所以根据其他人对不靠谱的理解，你看看你找的那些支持的证据，能否说明你是一个不靠谱的人？

小孔：能有60％能说明吧。

在这次治疗中，治疗师通过提醒小孔把注意力拉回到所谈主题上来，而非被那时的自动化思维"我感觉我比较笨"影响着，就可以起到很好的效果。但有时患者的"热认知"会不时地出现在治疗中，对治疗造成非常显著的不良影响，这时候治疗师就要意识到"热认知"的干扰，然后根据情况做相应的处理，而不仅仅是提醒患者将它放在一边。这种情况在有人格障碍的患者中非常常见。比如，在第一次的认知行为治疗时，为了让患者更加清晰地理解认知理论，治疗师把椅子挪到离患者小周近一些的地方，这样方便患者小周看到治疗师在纸上写下来的内容，即结合小周的具体情况写的认知模型。下面是首次治疗在这个阶段的一部分治疗内容节选，从中就可以看到不时出现的"热认知"对小周造成的干扰以及治疗师的处理措施。

李：接下来咱就来谈一谈认知行为治疗是怎么回事儿。你刚才说得非常好。其实你就诊治疗之前在家里躺着，然后想得多，让你很焦虑，对吧？（治疗师强调想得多是小周焦虑的关键因素，初步进行认知模型的心理健康教育。）

小周：对。

李：你很焦虑，这是你的一种情绪，焦虑是种情绪。（治疗师对小周进行识别情绪的心理健康教育。）

小周：嗯。

李：然后这一周你就去公园走走，公园走走，然后跑步，是吧？

小周：嗯。

李：然后你说你的焦虑就减轻了，是不是这么说的？（治疗师继续结合小周的行为改变，进行行为影响情绪的心理健康教育。）

小周：对。

李：你看，噢，我离你近一点儿啊，咱俩坐近一些（挪到离他近的位置，方便一起看写下来的认知行为治疗模型图）。（指着写下来的内容）这是当时你的一个躺着的状态，这是你改变之后的一个行为，这是你的情绪，是吗？（治疗师结合写下来的内容向小周强化认知模型。）

小周：对。

李：你有去公园走走、跑步的行为之后，你的焦虑减轻了，就在跑步那个瞬间暂时减轻了。

小周：对。

李：所以这个告诉我们，如果我们在焦虑情绪那么严重的时候，我们就可以选择这样的方式帮自己，是吗？我们做一些事儿就可以帮到自己，就公园走一走，跑跑步，就可以帮到自己。这就是认知行为治疗的理论，改善行为可以改善情绪。我们现在主要的目的是先要把自己的情绪提升上来，帮助自己改善情绪之后，再去解决那些工作呀、学习呀、什么上大学呀那些事儿，是不是？第一要务应该是先帮自己如何改善情绪，如果一个人的情绪像你这样糟糕，别说是你，就是我，如果我是这样的情况，我也做不了学习的事情，我想看书也看不下去，做什么也做不下去。你还比我强一些，你还能读一些书。是吗？（治疗师抓住机会对小周进行认知理论的心理健康教育，同时跟小周就近期的治疗目标和方法达成共识，也对小周的状况给予共情理解，且特别强化小周做得好的方面。）

小周：对。

李：好，这是说到的认知行为治疗的理论。如果我们心情不好的时候，我们可以通过运动的行为来让心情好一点儿，是不是这么说？好，你先把这块儿你也试着用你理解的说一说，然后我看我说明白没有，如果说明白了，咱就继续往下再说认知行为治疗。（考虑到小周有比较严重的抑郁症，而抑郁症严重的时候就会影响小周的注意力、记忆力和思维反应能力。于是治疗师在治疗中及时收集小周的反馈信息，才能根据情况对治疗的进度和谈话的内容做出适当挑战，以使治疗适合小周的现状。）

小周：（沉默几秒）行为能改变我的情绪。

李：非常好，也就是说，你做的就是去公园走走跑跑，就让你的焦虑程度减轻了。

小周：对。

李：好，这是一个啊，就是认知行为治疗中的行为改变，咱还没说认知这块儿。认知这块儿你说得很好，你说到了一点是什么呢？你说到了一点，其实你早晨起来跟下午的时候，你一个人老躺在床上是想，是吧？（治疗师继续结合小周谈到的例子进行认知模型的心理健康教育，同时从正面认可患者的发现。）

小周：对。

李：你说你想到的是将来怎么办，你想两三个小时，核心想到的是将来怎么办，将来变成什么样子了，你也说到你不可能像我这样，或者不可能像上过大学的那样，所以你的意思是说，你将来的生活会是什么样子？（治疗师把小周的自动化思维抓出来，同时引导小周把疑问句的自动化思维变成陈述句，以让小周清晰地发现他的自动化思维的问题。）

小周：（沉默二十秒，不语）

李：你想到的你将来的生活是什么样子？（治疗师继续追问小周，因为治疗师以为他说出来有一定难度，需要时间思考。）

小周：（沉默十几秒）李医生，我现在跟您这么说话，您感觉到我嘴里面会有味道，有没有？（小周的"热认知"出现并在起作用了，让小周的注意力不能集中在所谈的问题上。这一点与上面治疗师的猜测完全不同。）

李：噢，你在担心什么？（为了搞清楚小周的"热认知"的具体内容，治疗师先了解情况，再决定如何处理。）

小周：因为之前有人说我就嘴里边会有味道，我，您您这……

李：所以现在你跟我、咱俩离这么近，你担心我会闻到你嘴里有味道，是吗？（治疗师把小周的自动化思维明确地表达出来，等待小周的确认。）

小周：对，我不知道您……

李：好，这是你刚才不敢说话的一个因素，是这么说吗？

小周：不是，是因为……不是。

李：是什么？

小周：我……（小周这样不流畅的表达说明他的"热认知"在影响着他。）

李：好，那这样，咱先不说这个事儿。（于是治疗师把本来计划谈的那个内容放在一边。）

小周：嗯。

李：咱现在就是我现在离你近，这是一个事儿啊，咱们现在先把这个（指着刚才询问的有关对将来的想象）放一边儿，好不好？（在了解了小周的"热认知"后，治疗师决定以小周出现的"热认知"为例谈认知理论。）

小周：嗯。

李：现在是，新出现的这事儿是这样，"李医生坐我旁边，很近"，是吧？（治疗师复述小周谈到的事件，强调什么是事件。）

小周：对。

李：很近，这是这个事儿，确实我坐你旁边了，离你很近。让你想到的是什么呢？就是"她会闻到我口中有味儿"，是吧？（治疗师指出他的自动化思维。）

小周：对。

李：所以当你这么想的时候你就会变得怎么样？我看你有点儿紧张，是吗？（治疗师抓住机会强调想法影响情绪。）

小周：对，因为我不想让我影响到你。

李：啊，你紧张，你还有一个想法出现，"我会影响到你""我会影响到李医生"，是吧？（治疗师根据小周的回应指出小周出现的另一个自动化思维。）

小周：对。

李：嗯，你会紧张，还有别的心情吗？情绪？

小周：没有。

李：好，然后你就会问我，是吧？（治疗师指出小周的行为改变。）

小周：对。

李：看见没有，这是客观发生的事儿，我就离得你这么近，然后你想到的是"李医生会闻到我口中有味儿，我会影响到她"，是吧？

小周：对。

李：然后你就感到紧张，然后就问李医生，是吧？

小周：对。

李：紧张的话，有时候说话就不敢说。是这么说吗？

小周：李医生，我感觉我不说话跟这个……

李：没关系。

小周：不是，不是有太大的关系。

李：好，但是这儿我们用这个例子来说认知行为治疗的理论，就是告诉我们想法给我们带来的影响。如果是另外一个人，先不说是你，另外一个人，比方说我坐在他旁边儿，你觉得他会这么想吗？（治疗师以"热认知"为例强调认知对小周的情绪和行为的影响。）

小周：（沉默几秒，然后摇头）

李：他不会这么想，所以他会像你这样紧张和问我吗？

小周：（继续摇头）

李：所以很重要的不是说这个事件"坐的位置近了"影响我们，而是想法"李医生会闻到我口中有味儿，我会影响到她"影响我们，这种想法在认知行为治疗中被称为自动化思维。（治疗师开展认知模型的心理健康教育。）

小周：（沉默十秒）李医生，因为我最近几年我生活，在家里边的生活，我今天，今天早上我也没有刷牙，我，李医生我在旁听的时候，我会刷牙，我会用漱口水，就是把一切都做、做好了。然后，然后我就不会这样了。所以现在我不想再说这些了。

李：确实，你今天早上也没刷牙，估计肯定口中也会有一些味儿，你自己觉得不舒服，是这么说吧？

小周：（沉默几秒）我离您，我离您远一点儿（主动挪离医生）。

李：嗯，你看在这种情况下，你觉得你对我的影响大吗？我没有选择像你这样离远点儿（做出远离的样子），这说明什么？

小周：（沉默十几秒）我不确定，我还是要离您远一点儿（继续挪远椅子）。

李：好，远一点儿，离我远点儿可以，没问题。好，那么我们就刚才谈到的这个，举的这个例子，你觉得咱们想强调的是什么？（在治疗中治疗师及时了解患者的反馈信息很重要，这样才能根据情况尽早调整治疗的策略，以适合患者的需要，这一点需要贯彻在治疗的始终。）

小周：（沉默十几秒）

李：我想强调的是什么？

小周：（沉默十几秒）因为我过去的一些经历让我对这个场景……（沉默几秒）有一些想法，然后，就会……产生，然后就会有情绪上的变化。（小周理解了认知行为治疗的理论。）

李：你认识到是想法引发情绪行为上的变化啊。非常好，说的就是这个！所以这么说来啊，咱们将来要想帮到自己，不像现在这样生活得不开心，没有心思做别的事情或学习，我们要想帮到自己，咱们的重点就是学会从想法、从行为的层面做出改变，我们以后一点点学习怎么样从想法、从行为的层面来让自己慢慢变得不那么伤心、不那么难过、不那么郁闷，从而让自己能够集中注意力去做自己想做的学习也好或者其他也好。这是咱们主要的任务，可不可以这么说？（治疗师把小周的问题跟认知理论结合起来，激发小周看到未来治疗好的希望与切入点，进一步明确现阶段的治疗目标。）

小周：嗯。

李：好，所以既然这么说，你能不能以你自己那个在床上躺着，想到了什么，来说明想法对自己的影响？能不能你自己举这个例子来说明这一点，让我看看我刚才说的是不是能够让你理解认知行为治疗的核心内容？（以前面被打断未谈完的情况做例子，请小周来谈他对认知理论的理解，从而判断小周对认知理论的理解是否到位。）

小周：（沉默二十几秒）

李：想起来有点儿困难，是吗？

小周：（沉默十几秒）我觉得将来我的生活应该不会太富裕。（小周说出了他的自动化思维。）

李："将来我的生活不会太富裕"，是吗？

小周：对。

李：嗯，好。

小周：然后让人家看不起。

李："我将来生活不会太富裕，将来会让人家看不起"，是吧？

小周：对。

李：所以，当这么想的时候，心情自然就变得如何了？

小周：（沉默十几秒）那时候我就……（沉默二十秒）那时候我就更想躺在床上。（治疗师想了解想法影响下小周的情绪反应，而小周给出的是行为反应。）

李：行为上更想躺着，不想动了，是吗？（治疗师抓住机会澄清这是行为反应，以教授小周注意区别情绪和行为的不同。）

小周：嗯。

李：然后情绪呢？

小周：（沉默半分钟）

李：情绪变成什么了？

小周：（沉默十几秒）应该会特，更、更加地痛苦。（小周的情绪表达宽泛不够具体。）

李：更加痛苦，更加低落，是这么说吗？（治疗师把小周的情绪表达具体化，然后跟小周核实。）

小周：对。

李：好，你看见没有啊？（写下来患者说的想法）看见没有？就是想法对我们的影响，是吧？你现在刚二十几岁？（治疗师试图对小周的认知提出质疑，期望小周看到想法不同，情绪、行为反应不同。但此时跟小周做这方面的讨论有些过早，不适合这个阶段的小周。）

小周：二十三岁。

李：二十三岁，现在由二十三岁的你来断定以后你的生活不富裕、会被人看不起，当然有这种可能性，有没有别的可能性？（治疗师启发小周发现他有预测未来的认知歪曲。）

小周：（沉默二十几秒）我不知道。

李：你不知道，哦，那我说一说你觉得怎么样？（治疗师表达观点前征询小周的意见，以体现合作联盟。）

小周：（沉默十几秒）

李：你觉得可以吗？

小周：李医生，我，我，我总感觉……（沉默几秒）李医生，感觉……（沉默十几秒）李医生，就我母亲说她想让我，她想来北京陪着我来看病。李医生咱们可能，我要我要略过这个话题，因为有一些事情就是，在您这儿治疗这样看之前就有好多事情就是在纠缠着我。就是我没有能把我的、就是我不能融到您的这个治疗里边。（患者的热认知又出现了，"有好多事情就是在纠缠着我，我不能就是融到您的这个治疗里边"。）

李：嗯嗯，所以现在纠缠你的是什么？主要纠缠你的，因为有好多嘛，最主要纠缠你的是什么？目前你认为有好多事情纠缠你让你不能融到治疗当中，这个是什么？（对于新出现的"热认知"，治疗师先了解情况，再决定如何处理。）

小周：（沉默十几秒）就是我离开您这儿之后回到家，我在，我在我们家里边我……（沉默几秒）特别痛苦。然后还有，另外我母亲这次她说……（沉默十几秒）她说她想让我在北京住段时间，可是我在北京只让我感觉我的差距更大，可是我在家里边我除了……（"我在北京只让我感觉我的差距更大"，这是小周的自动化思维。）

李：所以现在你就有一个难题摆在这儿，就是你到底在北京住着治病呢，还是在家里住着来回跑这儿治病，是这意思吧？无论怎样选择，对你来说都是一个难题，都让你认为你不能融到治疗当中去，是吗？（治疗师把小周的难题小结一下，看看是否抓住了小周的意思，同时突出小周的自动化思维。）

小周：对。

李：各有各的难处，是不是？

小周：对。

李：嗯，这是一个障碍，还有别的障碍吗？

小周：（沉默几秒）没有。

李：主要就是这个障碍，这个障碍让你纠结着，让你觉得也没法集中注意力在治疗上头，是这么说？（治疗师了解"热认知"给小周带来的不良影响。）

小周：对。

李：嗯嗯，好，我们把这个障碍我们找出来了，我们先放一放，我们先把刚才谈的那事儿谈完，因为咱们要先理解认知行为治疗的原理才能慢慢儿往下走。你觉得如何？你是怎么想的？是把咱们之前谈的那个话题放在一边，谈你认为治疗存在的这个障碍，还是说咱继续谈完咱们刚才谈那个事儿？你怎么想？（在把小周新出现的"热认知"在搞清楚之后，治疗师鼓励小周学会先把"热认知"放在一边等待以后处理，同时征询小周的意见，在治疗中始终体现合作联盟的工作方式。）

小周：就谈您之前您说的这件事儿。

李：非常好，就是你现在开始学着怎么着把障碍放在一边，先把要做的一件事儿做完，这点非常好！也就是说咱刚才谈到，一想到"将来我会生活不富裕，然后会被人看不起"，你就更加痛苦更加低落，更躺在床上不想动了，是吧？（治疗师首先正性强化小周对治疗有帮助的选择，再引入之前讨论的议题。）

小周：对。

李：这是想法对你的影响。然后我的一个问题就是，你刚二十三岁，我们据此来预测你将来会被人看不起，将来生活得不太富裕，你觉得这个推测，当然有可能是真实的，有没有可能这个推测是错的？（治疗师引导小周发现，灾难化预测未来犯错误的概率极高。）

小周：（沉默十几秒）

李：有没有推测错的这种可能性？

小周：没有。（小周不顺着治疗师引导的方向思考。）

李：没有这种可能性，是吗？

小周：李医生因为我自己的性格懦弱，我没有胆量。（这也是小周的自动化思维。）

李："我性格懦弱，没有胆量"，这是你对自己的看法。好，如果你通过认知行为治疗，你学会做出改变之后，你觉得你会变得怎么样？（治疗师鼓励小周展望未来可能出现的转变。）

小周：（患者沉默二十几秒）

李：你觉得你会变得怎样？

小周：（沉默半分钟）不知道。（小周依旧不顺着治疗师引导的方向思考。）

李：不知道，哦。那我来说一说。一个人觉得自己性格懦弱没有胆量，我想，这个人敢面对自己的痛苦来找人去帮助自己，你能说这个人性格懦弱、没有胆量吗？（治疗师试图挑战小周的自动化思维。）

小周：（沉默十几秒）李医生，我感觉我融不到你的治疗当中去。（小周的反馈说明这个阶段进行自动化思维的挑战不适合。）

李：这是自然的，这一点儿不奇怪，一点一点来。在抑郁非常严重的时候，抑郁的一个特点啊，抑郁病人的一个特点就是，注意力进不到这个要谈的这个事情上来，有时候跟着这个谈的事儿往下走都特别有难度。这就是抑郁的特点。（面对小周的情况，于是治疗师放慢治疗的节奏，开展抑郁对小周造成的不良影响的心理健康教育，以松动小周的负面自我评价。）

小周：（沉默半分多钟）李医生，我觉得您说我想来解决，其实我心里边我好像习惯这样，我不想再治了。（小周的"热认知"不断涌现。）

李：嗯，你有矛盾心理，一方面其实你也不想治，可不可以这么说？（治疗师认可小周的内心感受，以促进共情理解。）

小周：对。

李：你觉得这证明了你就是一个懦弱的人，是不是这么说？那如果你真的不想治，你觉得你会打那个电话，你觉得你会走到这儿来吗？（治疗师再次尝试在共情的基础上质疑小周的自动化思维。）

小周：（沉默二十几秒）

李：我其实说的是你矛盾，一方面想治，一方面又不想治。是这么说吗？

小周：（沉默十几秒）我不知道。（从小周的沉默和回答，可以知道治疗师前期的策略不太有效。）

李：不知道，那是自然的，你现在既有重度抑郁，又有焦虑，自然会不确信自己要不要治疗，犹豫不决就是抑郁的典型症状。我们一步一步来看看治疗后你有什么变化。好，今天咱们谈了几点内容：前面找了找你目前主要存在的问题有哪些，之后我们想谈治疗的目标，因为你不想谈那个问题，我们就放了没谈；然后我们就谈谈你的病是怎么回事儿，你又给我看你写的这个东西了；然后我们又谈认知行为治疗的原理，以及认知行为治疗对我们有什么帮助。关于这一点我们谈到，当自己心情特别不好的时候，焦虑的时候，自己出去走一走、跑跑步能让心情好一点点，改善一点点，是不是这么说？（治疗师抓住机会对小周进行抑郁症的心理健康教育，正常化小周的反应，卸除小周的心理负担。由于治疗时间已用完，于是治疗师开始进行治疗总结。）

小周：嗯。

李：这是一个方法。另外一个我们就谈到，当你一个人的时候往往会出现一些想法，这些想法会折磨自己，让自己想两三个小时，比方说，"我将来的生活不会太富裕，我会被人看不起"，让自己变得抑郁低落，痛苦，不想动，更想躺着，同时还有些焦虑。是吧？（治疗师进行认知模型的心理健康教育。）

小周：对。

李：这就是认知行为治疗的原理，行为改变可以改善心情，而想法是最影响我们情绪和行为的因素。在最后谈这个的时候，你其实还有一些想法，就是你对自己的评价，你觉得自己懦弱、自己没有胆量，因为自己来这儿治疗一方面自己想来，一方面自己其实也很不想来，更让你觉得自己懦弱、没胆量。你说你是习惯于这么给自己不好的评价，所以，这提示以后我们俩一起要努力的方向就是怎么样让自己开始转变、转变成不再那么样看自己。（治疗师继续指出未来的工作方向，以增强小周的希望感。）

小周：（患者沉默十秒）

李：是这么说吗？

小周：（沉默二十秒）不知道。（小周依然不顺着治疗师引导的方向回答。)

李：不知道。现在有很多让你纠结和痛苦的想法，我们一步一步来，未来你会知道情况有什么变化。咱们现在的这个阶段，你想让自己心情好的话，你需要从行为方面做些什么呢？根据你自己的体会的话。（治疗师引导小周发现有方法可以让心情转好，继续增强小周的希望感，也是给小周布置作业。）

小周：继续去公园跑步。

李：非常好！如果你又在家躺在那儿想两三个小时，"将来我生活不会太富裕，我会被人看不起"，让自己更加痛苦、更加低落，更躺在床上不想动了的时候，你怎么做呢？（治疗师强调小周做作业的切入点。）

小周：起来去公园走走、跑跑步，或者看看书。

李：非常好，那我们就先这样改变一下行为，看看效果如何？

小周：嗯。

上面小周的治疗过程让我们看到，"热认知"的处理有时需要因势利导，做些处理；有时需要引导患者学会先"冷处理"或者说学会主动置之不理，让治疗继续按计划进行下去。在一些案例的治疗中，与患者"热认知"有关的问题会很复杂，处理起来很有难度，更需要一步一步来。比如患者小辛的诊断是创伤后应激障碍，她从小到大持续多年遭受人际暴力，对人的信任度极低，在治疗中她很容易因为治疗师的某句话就感觉刺耳，从而出现自动化思维。

小辛：反正我之前已经被，感觉我自己已经被打败了（哭），我觉得反正我是那种就是别人对我任何的评价都会让我很受影响，我很难不受别人影响。然后他们这种东西就更，反正我觉得，反正我就很难接受（发生）这种事情，我就很难接受这种可能性，我就……（人际交往对小辛而言有着巨大的困难，很容易激发她的自动化思维，"我已经被打败了，别人对我的任何评价都会让我很受影响"。）

李：你说你已经被他们打败了，尽管有这种感觉，我们来看看，看看你是被他们打败了，还是你在他们的打击基础上反而学会了怎么样照顾好自己的？（治疗师试图引导小辛发现她的自动化思维不是事实，她并不是她认为的那样。）

小辛：唉（叹气，再叹气），（生气，音调提高）就完全不能这么说吧！什么叫在他们的这种事情我反而学会了？学不学会照顾、照顾自己跟他们没有任何的关系？（停顿）我的意思就是说，我知道这样很糟糕，然后呢我就是我一直不敢出门什么的是不是跟这个事情有关系？反正我、我不知道，我可能我觉得我被从小到大所有事情塑造成了这个样子，然后呢（叹气），我觉得，我觉得如果我更多地回忆起这些东西，并且让我更多感知到的话，我就越来越、越来越意识到，就是我不管我做什么都是、都是改变不了这件事情的。（小辛的声调提高，说明小辛的"热认知"（自动化思维）出现了，她对治疗师说的话有自己的解读，即"完全不能这么说吧"；也对她自己有看法，即"我觉得我被从小到大所有事情塑造成了这个样子，不管我做什么都改变不了这件事情"。小辛特别不愿意认可她的想法对她有影响，只是强调事件对她的影响，确实创伤事件对她的影响是毋庸置疑的，但如果没有自动化思维的助纣为虐，创伤事件本身对她造成的伤害威力就会小很多。）

李：好，你有一点说对了……

小辛：对我的影响。

李：你改变不了这些事情……（治疗师认可小辛谈到的部分事实。）

小辛：改变不了这些事情……

李：既往对你的影响……

小辛：在我身上的影响。

李：对，你改变不了这些事情既往对你的影响。不过随着你越来越回忆这些事情，咱看看能不能改变这些事情对你现在的影响以及对你未来的影响。这是我们要看的，既往对你的……（治疗师希望引导小辛展望未来，发现暴露治疗可能给她带来的转变。）

小辛：这些能改变又……这些能改变又那个，它又能改变多少呢？（小辛的自动化思维又出现了。）

李：唉，你得瞅瞅。确实这些既往的那些所有的经历对你的影响、伤害，我们谁都改变不了它。我们就看看在那些伤害的基础上，会让你学会怎么样来改变自己的现在和未来？这是咱俩一起努力的方向。

小辛：（患者哭）（小辛的"热认知"在影响着她。）

李：你看一看你到底是不是通过这些东西，真的能够学会了用跟以往不太一样的那种方式照顾自己。（虽然治疗师说的道理是对的，可是对于敏感的小辛来说，也许她会理解成治疗师在指责她既往没有照顾好自己，而没有看到那些霸凌带给她的伤害，显然治疗师的意思不是这样。）

小辛：（患者继续哭）

李：好吗？这可能是我们一步一步来的。好，咱俩今天就聊这么多。所以今天的聊有什么你特别想向我反馈的吗？或者特别想告诉我需要避免的或者需要注意的？除了刚才说在他们的基础上反而让你学会了照顾自己这句话以外。（由于治疗已经超时，小辛的问题需要一步一步来，于是治疗师通过收集小辛的负面反馈，给小辛机会表达对治疗师的不满，这是小辛不习惯的面对面表达，以舒缓小辛的强烈情绪。）

小辛：（继续哭）我不知道，我不知道说什么，我就是，我就是有一种，嗯，有一种，另外就是我反正经常试图，我每次都试图，我可能一开始感觉不到，但是我后来可能每次就是，也不是说每次吧，但是至少有一些时候，就是在，反正我在跟别人对话的时候，我经常会觉得很暴躁，或者是……（小辛把自己在人际交往中的模式说出来了，由此也可以知道，自动化思维对于小辛的不良影响。）

李：想发脾气？

小辛：就不想说或者怎么着。可能有这一部分吧，但是我又不想，但是我又不可能真的发脾气，但我也不想、我就不想说了，有些时候，就是我不知道该如何，我没有办法用一种不攻击别人的方式来沟通，就是这些部分。除非是我没有什么切身感受的部分，我可以用……我觉得（继续哭）……（小辛很纠结，因为"热认知"的影响，很想发脾气，同时又留意到自己的情绪和行为变化，又出现了新的自动化思维，这也是"热认知"，认为"我不知道该如何，我没有办法用一种不攻击别人的方式来沟通"，这种撕扯让小辛很痛苦。）

李：那你要不要……

小辛：我觉得我说不说……

李：嗯，你说。

小辛：你说吧。

李：就是你有的时候会有情绪，会变得暴躁，甚至想发脾气，或者就不想再说话了，因为不说话至少避免你发脾气了。你要不要试试把当时的那种感受，比方说你认为我说的哪句话不合适了，然后你直接告诉我，看看那是不是就对我攻击了呗？（治疗师继续通过鼓励小辛面对面表达来处理她的"热认知"，舒缓其情绪。）

小辛：（哭）我说，我不知道我我该怎么说，我不，我这些，我说这个，不是，我说这些就是跟我有什么关系呢？我就觉得好像……我很不想说。（小辛不断出现的自动化思维阻碍她的表达。）

李：我想说的是，你看，因为你跟我说话的时候，可能我说的某句话、某个措辞，甚至某个语气，就会让你一下子生气。是不是会有这个特点啊？然后你就可以告诉我。（治疗师继续鼓励小辛表达。）

小辛：其实我以前没有明显地感觉到，除了，除了有，我觉得可能我，我其实想说很久，但我不知道该怎么说，就是我可能。因为有一次我跟你说成，我说跟你说话的时候会有一种感觉，然后你问我是不是生气，那我当时就没有这感觉。但是我后来有一次确实我很、我挺生气的吧，我感觉我生，但是我觉得可能就是经常说别人说话，我就觉得堵住了，然后我就有感觉到很多东西，但是我反应不过来，尤其是刚开始的时候，我在别人面前我反应不过来那个感觉是什么。但是我今天能明显地感觉到，我很多时候是非常烦恼，我就觉得特别暴躁，也不是特别暴躁，就是有一些暴躁，或者是，嗯，有一种被冒犯的感觉，尤其是有那句话吧！我觉得，我觉得，我觉得其实，我觉得非常被冒犯！我觉得……（小辛感觉到"我觉得非常被冒犯"，这是她的"热认知"，无论在治疗中还是在其他人际交往中。）

李：我倒觉得你能告诉我这是好事。因为这样我才知道我这句话说得让你感觉到被冒犯了。当然你也会基于以前的……

小辛：那所以呢？我为什么要说这些？我觉得太尴尬了！（小辛的"热认知"又出现了。）

李：那你看一看说出来之后，到底是让你更尴尬了，还是让我有机会发现，咱们一起说话的时候，我需要改变哪些方面，然后呢你也可以从咱俩交流的过程当中发现跟其他人说话是不是也有类似的情况？如果咱们俩能学会了，你将来跟其他人说话，是不是也会有帮助呢？不要害怕自己，比方说你刚才说的你非常被冒犯，就我说的那句话，"什么叫在他们的基础上，然后你学会了照顾好自己"，那当然了，因为那个痛苦是你的，我这么说，我没经历那个痛苦啊，是你切切实实经历那个痛苦，我还要这样说，确实你会有这种感觉。就像你在上一次咨询治疗的时候，你告诉我说，你说"你说话的方式，感觉像对待一个小孩子"，那我才意识到我说话需要调整。你已经二十多岁了，绝对不是十几岁的孩子了，而我可能还没转变过来。我倒觉得这种反馈挺好，尽管你有的时候是生气或者控制不住会给我发点儿脾气，那发点儿脾气就发点儿脾气呗。你觉得可不可以？你这个反馈很好，咱们俩未来的时候，我们就试一试？咱们看看这种发脾气是不是就是攻击我了，或者操控我了或者是怎么样？或者也让我火冒三丈地跟你发了脾气了？如果真有那种情况的话，咱俩看看怎么回事呗。你说呢？那咱俩这一次谈……（治疗师认可小辛给出的负面反馈，同时也认可小辛的感受，强调此种反馈对于觉察自我和彼此的改变的重要性，特别是对治疗师做出改变的重要性，以此正常化人是需要不断改变这一点，削弱小辛可能由此产生的自动化思维。）

小辛：我觉得……

李：你说。

小辛：我觉得这样我很不舒服，我，嗯，我觉得我，嗯，嗯，我怎么说？我们一开始治疗定的那个目标都是跟人际有关的，但是我不太想去，我真的是不想要，就像你刚才说的那样，就是我真的觉得，我觉得很不舒服，我觉得我不、我不想、我不想、我不想这么做。（小辛因为有强烈的情绪反应和生理上的不舒服，拒绝治疗师的提议，也不太愿意往首次治疗确定的治疗目标这一方向努力，这也属于常见情况，因为做出改变、调整自己习惯的方式并不容易。）

李：嗯，也可以，如果你不想这么做，咱也可以先放一放，等你想做的时候再做。没问题。（治疗师认可小辛的这种反应，并不会强迫小辛必须按照既定方向努力。）

小辛：我就觉得，我不知道该怎么说，就是，嗯，我觉得好像现在时间不够了，所以我，我总觉得，但是我又不知道，就是刚刚你说的那个让我，我就觉得，我觉得我觉得做了这么多次治疗，我总觉得好像，我觉得跟人，我觉得跟人、我觉得跟人这种谈话治疗对我太那个了，就是……（小辛因为治疗中出现的"热认知"引发了痛苦感受，继而进一步出现以偏概全的自动化思维，"我觉得跟人这种谈话治疗对我太那个了"。）

李：太痛苦了。

小辛：就是太，就是太，就是太，就是让我觉得我根本就没有办法就是，嗯，让我觉得就是一直在，感觉大多数时候，尤其是刚开始是十、十几次，嗯，除了后面那几次，我觉得都在聊，就是，嗯，就是。好像就是，嗯。嗯，算了，我就那个……我就不说了，因为要超时了。（"我觉得我根本就没有办法"，这也是小辛的自动化思维。）

李：如果你不好意思说出来，你也可以发微信给我呗，把你的反馈告诉我，这样我们就可以学会怎么样来调整。好吗？我们今天就聊这么多，不过也别忘了继续咱们一直以来的那些自我帮助的提醒。

在创伤后应激障碍且共病人格障碍的患者的心理治疗中，经常会有"热认知"不断涌现，有时会让治疗举步维艰，此时就需要治疗师给予患者特别呵护，关心患者，非常尊重患者的选择，放慢治疗的节奏，一步一步来，给患者以逐步改变成长的机会。

第五章

行为治疗

行为治疗是行为治疗理论的关键组成部分，它既可以增加患者所需的直接经验，提升患者所需的技能水平以及促使患者更多采用对其有帮助的行为，还可以减少患者的回避行为、弄巧成拙的行为、问题行为或"安全"行为，从而让患者有机会去发现其既往认知的不合理性或误导性。行为治疗理论中的行为治疗与单纯的行为流派的行为治疗的关注点有所不同，前者更强调行为变化前后患者的认知收获或认知改变，进而激发患者更有益的行为改变；而后者不强调患者认知上的收获，仅着重于患者行为改变给患者带来的变化或收获。

此外，由于抑郁程度重的患者从认知改变入手往往会很困难，通常需要先从行为治疗开始，即先启动行为激活（behavioral activation），待患者情绪改善后，再进行认知治疗才有可能。而焦虑障碍患者仅改变认知是不够的，一部分焦虑障碍患者因为仅进行认知重建就引发了后续问题，即认知改变找到的替代思维成为患者新的安全行为，使患者的问题行为固化下来。这部分患者需要通过行为治疗来得到认知方面的收获，进而有勇气去继续做出改变。其他精神障碍的治疗也往往需要通过行为治疗来促使患者形成新的体会，这就像我们每个人的成长一样。行为治疗中的暴露或行为实验通常能显著改善患者的症状，缓解患者的痛苦体验，尽管在暴露（或行为实验）之初及过程中患者的痛苦体验会短时间内增强。无论抑郁障碍还是其他精神障碍，需要根据患者的具体情况开展相应的行为治疗或问题解决治疗。

一、行为激活

抑郁症患者至少需要具备情绪低落、兴趣/愉快感减退（或缺乏）两个核心症状中的一个，再具备其他抑郁症状，症状总条目数达到至少 5 个，且持续存在于过去 14 天中的大部分时间，并对患者的功能造成不良影响或者让患者感到痛苦，且排除和鉴别了其他疾病或物质影响的可能性。抑郁症患者常见的症状是身体疲乏无力，缺乏去做事的动力，再加上兴趣或愉快感减退或缺乏，就会愈加地情绪低落。加上负性认知的影响，患者更不愿意去做事，不做事之后强化患者的负性认知，情绪愈加低落，从而陷入恶性循环。而行为激活就是专门通过行为改变来缓解抑郁症状并预防抑郁症复发的一种结构化、简短的心理社会干预方法。它虽然直接干预的是患者的行为，但却会涉及患者情绪、认知和生理症状的全面改善，那是因为行为、情绪、认知和生理症状四者之间是相互影响的，任何一方的改善就可以带动其他三方面的相应缓解。

（一）行为激活的理论基础

行为激活是专门针对抑郁症的治疗，特别是重度抑郁症的治疗。早期的行为理论认为，个体的行为和其生活的环境的相互关系随着时间的推移出现了演变，这种变化与个体罹患抑郁症有关，个体罹患抑郁症是个体行为习得的结果。抑郁症个体在现在所处环境中的功能不良性行为或问题行为在其过去环境中有很长一段时间曾经是功能良好或适应性的行为。比如，个体感觉到两人观点有冲突的时候，不提出自己的不同意见并刻意迎合他人，曾经在过去很大程度上帮助个体避免了他认为的人际冲突，特别是在面对有强大控制欲的父母的那种成长环境时，对于儿时弱小的他来说，这种行为应对是功能良好的或适应性的。只是随着他的长大，他已不再弱小，生活的环境也变得相对平等，他却依然在遇到观点冲突时不提出自己的不同意见，刻意迎合他人，这种行为应对越来越让患者感觉到自己的无能，对于他目前的环境而言是功能不良性的。现今行为理论对于抑郁症的理解跟早期有所不同，不过依然特别强调个体生活的环境触发了个体的抑郁，而个体应对此环境的行为方式是使其抑郁症维持下来的关键因素。换句话说，行为理论假设，个体罹患抑郁症是因为他的生活环境发生了改变，与此同时个体缺少或很少得到正性强化，反而增加了厌恶控制的方法。个体生活中正性强化（奖赏）缺少或减少，厌恶却增多，自然就会使个体感到伤心和出现抑郁心境。而个体一旦抑郁之后，就会在许多重要方面远离这个世界，社交接触减少，从而使其在社交中收获正性强化、愉悦感、社会支持的机会减少；日常生活规律愈被打乱，抑郁程度就愈加重，个体就更难解决生活中出现的问题，收到更多负性反馈，社会接触进一步减少，如此陷入恶性循环。

根据行为理论，用行为激活治疗抑郁症，就是将抑郁症患者有问题的行为或功能不良性行为转变成有功能的行为，即去除掉那些诱发抑郁或使抑郁维持下去甚至加重的因素，是行为激活的重点内容。具体来说，这些措施可以是将患者被打乱的日常生活规律恢复，包括使患者在很多重要方面开始跟这个世界恢复接触，改变患者应对环境的问题行为，使患者放弃逃离或回避行为，提升患者解决问题的能力，增加患者生活中的正性强化或奖赏，减少或取消厌恶控制策略，从而引导患者学会改变的方法，逐步走出抑郁症的泥潭。

（二）行为激活的指导原则

治疗师在仔细评估患者目前状况的基础上，通过心理健康教育让患者充分理解行为激活治疗抑郁症的原理和方法，再把行为激活引入患者的治疗中，然后以合作联盟的形式制订出个体化的治疗目标（包括远期和近期目标），明确患者行为改变的策略，对于患者做得好的方面系统地给予正性强化，让那些使抑郁维持或加重的功能不良性行为得以中断。所以行为激活不是单纯地让患者增加愉快活动，而是根据评估结果制订出患者可实现的行为目标以及与之相匹配的可落实的、可评估的行为改变计划。在具体落实的过程中，治疗师围绕患者的需求、充分调动患者的积极性与能动性，协助患者想办法利用可用的资源、克服行动中存在的障碍、逐步去实现既定的治疗目标。

（三）行为激活的具体落实

如果抑郁症患者越认同抑郁症的行为激活原理和治疗策略、治疗的具体方式和双方的责任，就越愿意参与和投入到治疗中来，治疗的效果也就会越好。所以在治疗之初和过程中，治疗师需要反复结合患者治疗当时的具体情况，对患者开展心理健康教育，让患者理解并认同以下与患者状况密切相关的道理。

①抑郁症患者的情绪低落使患者从环境中体验到正性强化的机会减少，兴趣减退（或缺乏）让他们参与的活动减少，而活动减少又进一步让他们失去获得正性强化（如愉悦感、成就感、社会支持或社交正性强化）的机会，增加他们获得负性强化的机会，从而变得更加情绪低落和兴趣缺乏，如此陷入恶性循环。

②当生活中缺乏奖赏或感觉压力大的时候，部分人会选择远离或逃避这个世界，他们的日常生活规律就会被打乱。打乱的生活规律跟以前的生活规律相比，更容易让患者变得心情郁闷。

③个体郁闷的时候远离这个世界虽然情有可原，但这样一方面会使患者抑郁的程度加重，另一方面会增加解决问题的难度。

④参加活动减少让抑郁症患者暂时脱离问题，短期内会感觉好一些；但长期下去就会让患者感觉到积累了更多解决不了的问题，反而让患者更加郁闷。

⑤行为激活的治疗目标是患者行为层面的改变，即鼓励患者多参与生活中能提供正性强化的活动，做到这一点需要首先着眼于患者近期目标的实现。

⑥通常人会认为心情好一些才想做事或者才会去做事，而行为激活治疗就需要让患者学着不管心情如何，都能按既定目标去做事，这样才能让心情转好。

⑦行为激活就是治疗师和患者一起努力，只有促使患者更主动地投入到生活中去，低落的情况才能逐步好起来。只有治疗师单方面的努力，效果往往不理想，所以患者的积极参与更重要。

⑧行为激活不等于简单地"做更多的事情"。如果让抑郁症患者好起来那么容易，恐怕患者早就做到了。治疗的专业性体现在治疗师和患者一起来发现哪些活动对患者更有帮助，以及可以从哪些看起来微小但可控的活动或某个活动的某个步骤做起。

⑨行为激活治疗的重点就是，治疗师和患者一起针对具体的问题或目标制订切实可行的行动计划，在诊室治疗的过程中或一次治疗结

束后由患者付诸行动，以改善患者的抑郁情绪。

⑩在每次治疗结束后，患者需要去完成治疗过程中与治疗师一起制定的作业。因为作业是治疗不可或缺的一部分，是把治疗中谈到的行动方案落实并实现既定治疗目标的过程，这样才能增加患者的愉悦感或成就感。

⑪患者完成作业是行为激活起效的关键环节，做作业可以使患者体验到更多的奖赏或正性强化，有效地解决问题，这样患者才能有机会实现既定的治疗目标，从而感觉更好。

⑫每次治疗都是有时间限制和框架限制的，是结构化的治疗。每次治疗固定在45分钟或者30分钟左右，在约定的时间治疗师和患者一起设定议题，然后就此展开讨论，而非随心所欲地想谈到哪里就谈到哪里。

⑬每次治疗的大部分时间是用于检查上次治疗的作业和布置这次治疗的作业，因为作业就是行为激活治疗非常重要的组成部分。换句话说，检查作业完成情况和布置新的作业就是行为激活治疗的主要议题。

⑭评估治疗进展依据的是既定的治疗目标这一客观结果是否实现，而不是患者的心情如何，所以治疗师需要引导患者学着留意采取行动后的客观结果，而非关注患者的心情或情绪。

⑮患者需要学会把那些阻碍其行动的负面想法抓出来，并放在一边，先着手行动或继续做完既定的事情，才有机会发现那些负面想法确实是不成立的。

在开始行为激活之前或者在初始访谈的时候，治疗师需要先了解患者目前每天的日常生活规律，即抑郁之后患者的一天是如何度过的；接着再了解患者在抑郁之前的日常生活规律，并对比了解两种不同生活状态下患者的情绪不同，从而结合行为激活的原理开展心理治疗。此外，可以通过制定行为活动计划表，并在每日活动心情记录单上记录落实情况和情绪变化（具体见表5-1），来让患者发现其情绪改善与行为活动之间的正相关关系，有助于患者更有动力去按计划做事情。

表 5-1　每日活动心情记录单

	早上	上午	中午	下午	晚上
周一	（活动名称） （愉快感得分） （成就感得分）	（活动名称） （愉快感得分） （成就感得分）	（活动名称） （愉快感得分） （成就感得分）	（活动名称） （愉快感得分） （成就感得分）	（活动名称） （愉快感得分） （成就感得分）
周二	（活动名称） （愉快感得分） （成就感得分）	（活动名称） （愉快感得分） （成就感得分）	（活动名称） （愉快感得分） （成就感得分）	（活动名称） （愉快感得分） （成就感得分）	（活动名称） （愉快感得分） （成就感得分）
周三	（活动名称） （愉快感得分） （成就感得分）	（活动名称） （愉快感得分） （成就感得分）	（活动名称） （愉快感得分） （成就感得分）	（活动名称） （愉快感得分） （成就感得分）	（活动名称） （愉快感得分） （成就感得分）
周四	（活动名称） （愉快感得分） （成就感得分）	（活动名称） （愉快感得分） （成就感得分）	（活动名称） （愉快感得分） （成就感得分）	（活动名称） （愉快感得分） （成就感得分）	（活动名称） （愉快感得分） （成就感得分）
周五	（活动名称） （愉快感得分） （成就感得分）	（活动名称） （愉快感得分） （成就感得分）	（活动名称） （愉快感得分） （成就感得分）	（活动名称） （愉快感得分） （成就感得分）	（活动名称） （愉快感得分） （成就感得分）
周六	（活动名称） （愉快感得分） （成就感得分）	（活动名称） （愉快感得分） （成就感得分）	（活动名称） （愉快感得分） （成就感得分）	（活动名称） （愉快感得分） （成就感得分）	（活动名称） （愉快感得分） （成就感得分）
周日	（活动名称） （愉快感得分） （成就感得分）	（活动名称） （愉快感得分） （成就感得分）	（活动名称） （愉快感得分） （成就感得分）	（活动名称） （愉快感得分） （成就感得分）	（活动名称） （愉快感得分） （成就感得分）

　　备注：表中左列的时间可以随意更改，变成按小时记录或患者方便的时间段记录；表中得分可以用0～10分来评估，得分越高表示状态越好；也可以在这个表格里增加除愉快感以外的其他情绪得分记录；对于计划好但未做的活动，也可以用特定的符号做出标记，比如用"×"表示未做，对于完成的活动，可以打"√"。

　　在对患者进行行为激活治疗时，对于生活重心发生了严重的偏差的患者，治疗师可以引导患者发现这一点。例如，在最近几年甚至十几年患者的生活都只有工作或者只有家庭，忽略了生活其实还有很多其他领域，治疗师需要引导患者发现这一点，即他的生活失去了应有的平衡，才导致他在某方面遇挫后承受不了而罹患抑郁症。通过对比理想生活和现实生活构成，引导患者认识到，其实生活除了有工作或家庭以外，还有照料自己、和家人待在一起、照顾家人、和朋友交往、娱乐、运动、做自己喜欢的事情、学习、努力去满足自己的追求（精神、文化或知识层面等）等。可以让患者画出两个饼形图，直观地帮助患者理解这一点，一张饼形图是患者目前实际的生活构成，请患者给出图中各个领域在其生活中的实际份额，即患者实际投入每个领域的时间或精力的构成比；另一张饼形图是患者理想的生活构成，请其给出理想中各个领域应占的份额，即理想中患者期望投入的时间或精力的构成比。这样通过两张饼形图份额的对比，就可以使患者看到现实和理想生活的差距，以及引导患者看到越来越远离理想生活状态跟其情绪变糟或精神障碍之间的关系，从而使患者明确化他要改变的方向或目标，走向改变之路。比如，患者发现自己把太多的时间用于工作、学习和照顾家人了，而牺牲了运动的时间，也将自我照料所需的睡眠时间挤压了很多，对比两张饼形图后，患者就可以直观地发现这是他需要改变的，见图 5-1。

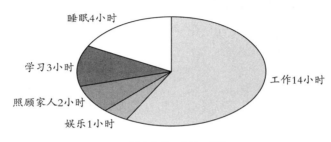

生活现状：投入时间

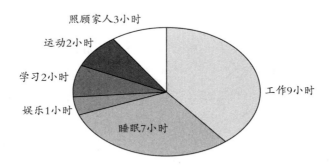

理想生活：投入时间

图 5-1　生活现状与理想生活的构成对比

有时患者还会说："我正是因为工作或学业压力大，我不得已挤压了运动、睡眠的时间，才能勉强完成工作或学业，如果我再把时间还给运动、睡眠的话，我的工作或学业就没法完成啊，到头来我的状况只会更糟。"此时，治疗师需要引导患者认识到这些担忧有可能是事实，也有可能仅是灾难化思维而已，具体属于哪种情况是有待患者验证的，再请患者结合自身经历思考，这样继续挤压运动、睡眠的时间，是否对自己真的有帮助？接着治疗师询问患者是因为什么来做心理治疗，做治疗的目的又是什么，从而引导患者认识到这样继续下去可能不是解决之道。治疗师根据患者的困惑有针对性地引导患者尝试做出一些转变，从而有机会去验证自己的担忧是否是事实。只要患者迈出了尝试的步伐，就会发现实际上增加了运动、睡眠的时间后，精神状态和心情转好，尽管工作时间缩短，但工作效率却得到提升，从而使患者更加愿意转变，走向让生活变得平衡之路，从而走出抑郁症的泥潭。当然，在治疗中也可以从饼形图中发现，患者没有牺牲掉娱乐和照顾家人的时间，治疗师询问患者是基于怎样的考虑才没有为了工作或学业挤压这两部分的时间，继续保持这两方面的时间投入对于工作和学业来说有什么促进作用，从而引导患者发现保持均衡生活对于工作和学习的重要性。

（四）案例示范

下面通过小蕾的治疗，来展示认知行为治疗中行为激活的片段。

李：我不知道你有没有运动的习惯。（治疗师先了解现状，因为这是第一次跟小蕾接触，刚完成了评估，知道她符合抑郁症的诊断标准，同时伴有焦虑。）

小蕾：嗯，原来没有，然后最近的话，有时候会强迫自己去动起来，比如说走路也算。

李：哦，走路，你是怎么强迫自己动的？（了解小蕾如何做到强迫自己运动这一点很重要，因为治疗师可以用它来推动后面行为激活的实施。）

小蕾：原来就是陷进去以后就陷进去了（笑），就不想动。嗯，现在就有时候能够意识到这个问题的时候，就会起来、起来就出去、就出去走，走个 20 分钟啊，不一定走多长时间，走到自己舒服就好。（运动可以改善情绪和生理症状。）

李：哦，好，你发现出去走走自己就舒服了。你多长时间做一次这个走路的运动？（治疗师正性强化小蕾的收获，同时继续收集现状信息。）

小蕾：不固定，没有固定的规律。

李：既然走路能让你感觉好一些，而你现在既有抑郁又有焦虑，那你可不可以让走路每天固定下来呢？你说到走着走着会让自己舒服，是不是？（治疗师用小蕾提供的素材进行行为激活的心理健康教育，促使小蕾愿意将走路这一行动改变固定下来，以改善情绪。）

小蕾：对。

李：至少你走一走，还是心情好一些了？（治疗师在继续强化小蕾的正性体验。）

小蕾：嗯，我我就把它当成一个急救药来用。（这说明运动对于小蕾有效，能救急。）

李：好，除了当急救药用以外，咱可不可以日常就用上它呢？不等急救再用。（治疗师乘势提出日常运动这一行为激活建议。）

小蕾：每天都固定运动？

李：对，每天固定运动 40 分钟，快走。

小蕾：嗯，我也想过，后来也想，我不知道它的意义是什么。（这说明小蕾需要治疗师解释行为激活治疗的原理。）

李：好。你体会到走路能让你感觉舒服，而研究也证实运动能改善抑郁、改善焦虑。（治疗师对小蕾进行相应的心理健康教育。）

小蕾：固定运动会改善？

李：对，你试一试呗，你做个实验，我是这么说的，我这么说是基于研究的结果和临床的那个经验。（治疗师鼓励小蕾亲自尝试行为激活，去验证它实际的效果。）

小蕾：嗯。

李：你要不要自己试试，看看有没有我说的这个效果呀？别光把它当急救药用啊。

小蕾：我就当急救药用的。

李：你既然发现运动当急救药管用，咱得看看日常服用的话管用不管用，对不对？你要不要试试呢？（治疗师在小蕾的急救体验有效的基础上，鼓励她进一步做出尝试。）

小蕾：好。

李：先从这个做起。好吗？

小蕾：嗯。

李：就这一周你先从运动做起，我们一起看看你运动之后，你整个人的状况有什么变化。

小蕾：好。

李：你做到的可能性有多大？（行为激活计划制订后，了解患者落实的可能性大小很重要，因为这样才能尽早发现可能存在的障碍，并就此制订解决计划，让计划能够切实落实下去。）

小蕾：能做到。

因为患者小蕾已经把运动当成急救药使用，而且发现它有效，治疗师则顺势提出规律运动的建议，在告知患者行为激活的原理后，鼓励患者自己去尝试，从而发现运动的实际效果是否就像原理中说的那样。当下周小蕾再次治疗时，相关治疗的内容如下。

李：这一周情况怎么样？（这是认知行为中例行的心境检查。）

小蕾：上周您给我的建议是，每天 40 分钟出去走路。（小蕾记得上次治疗的内容，这很好。）

李：怎么样？做到了吗？

小蕾：然后呢，我我没有固定时间，嗯，就是要么走路，要么就是出去运动运动。（小蕾也确实如她所言，完成了家庭作业。）

李：嗯，感觉如何？这样就是每天运动。（治疗师收集小蕾做作业的反馈，即检查作业的效果。）

小蕾：我不知道是谁在起作用，但是我觉得运动好像还是，我感觉像是急救药，心情不好，你就运动，就能舒缓一些。（虽然小蕾认可运动的急救效果，但依然对运动的效果有质疑，这很正常。）

李：嗯，这急救药用成常规药之后，就天天这么走，跟你之前偶尔走走，结果有什么不同？（治疗师期望小蕾通过一周的尝试能够体会到运动的好处。）

小蕾：我我不好说，因为我也有看您推荐的那本《新情绪疗法》，前两天我感觉效果非常好，就是因为它不是那个、有个做个每日计划吗，需要你掌控这些日常东西，那前两天用它后精神状态特别好，就感觉活过来了。（小蕾虽然不按治疗师的套路走，但她谈到的活动计划表的内容正是行为激活需要的内容。此外，从中可以看出，认知行为治疗的自助书籍可以对治疗起到很好的辅助作用。）

李：非常好！你坚持每日运动并做每日的计划，对日常生活有了掌控感，就感觉自己活过来了，这就是运动的价值，运动带给你的情绪改善。（治疗师对小蕾的收获及时予以正性强化。）

二、行为实验（或暴露）

在认知行为治疗中，行为实验（或暴露）的价值不容忽视。如果患者在认知改变之后再加上相应的行为改变，患者认知上的收获会更大，因为患者有了直接的体会。有时患者的认知就需要通过行为实验来证实或证否，或者通过行为实验来收集更多的证据，从而推动患者在切身经历的基础上出现认知上的改变。不过行为实验一定是在合作联盟的基础上开展的，而且是在治疗师跟患者协商后确定，不是治疗师单方面的决定，更不是治疗师生硬的要求和患者必须遵从的指令。

暴露包括现场暴露、想象暴露、内感性暴露和虚拟现实暴露四种。通过暴露或直面所害怕的情形、画面、对象或身体不适，患者才有机会去发现其所担忧、害怕或恐惧的状况并不存在、不会发生或不完全存在、部分发生；或者哪怕患者所担忧、害怕或恐惧的状况存在或发生的话，患者也能承受，或者后果也没有患者认为的那么糟糕或可怕。现场暴露又称作现实暴露，即让患者在现实情形中暴露于其所担忧、害怕或恐惧的情形中。想象暴露就是让患者在头脑中想象他所担忧、害怕或恐惧的情形，或者让患者暴露于他所害怕的脑海中的那些闯入性画面。内感性暴露就是创造机会让患者重新体验他所害怕或恐惧的强烈的身体不适或生理症状，让患者暴露于他所害怕或恐惧的强烈的身体不适或生理症状中。虚拟现实暴露就是通过虚拟现实技术让患者暴露于其所担忧、害怕或恐惧的场景或对象中，那些场景或对象虽然是计算机虚拟出来的，却能从视觉、听觉、触觉甚至嗅觉感知的角度激发患者的个人恐怖体验。

(一)行为实验(或暴露)的具体步骤

行为实验强调的是治疗师和患者像科学家一样一起设计一个实验，由患者独自或者在治疗师的协助下去付诸行动，从而检验患者认定的某个结论或看法是否成立，进而根据实验结果修正患者的认知和行为。而暴露强调的是患者去接触他所恐惧或担忧的情形（或对象），从而有机会去发现他恐惧或担忧的状况并不成立或不完全成立。单纯从概念上看，两者不完全一致，但都强调的是患者的行为改变或付诸行动，因此以下内容为了阅读方便，就会只用某一个术语，也就是说，如果用行为实验，则不提暴露，反之亦然。

在实施行为实验之前，即第一步，治疗师需要先对患者开展相应的心理健康教育。通过心理健康教育治疗师引导患者认识到行为实验的重要性及利弊，即通过分析对比既往模式的利弊和改变的利弊，从而清晰地认识到改变的重要性，这样患者才愿意做些行为尝试，为接下来一起设计行为实验的具体步骤和患者主动去开展此实验奠定基础。

第二步，治疗师与患者一起明确此行为实验的目的，比如，验证某个认知（我会发疯或失控、我处理不了、我承受不了、所有人都会注意我、其他人会嘲笑我或伤害我等）。为了明确患者做实验的目的，治疗师需要从患者叙述的问题情形中去发现，或者从患者反复谈到的担忧、恐惧或害怕的内容中去明确，然后跟患者确认。

第三步，治疗师和患者一起来设计行为实验的具体落实方案。治疗师协助患者设计一个他可以接受的行为实验的情形或场合，在这个过程中考虑患者需要做什么，不能做什么。对于焦虑障碍、强迫症或者创伤后应激障碍，治疗师和患者需要一起发现并找出患者习惯采取的那些逃避、回避、转移注意力、压抑或其他"自我保护"的方法，因为要想让行为实验充分起效，就需要患者试着去放弃这些行为。疾病不同，患者不同，或者行为实验的种类不同，在行为实验中需要特意留意或收集的信息也有所不同，治疗需要个体化。在行为实验之前的实验设计阶段，治疗师需要和患者一起就行为实验中一些关键内容进行探讨，比如，明确需要重点关注什么，练习中忽略什么，实验或行为实验的开始时间、持续时间与频率，行为实验中可以加以利用的资源或优势，遇到一些特殊情况时的应对方法，制作必要的自我提醒应对卡，等等。

第四步，在一次治疗的过程中或结束后尽早按计划启动此行为实验。患者需要记录在行为实验开始前、实施过程中和之后的收获、困惑、困难以及需要特意收集的其他信息。如果是在一次治疗结束后启动行为实验，治疗师需要尽可能安排在此次治疗结束后的 24 小时之内（不超过 72 小时），因为行为实验启动的时间越晚，患者付诸行动的概率越低。因此，治疗师需要在治疗中跟患者明确启动的时间，如果发现患者的启动时间太晚，就此进行探讨，以解决可能存在的障碍，为患者尽早实施行为实验扫清障碍。

第五步，治疗师和患者就其行为实验的体会进行探讨。通过讨论，治疗师引导患者得出有别于行为实验前的认知或者对患者更有建树的结论，从而激发患者愿意去做更多类似的尝试，建立良性循环，以帮助患者逐渐改变既往功能不良性的行为模式。如果行为实验的结果不理想、没有取得预计的结果甚至是得出了意外的结果，此时一件重要的事是在合作联盟的基础上把此次行为实验列为议题进行讨论，以找出其中的问题并着手解决。此处特别需要指出的是，实验之后的任何结果都是有其价值的，行为实验的结果与治疗师的预计不一致不等于失败，因为对这些内容的探讨为后续的治疗提供了有价值的参考素材。

（二）需要考虑的问题

每个人在面对自己所担忧、害怕或恐惧的情形时都会或多或少地采取一定程度的回避行为、自我压抑行为甚至直接逃避。如果不能逃避、回避，或者压抑无效的话，个体也会自觉不自觉地找到一些"自我保护"的方法，即认知行为治疗中谈到的安全行为。比如，社交恐惧症的患者害怕在人前被人看到脸红、眼神不自然，从而可能招致别人的议论或看不起，所以就会故意戴着帽子出门，或者戴着墨镜、戴着口罩、围着围巾或丝巾出门，或者努力低着头；或者让自己的视线向下、向上，甚至闭上眼睛，试图让人看不清楚自己的脸色或眼神变化；或者让自己看不到别人的眼睛和表情变化，从而"保护"自己免于被人发现脸红或眼神不自然，也避免出现自己认为的被人议论或看不起，当然也就让自己没有机会发现自己的担心是多余的。患者的戴帽子、戴墨镜、戴口罩、围围巾或丝巾、低头、转移视线或闭上眼睛的行为就是患者的安全行为。当然与此同时，患者的这些回避、压抑、逃避或安全行为让患者没有机会发现如下内容：没人关注他的脸色变化或者眼神飘移；即使别人看见了他的脸色变化或眼神不自然，也不会出现他所认为的被议论或被看不起；即使有被个别人议论或看不起，更多的人并不是患者所认为的那样；他的这些行为才是招致他被关注的关键因素，因为他的行为有悖于常情或常态。再比如，有些患者在同样的情形下可能会让自己的脑子沉浸在自己的幻想中，以为这样就能避免他所担心的人际交往中的尴尬或羞愧，而沉浸在脑海中的幻想就成了患者的安全行为，使其失去了重新认识他所害怕的人际交往、他人以及自己的机会。

因此，在进行行为实验的时候，需要找出患者的回避、压抑、逃避或安全行为，引导患者发现他这样做的弊端，或者引导他发现这样做表面帮助了自己而实则维持了恶性循环，使其不能去实现他既定的生活目标或过他想要的生活，从而激发患者愿意考虑逐步或全部放弃这些回避、压抑、逃避或安全行为，去做不一样的尝试，发现并找到真正能帮到自己的方法是什么。

无论做行为实验还是暴露，治疗师均需要从患者能接受的场合、情形或难受程度开始。为了做到这一点，可以有两种实现途径：一是治疗师与患者一起列出患者所害怕的全部情形，制定出患者焦虑或恐惧情形的等级序列，然后跟患者商量从哪一个级别开始。通常不要从焦虑或恐惧最轻的级别开始，因为这样缺乏挑战性，患者成功后亦缺乏成就感；也不要从最困难的场合、情形或难受程度开始，因为这样做容易让患者受挫，初战失利容易让患者一蹶不振，再也不敢进行暴露或行为实验。一般来说，从患者焦虑或恐惧中等程度的场合、情形或难受程度开始，这样既有挑战性又不容易使患者受挫，还可以激发患者的成就感。二是在治疗中不制定焦虑或恐惧情形的等级列表，根据患者的意愿加上治疗师的专业评估，从对患者目前造成明显干扰的某个情形或不适程度入手，再逐步推进，同样也可以让治疗高效进行。

在治疗中循序渐进、允许患者进步中有原地踏步甚至退步，这也是治疗师需要特别提醒自己或帮助患者接受的方面，因为任何转变几乎不会是直线好转，往往是螺旋式上升，就像登山一样，有时向上走，有时平着走，有时又向下走，而这些都是为了同一个目标，即继续往上攀登。在治疗中常见的情况是，有时是患者不允许自己有退步、没有继续改变或者改变的步伐太小；有时是治疗师接受不了治疗中看起来似乎出现的退步、没有变化或改变不大；有时是二者兼有。出现类似情况时，治疗师需要能够及时留意到自己或患者的情绪变化，从而找出相应的自动化思维，学着提醒自己或患者不受自动化思维的影响，继续沿着既定的目标做治疗很重要。

第一，治疗师需要注意暴露的间隔时间或者说暴露的频率。尽可能将暴露安排得紧凑些或者将暴露频率变得高些，这样才能够让患者不断体会到改变带来的效果，从而一鼓作气完成既定的暴露练习。

第二，治疗师也需要考虑暴露的情形或场合的多样性，不能太过单调刻板，可以将不同情形或场合的暴露或不同种类的暴露穿插着进行，以增进暴露对患者的吸引力，让患者更愿意投入到暴露练习中。

第三，治疗师还需要考虑一次暴露的持续时间。暴露的时间不能太短，也不能太长，一般来说至少要暴露15分钟，这样在暴露中患者才能有充分的认知领悟时间，利于患者形成新的认知。

第四，治疗师还需要关注患者的安全行为。引导患者发现并逐步乃至完全放弃那些他在暴露中习惯的自我保护性措施，比如，逃避、明显或者隐蔽的回避、压抑、转移注意力或其他安全行为。患者在暴露练习中基于其既往的认知，在充分体会其焦虑、害怕、恐惧或身体不适时，会不自觉地受其自动化思维的影响而采取一些对抗措施或自我保护措施。此时治疗师需要首先了解清楚患者可能采取的那些对抗措施或自我保护措施是什么，在给予患者共情理解的基础上，鼓励患者尝试放弃这样的行为，患者才能有机会充分体验让他感到害怕的情绪或身体不适，也才能根据切身经历发现这些症状的无害性，也才能发现所谓的保护措施不仅画蛇添足、一叶障目，而且还将患者引入歧途，从而推翻患者原来的认知歪曲。

第五，治疗师需要充分激发患者的焦虑、害怕、恐惧或其特别担忧的生理症状感受，这样才能让患者在暴露中充分体会到这些情绪或生理症状的无害性。这是因为，当大脑接收到危险或威胁性信息的时候，无论这些信息是否属实，机体就会自动出现焦虑、害怕、恐惧等情绪反应，也会同时体会到身体上的不适症状，这是人进化而来的一种自我保护机制，以激发机体有效应对危险或威胁，尽管机体可能有时应对的是并不存在的危险或威胁。机体的这些情绪和生理症状会有一个开始出现、达到顶峰再逐步消退的过程，有这些症状并不等同于患者所以为的那些特定含义，患者只有在暴露中充分体验到这些症状的无害性，才能学着坦然接受它，改变原来的认知。所以一般不主张患者在暴露的时候进行放松训练或者服用可以导致机体放松的药物，因为那样做阻碍了暴露想让患者体会到的情绪和身体不适。但是，有时为了能帮助患者愿意开始去做暴露，治疗师也会视情况适度地教授患者一些放松技巧，以缓解患者过于紧张的情绪，让患者接下来的暴露成为可能。

一些患者经常会基于自己在一些情形下的情绪体验或生理症状去判断自己就是个什么样的人。比如，因为自己有恐惧、害怕、焦虑、心慌或惴惴不安而认为自己就是个懦夫，认为自己不应该出现这样的情绪体验或生理症状，或者认为自己就不可能克服这些障碍做好自己想做的事情。面对这类认知歪曲，治疗师需要跟患者进行探讨，引导患者发现事实并非如此，判断一个人的品质主要是看这个人的行为而非其情绪、生理症状或内心想法，因为很多勇敢、成功或高尚的人也一样会有恐惧、害怕、焦虑、心慌、惴惴不安、脆弱、迷茫、挫败或阴暗想法的时候，只是他们不会因此对自己进行负面评判，更不会因此停下他既定的计划或行动步伐。

总之，患者在治疗师的指导下反复进行暴露，有助于患者通过切实的直接经验得出新的认知，促进患者做出进一步的转变。

（三）放松技巧训练

当患者感到紧张、焦虑、害怕、恐惧或惴惴不安时，治疗师有时需要教授患者放松技巧，训练患者学习放松方法，从而帮助患者缓解焦虑情绪或生理症状。常见的放松技巧有渐进性肌肉放松、缓慢腹式呼吸放松、想象放松、安全岛、遥控器、保险箱、冥想、瑜伽、正念等技术。任何放松技术的学习都是需要经过反复练习才能掌握，也才能在关键时刻应用时起效。因此，患者需要日常多加练习以养成使用放松技术的习惯，在出现恐惧焦虑的迹象时就可以通过即刻应用此技术舒缓情绪或改善身体不适。转移注意力、做运动、跳舞、唱歌、做按摩、阅读、画画、看电影、看动漫、写作或做其他开心的事情一样可以起到放松的效果，当然这需要根据患者既往的习惯或喜好来有选择性地进行。

渐进性肌肉放松，除了可以按照标准的方式进行全身肌肉群的逐一收紧再放松以外，也可以自如地选择做一些动作来达到肌肉放松的效果。比如，双手交叉握紧手指后放松，或者双手交叉手心向外向前向上舒展上肢、躯干和腰部，或者随意伸展四肢并做几个舒展动作，或者缓慢后仰头部、慢慢沿一个方向转动头部几圈再沿相反方向转动几圈，或者做几个耸肩动作、深蹲动作、高抬腿动作、交替压腿动作、缓慢后仰前屈动作、踢腿动作、跺脚动作、原地踏步甚至跳跃动作，或者慢慢沿一个方向扭动腰部几圈再反方向扭动腰部几圈，等等。患者在做这些动作的同时充分体会并用言语描述自己的感受。再比如，精神分裂症患者因为有幻触和被害妄想，感觉到晚上睡觉前有几个人在挠自己的小腿，让自己难受并以此达到让别人满足的目的。此时，治疗师就可以了解患者应对此种情形的方法，以强化患者那些有功能的应对方法。如果治疗师发现患者缺乏适应性的应对方法的话，可以教授患者一些方法，比如，腿部肌肉放松训练，先将一条腿完全伸直脚尖绷紧坚持三四分钟，再将脚尖和腿放松一两分钟，之后换另一条腿做上述动作，如此往复十余个回合，以达到舒缓腿部肌肉的目的。与此同时，治疗师可以引导患者认识到，他认为的那些想害他的人的计谋是什么，他怎么做才是帮助自己而不是落入那些想害自己的人的计谋或圈套。比如，上面的那些有功能的自我帮助方法。以此方式强化患者的适应性行为，或者鼓励患者去学习掌握新的适应性行为应对其幻觉或妄想。

缓慢的腹式呼吸训练就是练习着用鼻子缓慢地将外界空气吸入气管、支气管，让吸入的空气充满肺部，直到下腹部或肚子被缓慢地鼓起来之后，再缓缓地将肺内气体用嘴吐出来、下腹部缓慢瘪下去，之后继续前面这个过程。这样呼吸练习几分钟、十几分钟甚至更长时间，尽可能将吸入和呼出的速度放慢，以达到放松的目的。在这个呼吸训练过程中，也可以加入正念训练的因素，觉察这气体一吸一呼的过程，练习着把注意力集中在腹式呼吸的一吸一呼上而非其他方面，特别是当注意力分散至其他方面时，学会将注意力拉回，继续关注呼吸，而不加任何的评判。

在患者感到紧张、恐惧或惴惴不安时，治疗师应教授患者学会用眼睛环顾四周，练习感受体察并用语言描述眼睛所看到的某一景象、鼻子闻到的某种气味、身体皮肤所感受到的环境温度与湿度、手触摸到的某一物品的温度与质感或者耳朵听见的某些声音，这些能有效缓解患者的恐惧或焦虑情绪。此外，也可以鼓励患者给自己倒杯水，通过喝水体会水杯接触手的触觉感受，水杯给人的视觉体验，体会水接触口唇、舌头、口腔的触觉体验，以及体会水被吞咽下去逐步进入食道和胃的过程，在体会的过程中用语言描述出来。这些训练也是有效缓解患者不良情绪的方法，当然这也是正念练习的过程。

想象放松，就是鼓励患者利用幻想、白日梦、头脑中的画面来舒缓情绪和放松，或者教授患者利用想象对他头脑中出现的不想要的自动化表象进行重新设计、修饰、补充完善或修改，以改善患者自动化表象引发的焦虑、恐惧等情绪或生理症状。比如，治疗师可以引导患者想象他正处于所喜欢的某个场景，比如海滩、森林、山脉、草地、公园或室内，鼓励患者描述他身在其中的五官体验和内心感受；引导患者将画面中某个人的言行或表情变得夸张一些，以利于患者发现问题之所在；引导患者在画面中构想出应对的方法，无论是现实层面的应对还是夸张、戏剧化或魔幻式的应对；将头脑中的画面就像切换电视频道一样换台，让头脑停留在自己喜欢的画面频道上；练习着在头脑中将画面快进、慢进、暂停或重复播放，从而发现画面可以由自己掌控；对画面中的内容发出质疑和挑战；构想度过这个最艰难的画面时刻之后的自己或他人的状态；展望未来几个月或几年过去之后的自己或他人的变化；在画面中添加新的元素或角色进去，让画面的主题或方向发生变化；等等。通过想象暴露的反复练习，患者就可以有效地舒缓情绪，或者使其痛苦感受变弱或消失。

上面谈到的这些练习均可以起到放松的效果，就像任何其他技巧的掌握一样，通常需要患者多加练习才能应用起来得心应手，以利于患者在紧急时刻能够拿来派上用场。但这些技巧的使用应当适度，使其成为助力患者面对困境的拐杖，而非回避困境使问题持续存在的安全行为。

（四）专注于当下

自动化思维或者自动化表象可以影响个体的情绪反应、生理症状和行为应对，但个体经过认知行为治疗后也可以练习着提醒自己，不跟着他的自动化思维或表象走，少受或不受功能不良性思维或认知的误导或愚弄。比如，对于焦虑或强迫性患者，教授患者练习着关注眼前正在做的事情，专注于当下该做的事情，那自然就少受或不会受到功能不良性自动化思维的负面影响。当然这是需要患者多加练习才能逐步实现的过程。再比如，在进行上面提到的缓慢腹式呼吸训练的时候，可以增加患者对其头脑中出现的想法的觉察训练，在练习的时候鼓励患者将注意力放在一吸一呼上。如果患者留意到脑海中出现了其他想法，则提醒自己继续将注意力拉回到呼吸上，如此反复练习。这就是正念呼吸训练，训练的就是专注与接纳当下出现的任何情况。患者还可以每天花些时间练习察觉自己头脑中出现的思维，比如，每天花 15 分钟的时间静坐，留意静坐期间脑海中都会出现些什么，只是留意，不做评判，当然如果注意力跑掉了且被自己发现了的话，就将注意力拉回来即可。

（五）案例示范

小幽是一个容易焦虑的已婚女性，各方面比较出色，但近几年总是担心自己的身体，有明显的健康焦虑。下面是对小幽进行认知行为治疗的部分内容。

小幽：我觉得我很多时候，哎呀就是说服不了自己，就能劝别人。跟我聊天，朋友什么的，跟人说的，人有什么事啊，我说得可好了，到了自己这儿就不行了。就还是说服不了自己，尤其是当身体上出现一些躯体化反应的时候，就比如说头晕啊，这个时候，就会想应该是脑子有问题了，比如说脑出血啊。这个比如脑出血，什么脑梗，就怀疑，然后一怀疑紧张呢，就更感觉晕，然后就觉得，哎呀，我的这个想法是对的，肯定是脑子有问题了。于是乎就得马上去医院做检查，第二天第三天就得到医院。去年做过一次核磁，今年做过一次。咱们那会儿做认知行为治疗的时候，其实我我没有把重心放在我的这个疑病心理上，但其实这个真的是现在最突出最明显的问题。（小幽的特点是一有身体不适，就担心自己脑子有问题，这是小幽的自动化思维，并为此反复去医院就诊检查。）

李：所以你有点儿不舒服，然后就马上想到"我应该是脑子有问题了"。（治疗师特别突出小幽的自动化思维。）

小幽：哎对，而且还猜，一猜就是最严重的病，比如说脑出血，然后什么要比如说哪儿疼了，比如前段时间乳腺疼，就是乳腺癌；这段时间月经不好，子宫内膜癌，就天天就是这些个。（一有身体不适，小幽就想到自己得了最严重的疾病，这是健康焦虑障碍最常见的情况。）

李：然后这么想了之后呢？

小幽：然后这么想之后，紧张加重了，紧张一加重，肠易激也犯了，肚子稍微有点儿不舒服。（自动化思维引发焦虑和相应的身体不适。）

李： 紧张，然后出现肠易激。

小幽： 对，然后这个就有点儿头晕啊，然后头晕完了之后，觉得我的想法是对的，真的是脑子出问题了，就循环循环，这个我还自己在家真的有练过，我自己也这样写写写成了个圈。（小幽认识到了自己恶性循环的形成。）

李： 好，所以告诉我们是什么影响我们？是身体的不舒服影响我们，还是什么在影响我们？显然你身上也有不舒服，那么是身体不舒服影响我们还是？（治疗师抓住机会对小幽进行认知模型的心理健康教育。）

小幽： 想法吗？其实……我知道，知道这是想法影响着我，也知道这是灾难化。（小幽知道认知对她的影响，也理解认知模型。）

李： 知道这是灾难化思维，非常不错啊！然后你就怎么帮自己的？（治疗师了解小幽的自我帮助是否恰当、有功能。）

小幽： 就是，那个情况之下，我通常帮自己都是隔了一段时间了，那种感觉可能慢慢下去之后，我会每天晚上出去遛弯，吃完饭以后，遛弯就像做晚课一样，我就开始劝自己，就是我之前检查我都做了，我从一个炎症，有可能我这儿疼是因为炎症，那从炎症到癌症是需要时间的，中间还有无数种可能，比如说它可能是什么炎症啊，或者说是扭伤了，各种可能，我为什么不去考虑中间的可能，一定要一步想到癌？然后是不是自己想得太极端了？也有这样劝自己。晚上遛弯就做这种训练，做完之后，唉就好一些，可能是外面空气也好，也比较安静。但是这个是一个周而复始的过程，就我觉得每天差不多我都要做这样的训练，但是呢，它这个复发的时候还是不能够因为这个训练把我的这个情绪抹平，比如说我们可以不去医院了，做不到。（小幽有练习，无论是做运动让自己放松，还是进行认知重建。这非常不错！）

李： 噢，好，所以每次都去医院，像这种情况就去医院，对吧？（治疗师逐步引导小幽认识到她的就诊行为在维持此恶性循环中的作用。）

小幽：对，做检查。

李：去医院做检查，做检查之后这个紧张就好一些，是这意思吧？

小幽：对，做完检查单子一出来能高兴两三天。

李：高兴两三天，然后继续如此，是吧？

小幽：对。

李：所以除了在事情过去之后，比如晚上遛弯的时候自己劝自己之外，如果身体又不舒服了，当时你可以怎么办？（治疗师了解小幽能否从中发现打破恶性循环的方法。）

小幽：唉，就是这个，要不就是我自己劝不了我自己了。他（指患者丈夫，坐在诊室陪着）有时候就跟我说，他说："你看你头晕，都、你都说头晕都一年了，你去年你也说你头晕，你去年也有这么很难受的时候，那你今年，你又、现在又出现这个情况，你都做过检查，没事，你为什么不能放松呢？"就是放松不下来啊。（显然小幽自己不能打破恶性循环，尽管自我做了开导，丈夫也做了开导。）

李：好，所以在身体难受的时候，你有没有一次例外，就不去、不去做检查了？（寻找例外是心理治疗中常用的方法，可以引导小幽发现她做得好的方面。）

小幽：没有，去年到现在一次都没有。我去年特逗，我妈甲状腺结节摘除了，我就怀疑我甲状腺有病，我就觉得这是不是遗传。去年去医院做了个B超，说没事，然后人家说报告显示血流丰富，我对这个事耿耿于怀。他就说不用去查了，医生也说："哎呀，你这个没事没事，给你号号脉，没事没事。"去年就开始没事给自己号脉，一紧张的时候心跳能达到90多，从70多咚咚咚到90多，一想，完了，这要不就是甲亢吧？心跳这么快。然后今年去做乳腺的时候，非要让大夫开个单子，把甲状腺的血给验了，完了说没事啊。那没事，那我这心跳跟那没关系，还是紧张了。（没有例外出现，且小辛的健康焦虑的特点非常明显。）

李：这是了解这个情况了啊。你工作怎么样？

小幽：我其实从去年就没工作了。

李：那你每天在家干吗？

小幽：我就跟着他（指丈夫），给他当助手，他的工作有时候我就帮忙去参与。有一个情况特有意思，我跟着他去工作的时候，我好像基本上没有这样过就是紧张难受。就是因为因为我们现在自己出来，就是自己做工作室，没有像公司那个节奏那么紧。反正他也带着我去做一些事，然后我好像也都在参与，但是闲下来就不行了。我有考虑过出去工作，因为从去年到今年，我的上级领导，我之前的领导陆续找了我好几次，说说"现在有个工作机会"，说"特别适合你"，说"你来帮我吧，咱们一起怎么怎么样？"然后想想我就……对，我特别惧怕回到原来的工作环境，我说"不行，我原来工作环境全是甲醛，甲醛超标，这样不行，我身体就就坏了，我不能够回去，你给我再高的职位我都不能去"。啊，然后就，然后他也说，他说"哎呀，咱们早晚都要出来做，你给人打工什么时候是个头？"就也就算了，就没有再去考虑跟人家工作。但是，啊对，我那天有一个特别那个的情况，我那天不跟您通电话的嘛，其实您不知道我通电话时候的状态，我已经好久没有出现过那么难受的感觉了。我不知道为什么，有可能是我紧张了，我在给您通电话之前，我刚跟他去跟客户谈完出来，我俩上车。然后电话就响了，我瞬间就觉得心扑通扑通的，跟您接电话那会儿我就感觉有种马上就要晕过去，就控制不了自己发抖的感觉。电话挂了之后，大概得有十几二十分钟，我才慢慢地放松下来。然后我当时想，我说坏了，我说经颅磁有问题啊，不好，这个东西做完之后影响我，让我变成了这样。然后他也上网查，我又回去问人家那个大夫，人家说"这东西很安全"，说"没有什么副作用，其实你这个症状还是你自身的原因"。嗯，昨天去做的时候还是紧张，然后那个做的那个人就跟我聊天，唉，慢慢好一点儿，然后噢，一会儿差不多就忘了。就是紧张的情绪一上来之后，我发现我还不单因为这个事，疑病心理还是一方面，我觉得紧张情绪好像成惯性了。我昨天晚上回去，然后有一、有一辆车停在我家窗前，然后我就想，我说这两个人是不是在往里面偷看、看我，我就特别，就瞬间紧张了。我不知道为什么，直到后来我走近窗前把窗户关上，发现人在那儿打游戏呢，嗯，我紧张了大概有十几分钟，就焦虑这个事情。然后我就想说，人家根本就没看我，人家那儿打游戏呢，哪有时间看我？哪有什么往屋里看啊？人家根本就没看，我自己多疑了，想多了，这才慢慢好一点儿。就是现在的情绪特别会容易被影响，很容易就不高兴了。（小幽的焦虑特点突出，灾难化思维明显。不过，从中可以发现小幽至少有三个例外，尽管她没有意识到这三个例外的价值。一是工作忙起来不紧张不难受；二是跟治疗师的通话，尽管很紧张却坚持完成了通话；三是怀疑有人往屋里看，接近之后才发现她自己多疑了。）

李：你发现你工作的时候不紧张难受，你那次跟我通电话虽然你感觉紧张得要晕过去、控制不了自己，但还坚持通完了电话。昨天晚上你因为觉得别人在偷看自己，于是就紧张了，当后来去关窗户走近了，才发现人家在打游戏而不是看你，认识到是自己多疑了，就慢慢好一点儿了。这些都是非常好的体会啊！所以是什么影响了你？（治疗师小结小幽谈到的例外，抓住机会对小幽进行认知模型的心理健康教育，也给予小幽正性强化。）

小幽：还是想法吗？

李：对。

小幽：其实我知道，就是我那天去跟人说，人说"哎呀，你自己还是要做心理建设呀"，就是这样一句话。我就觉得是，其实道理可能我都知道，我也能说很多，但是，是不是还是我……（小幽谈到的懂道理是转变的第一步，患者还需要有办法把道理落到实处。）

李：所以告诉我们什么？你现在主要的表现，就是身体一有点儿不舒服，你就会担心得严重的疾病，然后一有点儿什么事，就觉得有危险，然后心慌，感受到焦虑紧张，对吧？所以你说怎么办？（在启发小幽进一步认识到想法对她的不良影响后，治疗师继续请小幽结合她的例外，思考可能的打破恶性循环的方法。）

小幽：对对对，哎呀，我现在也挺愁的。（小幽不按照治疗师的期望回答问题。）

李：别愁啊，结合咱们以前治疗的那个思路，告诉我该怎么办。（因为小幽曾经接受过认知行为治疗，于是治疗师请小幽思考，而不因为小幽的回答就卡壳。）

小幽：其实其实用CBT的办法那肯定就是找一些证据呗，支持证据、反对证据，然后去把这个事情最后看看我能不能、能不能认可这个支持证据，然后能不能推翻我自己的那些想法呗。但是那种心里的不安是，即使好像认可了，对，你说得对，或者说这个想法对，就是确实嗯不应该这么想，但是心里还是慌慌慌慌。（小幽能找到替代思维，但依然有生理症状，这也是常见现象，因为要么是自动化思维依然占据上风，要么是自动化思维的余威还在，生理症状从出现达到顶峰再到消退需要时间，有替代思维也不可能让这个过程中途戛然而止。）

李：对，那当然。不过当心里慌慌的时候，我们可以去就诊。除了通过看医生做检查来应对心里慌慌，我们可不可以用别的方式来处理心里慌慌？你看那天你给我打电话，你说你一接电话就开始慌张了，然后电话结束后，你的慌才停了。所以你有没有因为这个心里慌了，你赶紧跟那个"好大夫"网站说："唉，我不能接电话了，我心里慌，得停下来。"那时候你干吗不停下来、就不接电话？（通过小幽的切身体会，治疗师鼓励她发现打破恶性循环的方法，就是哪怕有生理症状，她依然可以做需要做的事情，这样她才有机会发现她的自动化思维并不为真，无论是她对自己得病的看法，还是对于心里慌慌就不能做事的看法。）

小幽：不知道，我我就觉得，就是这电话必须得接。

李：这电话必须得接，然后你就接完了，是在心慌的过程当中全程接完了电话，是吧？（治疗师特别突出小幽在心慌的过程中做事这一点，以启发小幽反思。）

小幽：嗯。

李：所以告诉我们什么？

小幽：就是在我出现这个问题的时候，喊停，是吗？（小幽依然停留在她的思路上，并未跟随治疗师去发现治疗师想让她发现的内容。）

李：是喊停还是？

小幽：及时让自己放松下来。

李：哦？你当时是，你给我打电话的时候你也喊停，然后及时让自己放松下来了？（治疗师此时放慢节奏，跟随小幽的思路启发她，继续引导小幽去发现她可以做到的地方。）

小幽：那肯定不能。

李：所以那时的你是怎么接下来的？

小幽：就是你说我怎么给你完成对话？

李：对呀。

小幽：我就是强烈地控制自己，我真的是在控制我自己，我就觉得我已经要发抖了，但是我一定要压制住这种感受，然后强烈地控制自己，平稳地把这个对话理智清晰地完成好。（小幽在治疗师的引导下发现了她当时的做法，虽然她没有意识到这是她做得好的地方，也没有意识到这是她打破恶性循环的一个例外。）

李：所以这是不是告诉我们，其实还有另外的一条路可走吧？（治疗师顺势指出来她用过的打破恶性循环的方法。）

小幽：就是我其实还是可以控制我自己的。（小幽终于认识到了她可以做到的地方，也是她的替代思维，"她可以控制自己"。）

李：对呀，你要不要试试啊？你以为"自己控制不了自己，我必须得去看医生，我必须得喊停，必须得做心理建设"，你可不可以试着在这儿变一变，就像心慌接电话一样，"我不做心理建设，我也不用喊停，然后我继续该做什么做什么"？（治疗师把小幽的自动化思维跟她的例外放在一起，启发她思考，发现在行为上该做什么还做什么是一个很好的打破恶性循环的方法，也可以发现她原来的自动化思维并不成立。）

小幽：嗯，这倒是一个方法，但是我就觉得可能会，当然我现在啊，就可能会中间又反复，比如说，我现在觉得……

李：你觉得它不会反复吗？（治疗师认可小幽的担忧，且引导她认识到反复是很正常的现象。）

小幽：它一定会反复，它一定会反复，对，它一定会反复。因为我现在，唉，我就昨天我想说，要不然我别面对一些问题了。我之前跟您说过，我说我打算这个应该要孩子了，因为确实到岁数了。然后大夫又说，就是我前后看了三个大夫，就是前两、那两个就不说了，中间那个专家说，对，他说可以可以要孩子，然后可以怎么样的。然后其实我、我去那家医院的整个过程我非常非常地不开心，因为我觉得，我这个话说可能有点儿就是，又是那个什么了，就是不好的思维。我认为那些医院的医生不是很专业，可能除了专家以外，比如说做经颅磁的人，他就不是个专业的医生，他可能就是外面随便来应聘，他会操作仪器就行。因为我觉得他们前后跟我说的话对我影响很大，让我一点儿信心都没有。我去做了经颅磁，那个女的就说："哎呀，你这情况能怀孕吗？你这根本就不行，你怀孕也也不行，那孩子根本就会受影响。"说那个说生物反馈治疗，我说我来做这个，"这没用，你做那干吗？赶紧退了吧，我推荐你做一个经颅磁，你去找大夫给你开单子"。然后我就心情特别地不好，我就对这些人的……然后那天，最后一个给我开经颅磁那大夫更逗，这话说的，一问就是："哎呀，我也不知道，这个不在我的专业领域。"我想"你的专业到底是什么呀？"，然后就开了单子就去做，所以就对他们的感受特别地不好，我说这大夫就完全不专业！我其实开始，影响我心情的，并没有想过他不专业，我听进去了那个话，然后他跟我说，他说，他说："他们专业吗？你为什么不听专家的话呢？""专家的话"，他说"你要听啊"，然后怎么怎么怎么样。后来我说算了，他们都不了解我，我说要找了解我的医生来来看。我说，他们不知道我的情况，不能跟他们继续沟通了。然后今天来了，外面排队，我就去那边有个经颅磁，我就看了一眼。那个大夫出来了，好巧，他说："你们干吗？"然后我说："我们看一下。"我说："这是做经颅磁的，是吧？里面有几台机器啊？"他说"就一台"，然后他就问，他说。"那个排队嘛，平时？"然后他说："那个啊上午有时候排队。"说，那个我说："那您中午几点下班？"因为11点我看他走了，他说那个、那什么又是吃饭又是洗澡的，大概是1点上班吧。然后他说："谁做呀？"我说，我说，我说我做，旁边好多患者在那儿坐着。"你怎么了？你什么病啊？"我心情瞬间就不好，我一下火就上来了，我当时想说："跟你有关系吗？"我就马上就要怼他，但是我压下去了。我说，我、我就笑了，平息了两秒钟，我说我焦虑抑郁。"啊，那倒合适。"但是我一下子心情就特别不好，刚才就觉得要发脾气。（指着丈夫）然后他就跟我说，他说，他说，"你别听他的"，他说那个，嗯，他说"你要觉得这儿不好，咱们不在这儿做了"怎么怎么样。就是就是我不知道我自己为什么会对这些人、这些事情这么地敏感，好像谁都能惹起我的脾气，谁都能让我、让我情绪一下子就不好了，但我明明知道情绪不好了对我身体也特别不好。（因为跟治疗师前面谈到了应对的方法让小幽有了希望感，让她的怀孕要孩子计划继续萌发出来。不过也因此话题想到既往相关的一些经历，从而进一步暴露出小幽的情绪变化以及目前存在的问题。）

李：你觉得是什么惹得你情绪不好了？（治疗师继续抓住机会对小幽进行认知模型的心理健康教育。）

小幽：（笑）还是我自己没有、没有没有没有把想法，没有控制好。（小幽认识到想法或自动化思维对她的影响。）

李：所以学着用以前谈过的调整思维的方法调整情绪，这是一个方法。当然了你的方法就是不停地跑医院，然后今天查完了，没问题就好些，过几天不行就再查。这毫无疑问也可以，至少能让你缓解两三天，是吧？（对于小幽目前的情绪不稳定，治疗师鼓励她继续用学过的认知治疗去处理。随后治疗师话锋一转，把讨论引回到之前的议题上，指出小幽目前的问题行为，即维持恶性循环的行为，同时给予她共情理解。这里特别关键，因为很多治疗师会忘记之前的议题，跟着患者新出现的话题就谈下去了。）

小幽：查的这个大夫都已经说"你别来了"。大夫都这样，就给我单子，"行行，你做完这个你就不用来了，你吃完这个你就别来了，你不用看了"。都这样了。（小幽通过医院医生的反应对自己的问题行为加深了认识。）

李：所以我们怎么办？你的那一方法也可以啊，就是虽然大夫烦你，你去了他也总不能把你推出去。那我们就继续这样，还是怎么办？（治疗师继续了解小幽转变既往模式的方法，同时尊重她的自主选择权，不给她施加压力，因为这样才有利于她意识到她的选择是出自她内心的需要，而非迫于外界的压力。这是自我知觉理论特别强调的。）

小幽：我知道，嗯，就是我我知道那个方法，就比如说，我可以去，在我一下子紧张或者难受的时候，可以先去干点儿别的事分散注意力，让自己不要去投入到这个漩涡里。（这是一个不错的方法，只要使用适度，对于焦虑患者来说。）

李：好，这也是一个方法，转移注意力。除此以外，结合你谈到的咱俩通话的那个体会，那么深刻的一个体会在那儿，可以提示我们点儿什么呢？（治疗师继续引导小幽找出可以使用的方法，就是该做什么还做什么。）

小幽：我觉得……（对于小幽来说有难度。）

李：你接电话当时，眼前的事就要跟我通这个话，所以当你心里慌慌的时候，你把眼前的事扔在一边了，你还是做了什么？（治疗师慢下来启发小幽认识到。）

小幽：就没有做，眼前什么都没有做。（小幽没有理解治疗师所说的"眼前的事"的意思。）

李：就是你跟我通话的事，当时你不是要接电话嘛，那个接电话就是眼前的事情，你有没有因为心里难受、心慌，哇那种紧张上来了，通话这事儿就扔在一边，不管了、不接了？（治疗师继续引导小幽认识到什么是"眼前的事"或"正在做的事情"。）

小幽：没有啊。

李：所以如果下次再在做某个事情的时候，你这身体又不舒服、难受了？

小幽：我就可以先把它们放一放。（即使在治疗师的耐心启发下，小幽的逃避模式非常突出，这就是焦虑障碍的特点。）

李：好啊，你指的是你可以先继续做眼前的那个事啊？（治疗师故意反着小幽的意思询问，以提醒小幽思考。）

小幽：就不要再去做那个会让我紧张的事，是吧？（由此可知，小幽依然在内心认为是事件让她紧张，而非前面所说的想法让她紧张。这是常见情况，遇到具体问题时患者对认知模型的理解就又回到惯性上去了。）

李：看来我没表述清楚啊，我得把它表述清楚一点儿。你谈到那次电话一来，是不是电话一来说要跟我通话了，你是不是就紧张上了，是吧？（治疗师继续以接电话为例，让小幽在具体事情上理解认知模型，同时找到新的突破方法。）

小幽：是紧张上了。

李：这时候你是接电话了？还是把电话扔一边，就那么因为紧张不接电话了？（治疗师引导小幽看到她的例外，就是她可以做到虽然紧张却继续做她该做的事情。）

小幽：接了，接了。

李：这接电话是不是眼前的事？

小幽：是。

李：那你有没有因为这种紧张，你当时感觉"我不行了，我不能接电话"，其实你紧张之后你常说"我不行了，我快不行了"，是不是有这种想法？（治疗师继续把小幽的自动化思维抓出来，引导她思考。）

小幽：有，有。

李：当你对自己说快不行了，会让你的紧张程度更重，但你有没有因为这个想法出现就不接电话了？（治疗师强调想法对小幽紧张情绪的影响，同时引导小幽认识到她并未因此不做她该做的事情。）

小幽：没有，我还是继续接了。

李：是吧？

小幽：嗯。

李：所以告诉我们，是不是真的是"我快不行了，我难受得不得了了，不能做，我紧张，不能做我该做的事啊"？（治疗师进一步引导小幽认识到自动化思维不是事实。）

小幽：其实我还是可以完成的，就是至少可以控制自己，可以控制住自己，完成这件事情的。（小幽新的替代思维出现了。）

李：非常好！这时候我们停下来想一想，你难受的时候我不是说让你停下来做做心理建设，去劝劝自己或者转移转移注意力，而是鼓励你继续做正在做的事。为什么这样？本来你那么难受、那么痛苦，对吧？人难受痛苦的时候，我们大部分人通常都是停下来歇一歇，然后等自己好了再去做，可是我为什么不鼓励你这样？（治疗师小结，提请小幽思考紧张焦虑身体难受时继续做该做的事情的价值。）

小幽：对啊，我为什么一定要坚持做完？（小幽不按治疗师的套路回答问题，而是把问题又抛回来。）

李：为什么要坚持这个呢？唉，问得好，所以你的答案是什么呢？（治疗师面对小幽的疑问，不是马上回答，而是先让小幽思考后找出答案。）

小幽：就是，我觉得可能是，我还是我的想法，我就觉得这个事情我必须要完成。其实以前也有过这样的情况，就是我紧张难受的时候，但是我还是会强迫自己把这个事完成，我不能够在我，比如说面对公共场合，我面对客户的时候露出来一丝一毫的我好像有问题，或者我控制不了自己，我马上离场，不可以！我就一定无论我有多难受，我要强迫自己把这个场面撑着。（小幽有很多例外的时候，这是治疗可以利用的方面，这也是小幽的优势。）

李：好，所以告诉我们，你是感觉自己控制不了了，你实际上是不是真的如此？（治疗师强调小幽的自动化思维并不是事实。）

小幽：嗯，我是觉得那个情况下倒是控制了，但是我难受，确实挺难受啊，就是控制了，确实也能控制，但是那种难受的感觉是真让人难受啊！（小幽对其生理症状的解读的认知歪曲是需要特别处理的，也就是说，未来需要对小幽进行内感性暴露，引导她发现她的生理症状的无害性。）

李：这就是你要好好想一想的。你难受的时候，确实非常难受，觉得自己控制不了、做不了事情了，你的惯性就是难受了就停下来、转移注意力或者去看医生，从而让自己暂时感觉好一些，之后还是如此陷入漩涡。但你也有少数例外的时候，就是你该做什么就做什么，就像接电话或者跟客户谈事情一样，你真的很痛苦，但你也接电话、做当下该做的事情，才让你有机会发现你能控制住自己，那种难受也没能阻止你做你当时该做的事情，虽然还是难受。你要不要继续把这种例外给它扩大化，练习着用这种方式帮助自己呢？（在共情的基础上，治疗师把讨论发现的小幽的情况进行总结，引导她加深对自己模式的认识，鼓励她继续进行行为实验，来质疑挑战她的自动化思维。）

小幽：好，我先回去试试吧。

在治疗中需要患者做行为实验，有时需要先有很好的实验设计，再让患者去付诸行动，从而挑战患者的认知；但有时需要从患者的自身经历中寻找反例，即引导患者发现他其实曾经有过不同于其自动化思维的例外，从而引导患者发现目前缓解痛苦的方法，并通过患者下一步的行为实验进一步证否患者的自动化思维，从而推动治疗一步步取得进展。

三、问题解决治疗

很多精神障碍患者在工作、生活、人际交往、娱乐或其他方面往往存在着实际的困难，此外，相当一部分患者缺乏解决问题的能力或者解决问题的能力不足，单纯进行认知调整不能完全帮助到他们，所以在治疗中就会用到问题解决治疗。当然，在认知行为治疗中，应用问题解决治疗跟单纯的问题解决治疗有所不同，尽管两者都是运用头脑风暴思考某一问题可能的解决方法，但前者强调将认知治疗与问题解决治疗结合起来，突出在发现患者的认知是事实的情况下如何使用问题解决治疗；而后者不关注认知，直接从某一个问题入手，引导患者思考解决问题可能存在的方法。

(一)问题解决治疗的具体步骤

在认知行为治疗中，如果进行认知探讨后发现患者的自动化思维是事实，或者治疗师认为引导患者去解决问题更有助于患者改变的话，就会用到问题解决治疗。问题解决治疗就是关注患者目前存在的某一个实际问题，运用头脑风暴找出解决的方法并促使患者付诸行动的心理治疗方法。它也是一种结构化、短程且有时间限制的心理治疗方法。

问题解决治疗实施起来分为几个具体的步骤，具体来说，就是在一次治疗中完成前面的几个步骤，在下一次治疗时检查患者剩余最后一个步骤的完成情况。第一步，界定问题，即先界定患者实际存在的问题，找出某一个客观问题作为要解决的问题；第二步，明确目标，就是治疗师和患者一起来明确解决此问题要达到的治疗目标；第三步，头脑风暴找方法，即治疗师启发患者运用头脑风暴思考可能的各种解决方法；第四步，利弊分析，就是引导患者对这些方法逐一进行利弊分析；第五步，做决策，就是根据利大弊小原则鼓励患者做出决定；第六步，制定行动方案，即治疗师和患者一起针对选择的方法制定出具体的行动方案；第七步，也是最后一步，落实行动方案，当然是在一次治疗结束后患者去落实治疗中确定的行动方案，并在下一次治疗时对此进行必要的探讨。

在具体操作的过程中，问题解决治疗的一些步骤可以缩减。比如，不必明确解决某个问题要实现的具体目标，直接运用头脑风暴思考可供选择的方法，因为确定问题后目标也就不言自明；方法想出来之后无须进行利弊分析就可以做出决策，因为各个方法的利弊一目了然；行动方案对于一些患者或者一些问题的解决方法来说，无须制定或具体化，因为患者一旦明确方向之后行动力很强。

（二）需要考虑的问题

在使用问题解决治疗时，治疗师要发挥治疗联盟的作用，尽可能调动患者的积极性和能动性，而非治疗师一方的过度投入；必要时可以通过动机访谈的方式激发患者的改变动机。如果患者目前还不愿意改变，也能够尊重患者的需求，跟患者一起协商找到缓解其目前困扰的其他方法。

在界定问题阶段，治疗师需要引导患者把要解决的问题描述得具体、客观、可衡量和可解决，比如，把问题发生的频率、场合、涉及的人员、持续存在的时间、严重程度以及此问题跟患者的关系等相关内容介绍清楚，这样才有利于接下来明确治疗的目标和思考可能的解决方法。如果患者的问题在治疗师看来无法解决或者在目前状况下不具备解决的可能性，治疗师需要考虑如何引导患者发现这一点，从而让患者主动调整治疗的思路或方向。比如，一个人已患有肺癌三四年，目前的抗癌治疗已经在医生的安排下尽了全力，不可能跟治疗师通过探讨找到什么治癌的新方法。患者当然想谈他的肺癌治疗，但治疗师需要引导患者发现，跟心理治疗师讨论癌症的治疗完全不如跟肿瘤科医生讨论有价值，并引导患者发现患肺癌后他的生活和其他方面受到了显著的不良影响，这可能是值得跟治疗师探讨的主题。治疗师和患者达成共识后，患者在进行问题描述时重点不是肺癌，而是肺癌给患者带来的具体的不良影响，如此才能让问题变得可解决，这样看待他的问题也才能有助于随后明确治疗目标和找寻可能的解决方法。

在明确治疗目标阶段，需要根据患者的问题描述跟患者一起确定治疗的目标，即经过治疗之后这个问题会有什么变化。为了让目标设立得更有帮助，可以设立短期目标和长期目标，以先实现短期目标为第一要务。治疗目标的实现同样需要与患者的改变有关、是行为层面的且具备可实现性。比如，一个患者确定的治疗目标是父亲不再有第三者，这样的目标听起来虽然合理，但不具备可实现性且不是患者的行为所能决定的。此时，治疗师需要引导患者看到父亲有第三者这个问题带给患者的不良影响，在问题描述的时候着重于此方面的描述，并在明确治疗目标时重点放在对患者的不良影响的减轻或消除方面，因为这是患者可以控制的。

在头脑风暴找方法阶段，治疗师启发患者运用头脑风暴思考解决问题的可选方法这一步非常关键，因为只有诞生了可选方法，才有可能真正解决问题。所以治疗师需要问一些问题来启发患者打破其既往思维模式的禁锢。患者常见的思维禁锢或自动化思维可能有：

　　①这个问题解决不了；

　　②我能想到的方法都不可行（代价太大、现实中做不了）；

　　③没有人能帮到我；

　　④做什么探讨或思考都于事无补；

　　⑤我已经用过各种方法了，都没用，再想下去也不会有什么结果；

　　⑥您是治疗师，您直接告诉我怎么做就行了，别再让我想了。

治疗师在鼓励患者运用头脑风暴思考的时候，如果发现患者有类似的思维禁锢，则需要请患者先把这些自动化思维放在一边，试着只去思考各种可能的解决方法，无论这个方法是否可行、是否现实、是否代价太大，只管先想出来即可。也就是说，治疗师需要鼓励患者学会在什么阶段做什么事情，而方法是否可行、是否现实、是否代价太大是属于利弊分析阶段需要考虑的内容。

在鼓励患者找寻可能的解决方法的时候，可以先从现实中思考，再挪到非现实层面思考；先从自己的角度思考，再挪到他人的角度思考，从而激发患者思维的灵活性。比如，先请患者从现实中考虑他自己或他人曾经用过的方法，如果依然找不到方法，则可以鼓励患者从文学作品、影视作品或动漫作品中寻找方法，或者思考其所敬佩喜爱的某个人或作品主人公面对此问题时想到的方法，等等。如果这样患者依然找不到方法，治疗师最后也可以把自己想到的那些方法说出来，供患者参考。治疗师在给出自己的方法建议时，可以告知患者："这是其他人用过的方法，不知道你是否愿意考虑把它们作为备选方法呢？"而非说："这个方法不错，你用这个方法吧。"同时，治疗师在给患者方法建议时，不要只给出一个方法，而是至少同时给出两个方法，这样患者才有可能进行利弊分析，以做出适合他的选择。

在患者运用头脑风暴思考可能的解决方法时，诞生的方法数目一般不少于三个，因为方法数目太少，可供选择的余地就少；但也并非方法数目越多越好，因为太多的方法不利于选择时充分权衡利弊，花费时间太长，增加了患者决策的难度。因此，找寻到的方法数目通常别超过十个，也别少于两个。此外，患者之所以不能有效解决其问题往往跟患者习惯于走老路有关，因此，治疗师引导患者跳出既往解决问题的惯性思维很重要。

在利弊分析阶段，引导患者对备选方法逐一进行利弊分析时，主要请患者站在他自己的角度考虑利弊，即需要引导患者充分考虑使用此方法患者需要投入的精力、时间、金钱和人力，也需要考虑应用此方法的难易程度、便捷性及效果上的利弊。有时除了需要考虑此方法对患者的利弊外，也需要考虑此方法对他人的利弊，因为一些方法如果对患者利益最大的同时给其他人带来的弊端也很大的话，很可能招致其他人激烈的反对或抵制，最终让此方法无法落实。治疗师在进行利弊分析时，先找出来利，再找出来弊，而非利弊混在一起谈；确认患者对一个方法的利弊均考虑完全后，再谈下一个方法的利弊。当患者说某个方法只有利或只有弊时，治疗师不要轻易接受这一观点，因为这个世界上的任何方法都是利弊皆有的，从来不存在只有利或只有弊的情况。这样充分考虑利弊的目的就是为患者下一步做出决策奠定基础。

在决策阶段，就是遵循对患者而言利大弊小的原则做出决策，从备选方法中选择出适合患者的方法。治疗师鼓励患者面对各个备选方法，充分权衡利弊，同时考虑自己的治疗目标和未来的发展方向，做出符合其利益的选择。一部分患者有决策困难，因为总是考虑到选择了某个方法就意味着要承受这个方法的弊端，且失去了另外的机会，或者总是要追求最好的方法、没有弊端的方法、没有风险的方法或者不会让自己后悔的方法。此时治疗师就要引导患者发现选择的真谛：没有十全十美，不存在有利无害，不存在确保无风险的决定；不选择其实就是一种选择，让自己陷入自己不想要的怪圈而无力自拔；主动选择能让自己看到选择带来的好处以及弊端的可承受性。

在制定行动方案阶段，即在决策之后，治疗师就要引导患者思考如何把所选方法在接下来的日子里落到实处，即制定相应的行动方案。在制定行动方案时，需要引导患者尽可能利用其身边可用的资源、发挥患者的优势，并且考虑行动方案在落实过程中可能存在的障碍，以及思考并找到克服障碍的方法，这样才有可能让患者选择的方法发挥作用。患者执行行动方案的时间不能太晚，患者越往后推迟行动的时间，越不大可能落实其制定好的行动方案。因此，患者启动行动方案的时间最好在治疗后的 24 小时内，通常不要晚于 72 小时；如果能够在治疗中就开始启动行动方案的话，行动方案被落实的可能性就高。为了了解患者落实行动方案的可能性，治疗师可以在制定好行动方案后询问患者落实的可能性，如果可能性在 90％以下，治疗师就需要跟患者探讨可能存在的障碍及找出解决障碍的方法；如果可能性不到 50％，治疗师就需要和患者一起重新思考行动方案存在的问题并做出改正，才有可能让患者把制定好的行动方案真正落到实处。

在最后一个阶段，即检查患者落实行动方案及效果，需要在下一次治疗时，治疗师和患者以此作为议题进行回顾，如果在落实行动方案中遇到了困难或出现了问题，可能就需要把此困难或问题纳入治疗的日程设置中，在议题讨论阶段做专门的探讨。如果一切顺利，就可以根据既定的治疗安排设置议题或将患者目前存在的困扰设置为治疗议题。这里特别需要提醒的是，在学习用一个新方法解决问题的过程中，出现问题或者发现之前的方法无效，都是再自然不过的现象了，这也是收获之一而非失败。因为出现新问题导致制定的行动方案无法或不能全部落实，这说明在改变的路上还需要先着手解决新情况，之后才是见到原行动方案起效的时刻；如果行动方案实施后发现原来的方法无效，那就提醒我们可以将此方法排除在患者的方法资源库之外，需要选择其他方法，这就是一个进步；如果方法无效是因为随着时间推移患者的情况发生了变化，而行动方案依然针对的是之前的状况，自然无法见效，那说明我们需要根据变化调整行动方案；抑或行动方案不起效，是因为我们的行动方案太缺乏针对性、不具备可实现性、迈出的步伐太大或者在短期内见不到效果等因素所致，那一样提示我们需要做出相应调整。因此，在治疗中并不存在"失败"一词，因为失败乃成功之母。

(三)认知行为治疗中的问题解决治疗

在认知行为治疗中应用问题解决治疗，通常不仅会使用前面谈到的那些问题解决步骤，更重要的是，治疗师需要把那些影响或阻碍患者付诸行动、实现目标、落实计划过程中的认知即自动化思维找出来，引导患者认识到这些认知的功能不良性，把这些认知的替代思维找出来，才有可能让患者主动迈出行动的步伐，促使问题得以解决。

（四）案例示范

高中生小刘是一个抑郁症伴焦虑症状的患者，经过治疗后病情有明显好转，需要恢复上学，但她却怎么也去不了学校，这是临床上常见的一个现象，也是患者需要解决的现实问题。患者小刘很想就此事进行探讨，从而能够继续上学。下面就是从问题解决治疗思路开展的心理治疗，但首先着重于找出那些影响患者上学的认知，针对其中的一些困难，除了通过认知治疗找出替代思维之外，也应用了问题解决治疗。下面是一次治疗的部分内容。

> **小刘**：我就是在上学这件事上总拖着不去学校。
>
> **李**：那咱们谈谈上学这个事总拖着不去怎么解决。哎，你是怎么想的，要给它拖着？想到上学就会让你怎么着？（在确定议题后，治疗师意图先找出来影响小刘不去上学的自动化思维。）
>
> **小刘**：嗯，就是不想去。然后觉得，就是觉得还有一年呢，还有点儿时间呢，就可能会比较不会愿意去逼自己。（小刘的自动化思维"还有一年呢，还有点儿时间呢"阻碍其上学。）
>
> **李**：嗯，还有一年时间呢，不愿意逼自己。是吧？
>
> **小刘**：嗯。
>
> **李**：还有吗？（把阻碍小刘实现上学目标的认知尽可能都找出来。）
>
> **小刘**：嗯，然后，偶尔会就是给自己找一些小借口，比如说，我昨天看的那个电影今天还没看完呢，然后就是昨天看的那本书还没看完呢之类的这种小借口，就觉得，嗯。（这些小借口也是小刘的自动化思维。）
>
> **李**：等看完了再去？
>
> **小刘**：嗯，但我、我自己很知道，它是一个我不想去的借口。（笑）
>
> **李**：哦，还有别的吗？

小刘：嗯，然后我爸说，今天要不咱就进学校，上班上上课去，然后就他越说这样的话，我就越不想去。（小刘没有说出来她的自动化思维，只是谈了事件。）

李：嗯，他越这么说，代表啥意思？（治疗师以此方式引出小刘的自动化思维。）

小刘：不、不知道。（笑）就是他一说的话，他每天就说"要不今天咱就去学校？"，哦，那就不去了。就好像跟他对、唱唱反调的那个感觉，他其实如果不说的话，我还会往去的那个方面考虑。（这是青少年常见的现象，但小刘没有说出与之相关的自动化思维。）

李：好，还有吗？

小刘：（摇头）

李：就上学看起来主要是有四个方面的障碍，是吧？（治疗师开始总结小刘谈到的恢复上学存在的障碍。）

小刘：嗯。

李：一个是觉得还有时间；一个就是还有一些借口，比方说电影、书没看完，看完再去；还有就是爸爸催促上学，你就偏不去；当然还有一个不愿意逼自己，如果去学校就是逼自己。（治疗师总结小刘提到的障碍。）

小刘：也不是逼自己吧，其实我挺愿意去、去冲破自己的舒适圈的，但是我就，其实就是一种念头，就是感觉去了的话我会不舒服。（小刘出现了预测未来的自动化思维，即对于上学后自己的状况的看法。）

李：哦，"去了的话我会不舒服"，是吧？

小刘：嗯，所以这个时候感觉自己有点儿逼自己，其实我知道它不是真正的逼迫的感觉。（小刘的矛盾心态。）

李："去了的话我会不舒服"，那意思是说在学校就会怎么着了？（治疗师继续引导小刘把她的自动化思维描述得清晰明了。）

小刘：在学校就沉不下心来。（小刘谈出来她的灾难化思维。）

李："我在学校就沉不下心来"，是吧？

小刘：嗯。

李：还有别的吗？在学校的话。

小刘：嗯，嗯，嗯，没有什么，就是沉不下心来。

李：主要是沉不下心来，是吧？

小刘：嗯。

李：还有什么更糟糕的情况吗？在学校沉下心来之后。

小刘：（摇头）

李：没有，就是沉不下心来。

小刘：嗯。

李：你不愿意看到这种情况，就是在学校沉不下心来的情况？

小刘：不愿意。因为在学校就是学习，就是老想着什么我难受我想回家，这种念头对我来说是不好的。（小刘存在很多阻碍她恢复上学的认知，她有应该思维和黑白思维，认为自己作为学生在学校就应该怎么，不应该怎样。）

李：噢，在学校就应该学习，是吧？

小刘：嗯。

李：沉不下心来就不好，就会觉得难受想回家，有这种念头就不好，是吗？

小刘：嗯。

李：还有吗？

小刘：没有。

李：好，那我们就来看看呗。你看之所以不去学校，其实这个问题之所以存在，有几个方面的障碍：一个障碍是还有时间，一个就是，那就逼自己意味着去了会不舒服……（在将小刘的某个自动化思维清晰化后，治疗师再次总结她恢复上学的障碍。）

小刘：对。

李：然后沉不下心来，那样的话就不应该，就会想回家，那样也不好。第三个就是还有一些，还有……

小刘：给自己找的借口。

李：给自己找的借口。当然还会出现第四个，就是你爸爸他劝你去学校试试，那你就更不去了。

小刘：嗯。

李：如果那时候你爸一劝你，你就听了，那代表了什么呀？（治疗师继续了解前面想要获得却未获得的自动化思维，即小刘对爸爸劝她上学的看法。）

小刘： 代表着这时候是我真的想去。（可能治疗师的表述不够明了，使得小刘的回答不是治疗师想要的内容。）

李： 代表着你真的想去？

小刘： 嗯。

李： 那不就去了吗？怎么反而不去了？（针对小刘的表达，治疗师及时提出自己的困惑，从而让小刘有机会将其心理活动描述得更清晰一些，以有利于治疗师发现其中的认知歪曲。）

小刘： 因为就是，不是我正在处在一个中间的犹豫的状态。如果我在想去的状态，就是他说去，我就会去了。就在一个中间的状态，他说去，我就不想去了。（小刘将她在两种情形下的决定描述清楚了，但依然没有说出来其中的自动化思维。）

李： 对，那就假如他说去，你就去了，代表了什么？那是什么意思？你本来处于中间纠结的状态嘛。（治疗师依据小刘的回答调整提问方式，以引出她的自动化思维。）

小刘： 我、我失去了自己决定的权利。（这是小刘的关键自动化思维，让她听到爸爸的话之后反而不去学校的关键因素。）

李： 好，"我失去了自己决定的权利"，是吧？

小刘： 嗯。

李： 那这样的话就代表了什么呢？（治疗师继续应用垂直下降技术，引导小刘更加了解她自己，也让治疗师更加了解患者。）

小刘： 就是我不喜欢的一种状态。

李： 不喜欢失去自己决定的权利。

小刘： 对，如果因为我一直以来说，我就是我自己的事情，都会自己特别冷静地去想。

李： 嗯，你自己的事情应该自己冷静地去想，是吧？（治疗师把小刘的意思复述一遍，以便准确地理解她。）

小刘： 嗯。

李： 那假如你就真失去了自己决定的权利的话，会怎么样呢？（治疗师以小刘的自动化思维为切入点，探寻她的信念。）

小刘：会感觉那不是自己，也不是我自己。（小刘不按治疗师的思路往下进行。）

李："那不是我自己"，噢。

小刘：嗯。

李：还有别的意思吗？

小刘：嗯，嗯。（摇头）

李：好，那我们就来看看，你看你恢复上学有四个障碍。哎，那到底上学是你的意愿还是不是你的意愿？（治疗师确认小刘的目标，以此提升她改变的动力。）

小刘：是我的意愿。

李：上学是你的意愿，是吗？

小刘：嗯。

李：所以你的目的是上学。

小刘：对。

李：好，那我们清楚了，你有你的目标。

小刘：对。

李：可是在实现这个目标的过程当中，是不是有障碍啊？

小刘：嗯。

李：几个方面的障碍，所以你看看这几个方面的障碍，你要怎么办？你就继续让这些成为障碍，不去上学？（治疗师以退为进，是因为考虑到小刘特别重视自己决定自己的事情，以增强小刘改变的动机。）

小刘：不能啊。

李：不能，是吗？

小刘：我想改。但是我不知道怎么办好。（小刘改变的动机体现出来了。）

李：那好，我们就一起来看看怎么办好。那你看看这些想法（指着写下来的那些自动化思维），你怎么变？"我还有时间呢，还有一年时间呢"，你那意思，不急于这一时一会儿，是吧？（治疗师引导小刘逐一思考那些障碍，一起找到克服障碍的方法。）

小刘：嗯。

李：真的？

小刘：（思考沉默）

李：如果每次做事之前都是有这样的一个想法，还有时间呢，不急于这一时一会儿，能不能有助于你去上学？（治疗师引导小刘发现，她的想法是阻碍她恢复上学的关键因素。）

小刘：（摇头）

李：所以你怎么把这句话变一变才有助于你实现上学的目标？像你原来，像你曾经只看到自己的不足，给它放大推广到未来，你不是现在能学会提醒自己了吗？所以在这儿你可以怎么提醒自己？（治疗师用小刘学会的方法提醒小刘思考，从而鼓励小刘找到解决目前问题的方法。）

小刘：就是提醒自己，最后这一年很关键，每一分钟都是应该得到它应该有的价值。（从小刘的替代思维中就可以看到她的极端化思维的特点。）

李：噢，是这样的。你看，我就不知道，你看，一个是还有时间呢，一个是每一分钟都应该得到它的价值、都应该给它抓起来，你觉得这是不是？我不知道这是不是一个事情的两个头啊？（画出两个极端点给患者看）（治疗师给出自己的发现，启发小刘思考。）

小刘：不是，我的意思是每一分钟都得到它该得到的价值，就是，我这时候我、适合我去学习，我就去学习，适合我去休息，我就去休息，不是说每一分钟都要学习这个意思。（小刘的解释让治疗师发现，治疗师的理解太过狭窄了，所以在治疗中治疗师面对自己的疑问，特别是那些与治疗方向和效果息息相关的情况，需要把它放在桌面上和患者探讨，而不是只是在自己心里嘀咕或保留疑惑。）

李：不是每分钟都要学习，那看来我理解错了，我以为这样说你就又要责备自己没把时间利用好似的。（小刘的解释让治疗师有了不一样的认识，对此治疗师及时予以认可。）

小刘：就是、就是合理和充实地安排时间。

李：好，非常好，这是一个提醒自己。那我就想问，固然我们还有一年的时间，那要早一点儿开始跟晚一点儿开始有什么区别？（治疗师继续引导小刘，拓展她思维的灵活性。）

小刘：嗯，积累不一样。

李：怎么积累不一样？上学那个事，早一点儿开始跟晚一点儿开始区别在哪里？

小刘：对。我觉得学知识就像织网一样，你就是你早一点儿上学，你可能把网会织得更密一点儿，到、到题丢过来的时候你就能抓住它。（小刘的认识对她恢复上学有帮助，非常好。）

李：好。所以面对还有一年时间，你怎么劝说自己更合适？当然你也可以借助于你前面说的，这个每一分钟都应该有它的价值，以及你刚才说的，学习就像织网一样，那你织的这个网，如果早一点儿去织它，你的网可能就……（治疗师鼓励小刘用她的道理去说服自己。）

小刘：更密实。

李：更密实，对呀，那你觉得你可以怎么提醒自己，面对这个（指着原来的自动化思维）？（治疗师鼓励小刘拿出替代思维。）

小刘：我现在的想法就特别纠结，一直在还有一年呢，还有和，嗯，早开始早、早成……怎么说？早开始，早就积累多一点儿，就是一种摇摆。（小刘的矛盾心态。）

李：非常好，有摇摆就是好事。（治疗师引导小刘从不一样的角度看待心态的摇摆。）

小刘：对。

李：你那意思是早开始，早能做积累，是吧？

小刘：嗯。其实我这也能意识到。（当小刘这么说的时候，治疗师容易有挫败感，此时治疗师需要留意自己的自动化思维，不跟着自己的自动化思维走，继续沿着既定的思路走下去，因为这在治疗中是常见的现象。小刘恢复上学的认知障碍不止这一个，不可能期望解决一个困难就彻底解决了小刘的上学问题，何况认知障碍解决后，还需要她在行为层面去尝试，再解决她行为上的障碍。）

李：非常好，那写在这儿，那就对应第一个障碍了。

小刘：嗯，写，这样可以吗？

李：嗯，好。

小刘：（写）

李：非常好，这是对应第一个的，我们知道了。面对还有一年时间呢、不急于一时，然后你就可以说，早开始就早一点儿积累，是吧？（治疗师和小刘一起逐个解决剩余的困难。）

小刘：嗯。

李：积累之后有啥好处？

小刘：会更从容。

李：好，好。

小刘：（写）

李：哎，那对于实现自己想要实现的目标，那个想要上学的目标，又有什么价值？（治疗师引导小刘发现替代思维更有助于她实现自己的目标。）

小刘：给我多一些选择的机会，而不是被动。

李：好。

小刘：（写）

李：还有你也说你把它看成一种拖延，当你早一点儿实现你想上学的目标的时候，你会怎么想自己啊？（结合小刘对自己的不满，治疗师继续拓展小刘的思维灵活性。）

小刘：特别有成就感吧，可能突破了自己一直很苦恼的一个问题。（这是小刘很看重的方面。）

李：那把它写下来。

小刘：嗯。（写）

李：好，非常好！这是第一个的障碍的应对方法，针对这个障碍，您觉得我们俩考虑清楚了吗？（治疗师跟小刘核实之前的探讨是否到位。）

小刘：清楚。

李：好。

小刘：但是……就是……（患者的"但是"往往预示着存在新的问题，治疗师在治疗中需要特别重视患者"但是"后面的内容。）

李：但是什么？

小刘：就是摇摆的过程中，就很、很难摇摆到这儿（指着替代思维）。（这是治疗中常见的现象。）

李：确实是，这是需要我们慢慢来的。（治疗师予以理解共情，并强调解决问题需要一步一步来。）

小刘：嗯。

李：对这个障碍我们先找着解决办法，咱一会儿看怎么样让它往这边摇摆得多一些，好吗？（鉴于上学路上的障碍有四个，刚针对一个障碍想到应对方法，不足以让患者就走向上学，所以治疗师鼓励患者先把困惑放一放，继续往下谈。这是治疗中特别需要的合作联盟精神。）

小刘：嗯。

李：好，那看第二个障碍，就是不愿意逼自己，是吧？

小刘：嗯。

李："如果去了的话我会不舒服，然后我在学校就沉不下心来，然后在学校就不应该这样，是应该学习的时候"，是吧？（治疗师把小刘的灾难化预测未来的想法放在一起，激发她的思考。）

小刘：嗯。

李："沉不下心来，感觉不舒服想回家，那就不好"，你觉得这些都属于什么？（治疗师提请小刘思考她的想法的认知歪曲类别。）

小刘：嗯，那叫什么？灾难性预判是吗？

李：我不知道，你说是不是呢？（由于小刘使用的是不确定的疑问句，治疗师继续让小刘自己来确认，因为她特别重视自己的独立自主性。）

小刘：我觉得是。

李：对吧？

小刘：嗯。

李：你发现自己的这个思维模式了吧？

小刘：嗯。

李：之所以不愿意逼自己，是因为有这个预判吧（指着相应的自动化思维）？（治疗师把小刘的行为跟她的自动化思维联系起来，强调认知影响行为这一认知模型。）

小刘：嗯。

李：如果我们有这个预判，你觉得谁还愿意去这样做、上学呢？（治疗师认可小刘在自动化思维影响下不愿意去上学这一点，以促进共情理解。）

小刘：（摇头）

李：我们都已经知道那结果了，何苦去做那样的事情呢？（治疗师继续增进共情。）

小刘：嗯。

李：所以怎么办呢？面对这个灾难性的预判，你可以对自己说什么？（治疗师继续鼓励小刘自己找出功能良好的替代思维。）

小刘：嗯，其实我觉得我应该去试一试，就是就向自己证明一下，其实也没什么大不了的。（小刘的替代思维很好，但相对于原来的想法而言，针对性不够。）

李：好，非常好，当然会有不舒服，有沉不下心来的时候，是吧？（治疗师在认可小刘的替代思维的基础上，指出缺乏针对性的方面，继续启发小刘思考。）

小刘：嗯。

李：不会有别的？有没有其他的可能性？上学之后。（此处使用的就是 DTR 表下面的方法，找到其他的可能性，治疗师引导小刘发现上学之后还可能出现别的可能性，除了身体不舒服以外。）

小刘：其他的可能性，就好像那个心结，就是自己不能上学的心结没有了。（小刘不沿着治疗师的思路思考，这在治疗中也是常见现象。这就需要治疗师在此时能够慢下来，以患者为中心，在共情的基础上继续引导患者走向想要的方向，而非急着放弃或者另辟蹊径。）

李：好，这个心结会没有了，是吧？（治疗师认可小刘的看法，体现了跟随和共情。）

小刘：嗯。

李：上了学之后，到学校除了有沉不下心来、身体不舒服以外，最好的可能性是啥？（治疗师把小刘的注意力拉到议题讨论需要的方向上，继续之前的策略，就是应用 DTR 表下面的方法启发她思考，找到更多可能性。）

小刘：最好的可能性就是回归以前的那个充实和积极的状态。（小刘的注意力放在讨论需要的方面了。）

李：好，中间的可能性是啥？

小刘：中间的可能性就是在学校待着，嗯，别人干啥我就干啥。

李：好，是吧？

小刘：嗯。

李：有可能实现最好的可能性，也有可能出现中间的可能性，当然也有可能出现你说的最糟的可能性。哎，假如真的出现你说的那个最糟的可能性，身体不舒服，也有些静不下心来，你会怎么应对它，让自己的目标能够得以实现？（治疗师和小刘试图一起找到最糟糕状况发生后的应对方法。）

小刘：（声音低）不知道。（小刘不给予治疗师期望的回应，这在治疗中也是常见现象。治疗师需要继续慢下来启发她思考。）

李：嗯，你现在想一想。

小刘：我想了好久了。（笑）

李：那你想了好久，你是怎么想的？我们一起探讨看看可以怎么想、怎么解决。（治疗师认可小刘的思考，从小刘的思考入手。）

小刘：嗯，就是觉得，我除了硬挺之外，好像没有什么太好的办法。

李：噢，挺着是吧？

小刘：对。

李：嗯嗯，就是你的硬挺着，是什么意思呢？（小刘用词表达的那种硬挺着的状态不一定就是治疗师理解的状态，治疗师需要让小刘做具体描述，治疗师才能搞清楚问题在哪里。）

小刘：就是，就是看着表，还有两个小时我就可以回去了。

李：噢。（治疗师通过语气词鼓励小刘多说一些。）

小刘：还有一个小时我都可以回去了，其实我特别不喜欢这种状态。（硬挺着虽然是一个方法，但小刘不喜欢。治疗师需要特别关注她的这一点，避免接下来的方法陷入跟小刘一样的套路。）

李：那面对这样的情况下你还可以做些什么呢？假如身体不适，沉不下心来，那时候你可以做些什么，除了不停地看表等着放学以外？（在搞清楚状况之后，治疗师的重点是启发小刘找到感觉不是硬挺着的方法。）

小刘：（思考，蹙眉不语）

李：现在想想你的眉头都蹙起来了，是这么说吧？（治疗师敏感地注意到小刘的躯体语言，给予认可，促进共情和治疗联盟。）

小刘：我是，因为我自己想过超多这个问题，然后每次回答都是空白。

李：嗯，每次回答都是空白。

小刘：感觉自己好像没什么特别好的方法可以改变这种。（这是小刘的自动化思维。）

李：你身体不舒服、沉不下心来的时候，你可以做点儿什么让自己的心能够静下来，不舒服似乎你也不那么注意到了？以前有过类似的体验吗？不一定是上学的时候。（治疗师启发小刘思考，试着从她既往的历史中找到上学时可以采用的方法。）

小刘：有。（小刘有既往成功的经验。）

李：那时你做什么？

小刘：练字。

李：练练字，然后你的身体不舒服和那种静不下来就静下来了，是吧？

小刘：嗯。

李：那你觉得你在学校假如出现了这种情况，你可以做点儿什么？（治疗师启发小刘从既往成功经验中汲取办法和力量。）

小刘：就是写写字呗。（小刘找到了方法。）

李：是吧？你可不可以就表面上像听课，实际上你在干什么？

小刘：就写字。

李：可不可以呀？

小刘：我可以。

李：然后等静下心来的时候，你就再可以做点儿什么？（治疗师进一步启发和引导小刘。）

小刘：静下心来之后又开始做我该做的事情。（患者找到了解决这一问题的方法。）

李：对呀，非常好！然后等做该做的事情的时候，又发现身体不舒服、又静不下心来的时候还可以做什么？（面对障碍可能出现的再次袭来，治疗师继续启发小刘思考此方法的可连续使用性。）

小刘：继续练。（笑）

李：可不可以呀？

小刘：可以。嗯，在那儿如果练字的话，也比在家待着好，是不是？（小刘发现这一方法的好处，非常好。）

李：对呀，很好！把咱俩讨论的这个内容总结写一下。（治疗师请小刘把治疗中的关键内容记录下来，作为她日常练习和使用时的提醒。这一点在治疗中非常重要，也很有效。）

小刘：（患者写）

李：好，你写的是什么？（治疗师鼓励患者把写下来的内容再读一遍，有几个方面的用途。一是可以看看患者在记录中有无抓住重点，二是可以有机会强化患者的治疗收获和记忆，三是可以就患者遗漏的重点内容做出补充提醒。当然治疗中写下来的内容为患者在两次治疗的间歇期复习巩固提供了素材，特别是对于那些有认知功能损害的精神障碍患者来说。）

小刘：我写的是，嗯，写字一直到沉下心来。

李：好，把它稍微写得详细一点儿，结合咱们前面说的那些内容；否则的话，这没有前因后果，有时候一看不一定能知道指的是什么。（治疗师把自己的担忧和要求提出来。）

小刘：噢。

李：我不知道啊，这是我的担心。

小刘：对。

李：不知道对你来说是不是，也许对你来说一看就知道应对的是什么。（治疗师看小刘没有根据自己的建议有所行动，于是治疗师了解她的所思所想。）

小刘：对，对，对。

李：哦？

小刘：对，是。

李：你一看就知道应对的是什么？（治疗师了解小刘不补充记录的具体理由。）

小刘：我记笔记都特别简单。

李：那非常不错啊！我一看它，我有时候担心，哦这到底针对的是什么呢？但你觉得……

小刘：如果您需要的话，我可以重新写。

李：以你的需要为主。也就是说，当你发现自己静不下心来、身体不舒服的时候，可以用练字的方式，因为这对你来说是很有效的一种方式。（治疗师始终尊重患者的选择权和决定权，特别是对于一个强调自主决定自己事情的青少年来说，更应该处处让她感觉到自己的自主权被尊重，这对于促进共情理解和增强合作联盟非常重要。）

小刘：嗯。

李：而且你说到，在学校练练字也比在家待着好，是吧？（治疗师从小刘的思路为切入点，增强她改变的动机。）

小刘：嗯。

李：为什么它比在家待着好？

小刘：什么？

李：你说在学校练练字那样也比在家待着好，我问的是，为什么它比在家待着好？

小刘：为什么它比在家待着好？

李：对对对，为什么？

小刘：嗯，因为在家待着的话，我能想到最有意义的事情就是看书和看电影了。

李：而在学校呢？

小刘：在学校我可以为着我自己的目标努力。（小刘发现了在学校带给她的好处。）

李：这是最重要的一点，是吧？（治疗师顺势进行强化。）

小刘：嗯。

李：好。前面谈到如果最糟糕的情况出现你可以怎么应对，当然有可能出现这种最糟糕的情况，还可以出现什么？

小刘：好的。

李：还有好的和中间的情况，是吧？

小刘：中间的情况。

李：提醒自己别被灾难性的预判、灾难性思维给误导。好，这是第二个障碍，我们克服了吗？（治疗师进行小结过渡，以便和患者进行第三个障碍的探讨。）

小刘：嗯，克服了。

李：那第三个障碍呢？

小刘：小借口。

李：嗯，小借口怎么办？这确实也是很容易出现的，我们怎么对付它？（治疗师依然是认可小刘的困难，强调治疗师和她一起想办法。）

小刘：就是不找小借口。

李：什么？

小刘：不找小借口。（笑）

李：不找小借口。哎，你怎么说？"我还有书和电影没看"，那确实是很想把书和电影看完，如果上学的话可能就看不完了，你可以怎么说？除了你简单告诉自己不找小借口以外，面对这个电影呀、书没看完，你什么时候还可以看？（治疗师认可小刘的小借口，也认可小刘的应对方法，但继续引导小刘思考其他的解决之道。）

小刘：这可能，我上完课回来再看。（小刘有了解决的方法。）

李：对呀，你觉得是哪种对你更好？

小刘：上课回来再看。

李：好。

小刘：嗯，就是控制不住的这种小借口嘛，其实我是非常明确，它就是个借口。（小刘的反思很好。）

李：那好，写下来。它只是我的借口而已，是吧？（治疗师鼓励小刘把她的反思写下来，以利于提醒她自己。）

小刘：嗯，嗯。（写）嗯，还有，还有一个想法就是，我尽量在前一天没有上学的时候，不给自己留下这种没完成的事情。（小刘自己找到了杜绝小借口的又一个方法。）

李：哦，非常好！（笑）你看，你又想到了一些方法，是吗？（治疗师及时给予正性强化。）

小刘：嗯。（写）

李：很好，前一天我们看书也罢，看电影也罢，我就看那个短小精悍的，是吧？（治疗师顺势强调看之前选择的重要性。）

小刘：嗯。

李：这一天我们就能完成它。

小刘：嗯。

李：针对第三个障碍，我们讨论得如何了？（在治疗中每次往下进行，治疗师需要跟患者核实前面讨论的效果，以确保患者和治疗师同步且意愿一致。）

小刘：嗯，可以了。

李：好。第四个障碍，就是本来计划了，他一说反而就不去了。其中很主要的一些想法，这儿影响我们的想法就是，"我自己的事儿应该我自己决定，他这么说就取消了我自己决定的权利"，是吧？（治疗师首先把影响小刘的自动化思维拿出来。）

小刘：嗯。

李：当然你就不喜欢这种情况，因为"我应该自己决定自己的事儿，那样的话就不是我自己了"，你觉得这个想法如何？（治疗师在治疗中始终奉行最少干预原则，以启发患者思考作为治疗师的角色定位。）

小刘：嗯。

李：果真？（治疗师提出自己的质疑，在小刘看起来还认可她的自动化思维的情况下。）

小刘：我其实，他，我爸劝我去，应该就是怎么说呢？不是想干涉我的决定，是想给我他的想法或者他的鼓励也好、他的希望也好。（小刘已经对她的自动化思维有了反思。）

李：好。他不是在干涉你的决定，是吧？（治疗师强调小刘反思中的重点内容。）

小刘：嗯。（写）

李：也就是说，他这么说的时候，你直觉、就感觉他像在干涉你的决定似的，可实际上不是。所以那是自动化思维，（指着患者新写下来的）这是不是替代思维呀？

小刘：嗯。

李：而你的决定跟他的鼓励是一致的还是相反的？（治疗师的表述不够明了，容易让患者混淆。治疗师想说的是小刘要恢复上学这个目的以及她想上学的决定，但由于表述不够清晰让小刘理解成爸爸这么说了之后的决定。这也是治疗中常出现的现象，所以治疗师需要练习把自己在治疗中的表述变得清晰明了，少引发患者的歧义。）

小刘：相反的。（小刘的回应不是治疗师所期望的。）

李：你的决定是不去学校？（小刘这么回应，治疗师想搞清楚问题出在哪里了。）

小刘：对，他一鼓励我，我就不想去学校。（小刘这么解释，治疗师就明白问题出在自己之前的提问上了。）

李：那是鼓励之后不想去，你本来的决定是啥？你本来的目的，在他鼓励之前？（治疗师继续引导小刘思考，同时把自己的问题变得清晰明了。）

小刘：本来的目的是去。

李：所以他的鼓励跟你的决定，之所以你后来的决定变了，是不是跟你的自动化思维有关呀？（治疗师强调自动化思维对小刘的不良影响。）

小刘：嗯。

李：你把它看成干涉你的决定，然后让你不能有自己决定自己事情的权利，是不是跟这个想法有关系呀？

小刘：嗯。

李：所以假如想法变了，不再那么看他的鼓励、他的劝说的话，你觉得你还会不会做出不去上学的决定？（治疗师继续跟小刘强调转变思维后决定的不同。）

小刘：嗯，不会了吧。

李：好，所以怎么完善这一块呢？

小刘：嗯，让他少说话。（笑）（小刘想到了一个解决方法。）

李：非常好，告诉他让他少说话，因为自己有这个惯性，是吧？（治疗师首先认可小刘想到的方法，尽管跟治疗师的期望不一样。）

小刘：嗯。

李：很好。

小刘：（写）

李：这非常好啊！不过我这时候又提出一个问题来，当然他是你爸，你可以这么说，让他少说话，估计他也能管住自己。你觉得咱能不能让其他人也这样少说话？然后本来自己的目标是做一件事，因为别人说了一句话，就不朝向自己想要的那一目标走下去？（治疗师继续引导小刘思考她自己可以改变的方法，而不是仅强调他人的改变。）

小刘：嗯。

李：因为觉得他那样说是在干涉自己，如果自己跟着他走的话，就没有自己冷静思考做决定的权利了，自然就不做了，你要不要以后就形成这样的一个思维和行为模式？（治疗师就小刘被自动化思维牵着鼻子走的事情，启发她做进一步反思。）

小刘：我对别人不这样。

李：哦，那非常不错，就是别人如果这么说，你就可以不受影响。（治疗师能够看到且始终认可小刘做得好的方面。）

小刘：对，对家人或者特别关心我的人，不是。有的是、就是父母会更多一点儿。

李：别人不会啊，那非常不错啊。

小刘：嗯。

李：我以为别人说了，你本来要做的一件事，别人说你就应该去做，然后你就取消了呢，其实你并不这样。（治疗师继续认可小刘在别人面前并非如此这一点。）

小刘：不这样。

李：非常不错啊。

小刘：因为就是我决定的事，别人再劝，不管是跟我一样还是不一样，我都不太会容易改变。（小刘的这个特性是在治疗中可以用到的资源。）

李：那非常不错。只不过是对家里人的时候就是这样啊，看来有点儿就是，孩子嘛，耍点儿自己的小脾气，是不是？（治疗师认可孩子在父母面前就是有些耍性子。）

小刘：嗯，嗯。

李：好，那非常不错！告诉他少说，万一他又控制不住了呢？（在认可的基础上，治疗师把可能出现的问题再次提出来，请小刘思考解决方法。）

小刘：嗯，那就心里默念三遍。（笑）

李：是吧？

小刘：嗯。

李：提醒自己，如果能意识到这个替代思维的话，那是不是还能继续坚持自己的决定呢？（如果治疗师能够请小刘说出她在心里默念三遍的内容是什么并了解是否有效的话，可能会更好。）

小刘：嗯。

李：好，那在这儿咱就一起来看看，这些都是阻碍你去按照你的既定目标去做事儿的一些障碍，是吧？（治疗师引导小刘总结治疗所谈内容。）

小刘：嗯。

李：我们管这些障碍叫作任务阻碍型的认知，就是这些自动化思维阻碍你朝向你的既定目标去努力。（治疗师引入概念以强化小刘的治疗所得。）

小刘：嗯。

李：而我们再看看后面的这些替代思维，它们是什么？是不是任务促进型的呀？

小刘：嗯。

李：它们让我们朝向我们想要的那个方向去努力。

小刘：嗯。

李：所以你之前问我说，你总是摇摆，怎么才能让自己朝向这个方向多一点儿，是不是你问的这个问题？（在讨论完障碍的解决方法之后，治疗师把小刘前面谈到的"但是"后面的内容拿出来加以解决。）

小刘：嗯。

李：你觉得呢？（治疗师依然以启发小刘思考为主。）

小刘：嗯，可能是目、目标还不够强大。（小刘把因素归因于目标，这不利于所探讨方法的落实。）

李：嗯，目标不够强大可能是一个影响因素，我不知道我可不可以提出来另外一个影响因素？（在共情的基础上，治疗师在征询小刘意见的前提下分享自己的看法，以继续引导小刘思考。）

小刘：（点头）

李：是不是往这个方向练得不够多呀？（治疗师强调练习的重要性。）

小刘：嗯，对。

李：就像以前……

小刘：就是之前可能，我就根本想不到什么写字呀这种方法，就是脑子里就一片空白，就手足无措的感觉。（小刘有思考有领悟，非常好。）

李：你就被它牵着走了，是吧？（治疗师强调自动化思维对小刘的误导。）

小刘：嗯。

李：根本想不到这些要练的方向。

小刘：对，嗯。

李：那谁占了上风？尽管你在纠结，谁占上风？

小刘：这个（指着原来的自动化思维）。

李：那如果你练得多了呢？（治疗师依旧抓住机会强调多加练习的重要性，只有多多练习才能让替代思维占上风，结束摇摆恢复上学。）

小刘：嗯。（思考）

李：谁会慢慢把它平衡，甚至占上风？

小刘：积极的想法。

李：对吧？就像你原来的那个灾难化预判，原来你觉得自己是去不到学校，走到学校门口没进学校，你会觉得自己如何如何不好、没用，是吧？（治疗师继续把小刘之前取得的转变拿出来，以增强她的自信，引导她发现练习多了就看到效果了。）

小刘：嗯。

李：而现在你能看到自己至少站在学校门口了，至少按时起床了，至少这一天生活规律了。

小刘：嗯。

李：所以这是不是练习才能看到的呀？

小刘：嗯。

李：那你是不是需要多增加这样的练习啊？

小刘：嗯。

李：好，如果这样练习多了，天平自然就会向你想要的方向倾斜，上学的方向倾斜。

小刘：嗯，嗯。

李：好，那总结一下咱俩今天主要的内容。

小刘：就是把阻碍目标的、阻碍目标的想法变成促进目标的认知，好来克服拖延上学的问题。（小刘的总结非常到位。）

通过上面的治疗逐字稿，我们就可以看到，进行问题解决有时更需要克服患者行动之路上存在的这样那样的认知障碍，并就其中的小问题找出解决的方法。当然这是相对难的案例，对于不那么难的案例，就可以不找认知方面的障碍，直接跟患者一起找出备选方法，然后通过利弊分析引导患者做出决定，并制定出行动方案即可。或者治疗师引导患者直接想到了一个很好的、特别适合患者的方法，行动方案也无须特别制定，患者就可直接落到实处，去解决他的问题。

第六章

认知行为治疗的架构

认知行为治疗是一种结构化的、有时间限制且以目前问题为取向的心理治疗方法。也就是说，认知行为治疗师在为患者提供治疗时需要遵循一定的框架结构，在约定的时间范围内和患者一起完成共同确定的治疗任务。本章先介绍与患者初次接触的评估访谈的结构，再介绍约定的第一次治疗的结构，接着介绍第二次及随后的治疗结构，最后就是结束认知行为治疗的末次治疗的结构和巩固治疗的结构。

一、初始访谈

面对任何一个患者，在开始认知行为治疗之前，治疗师需要首先与患者建立初步的合作性治疗关系，然后才能对患者的情况有一个比较全面的了解，即需要开展一个详细的初始访谈或评估访谈，收集到足够的信息，以便根据公认的精神障碍诊断标准对患者的心理健康状况做出评估。如果患者符合某一或某些精神障碍诊断标准的话，首先给出具体的精神疾病诊断。接着就已收集到的信息，治疗师对患者形成初步的认知概念化，即案例分析。随后根据了解到的患者目前存在的问题及他对治疗的期望，并根据初步判定的疾病种类和严重程度，治疗师制定出初步的治疗方案（给予认知行为治疗，还是合并药物治疗或其他心理治疗）。当然，在初始访谈中，治疗师有时需要向患者推荐认知行为治疗这一心理治疗方法。

（一）目标

初始访谈的目标主要有以下几点。

①建立合作性的治疗联盟。

②收集信息。

③判断患者有无精神障碍；如果有的话，给出具体的诊断。

④对个案进行初步的案例概念化。

⑤评估患者疾病或问题的严重性和治疗的难度。

⑥了解患者的治疗需求。

⑦制订初步的治疗方案。

⑧初步介绍治疗方法，推介认知行为治疗。

为了实现上述评估目标，就需要治疗师在基本的人际沟通交流技巧的基础上，掌握足够的精神病学、认知行为治疗、其他相关学课的知识与技能。这样治疗师才能和患者迅速建立相对信任的关系，在收集信息的同时，有对精神障碍诊断标准的掌握和认知概念化的思路，知道重点了解哪些内容、排除和鉴别哪些情况，发出有针对性的提问或者从患者的谈话中抓出有用的信息；知道患者所谈的哪些内容是需要患者多说的，哪些内容是需要及时打断并加以引导少说的，哪些是患者没有提到却非常重要的内容需要着重提问的；知道怎么说和怎么做才能促进和患者的共情和合作联盟，才能有助于患者看到希望，也才能激发患者寻求治疗和改变的动机。所以评估访谈看似简单，实则并不容易，需要治疗师有扎实的理论与人际交流功底。

(二)主要内容

在介绍初始访谈的具体内容之前，需要先谈谈目前学术界对精神障碍的认识。虽然为了学科分类的方便和学科发展的需要，人为地将人类的疾病分为躯体疾病和精神疾病两大类别，但任何人的身心都是一体的。个人身体的健康状况会影响到其心理或精神活动，某一类躯体疾病的患者多见某方面的精神疾病；而个体的精神健康状况同样也会影响到其身体功能，乃至促使其罹患某一躯体疾病。比如，感冒、发烧或腹泻这样的小毛病，会让一个人萎靡不振、情绪低落、兴趣减退、少语少动，高血压患者焦虑障碍的患病率高；罹患抑郁症这一常见的精神障碍后，一些个体会有头痛、胸口难受等各种身体的不适，一些个体食欲不振或者不停地吃东西，一些个体睡眠不好或者一天到晚总在床上睡觉。因此，个体的身体和精神健康状况是相互影响的，既可以相互促进彼此的健康程度，也可以起反作用，使另一方的病情加重。可见，在评估和治疗心理疾病的过程中，治疗师需要关注患者的身体健康状况，了解其在综合医院的体格检查和其他实验室辅助检查的结果，必要时请其去综合医院就诊检查甚至治疗其躯体健康问题。比如，一个人的心慌、头晕、憋气、手抖、呼吸急促等症状既可能是焦虑发作，也可能是躯体疾病的表现，还可能是在躯体疾病的基础上叠加的焦虑发作。为了辨别个体究竟属于哪种情况，则需要治疗师在获得个体全面体检结果的情况下做出判断。

　　无论是精神障碍还是躯体疾病，均是生物、心理和社会因素共同作用的结果。精神疾病是多因素导致的，且往往反复发作。精神疾病的发生发展，既有先天遗传因素的影响，更有其在后天成长过程中经历各种社会环境因素的磨炼所形成的人生观、价值观、性格特征以及日久养成的生活方式和应对模式的影响。日常饮食、睡眠起居、运动锻炼、成瘾物质使用情况、自我照料、人际交往、工作和学习情况均对个体的心理健康状况有着明显的影响。曾经的就诊经历和治疗效果以及患者的社会支持系统、可用的资源也影响着治疗的难度、治疗方案的选择、患者对治疗的信心以及患者付出努力做出改变的意愿程度。

　　正是基于目前这些对精神障碍的了解，才有了下面治疗师对患者进行初始访谈的形式和主要内容的介绍。

　　通常初始访谈的对象是患者本人，但有时也会涉及其他知情人（或关键信息提供者）。知情人可以是患者的父母、配偶、子女或其他家人，也可以是其恋人、亲朋好友、同学、同事等。对于年龄不到 18 岁的青少年，通常会在跟患者交谈后，告知患者会再从家长或其他知情人处了解情况。患者年龄越小，从家长处了解的信息就会越多。对于已经成年的患者，会根据访谈当时到场人的情况，在征得患者同意的情况下单独从知情人处收集一些额外信息。如果患者有物质滥用或依赖、赌博、躁狂发作、品行障碍、人格障碍或者神经认知障碍等，治疗师会请知情人到场，从知情人处收集更多信息，因为面对此类疾病单纯从患者处了解信息往往不够全面和不够客观。访谈的顺序并非固定不变，有时先询问患者，后询问知情人；有时会先询问知情人，再询问患者；也会同时询问患者和知情人。实际上以哪种顺序进行访谈，往往需要征求患者或知情人的意见，一般以患者的意见为主。

　　在初始访谈时，首先需要向患者及知情人介绍这次评估访谈的形式、访谈的对象、访谈的主要内容、目的和大致需要的时间，即告知这次访谈的议题设置或日程设置。接着询问患者及知情人对于这次访谈有什么想添加的内容；如果有想添加的内容，且是这个阶段可以谈的内容，则将其加入这次的议题中；如果想添加的内容在随后的治疗中会谈到，可以向患者及知情人略作解释，不加入到日程设置中。然后再分别跟患者和知情人进行独立的访谈。这一过程就是建立认知行为治疗中平等的合作联盟的起步之旅，即，从第一次接触开始，不仅基于我们的专业知识谈我们想谈的内容，同时关注与恰当处理患者出现的状况和需求，才能有助于相互信任的治疗关系的建立。此外，为了建立相互信任的治疗关系，在评估中治疗师会不时进行阶段小结和询问患者有无补充的内容，然后才会根据情况过渡到下一个内容，这样确保患者和治疗师的注意力都集中在同一个内容上，也提高了评估的效率。在评估快结束时，治疗师也会做总结，了解患者的反馈。也就是说，在评估阶段治疗师就需要特别关注患者的感受和反馈，并根据患者的反馈对评估做出相应的调整。

初始访谈的第一部分内容是收集患者的一般人口学特征，如姓名、性别、年龄（或出生日期）、受正规教育程度（或学历程度）、婚姻状况、工作或学习状况、居住状况、经济状况、本人及关键成员的联系方式（电话号码、电子邮箱地址、微信号或 QQ 号等）等，有时也需要了解其所属民族、宗教信仰等。收集患者的这些基本人口学信息是因为这些信息往往与其身心健康状况的评估有关，获取患者的联系方式是为了方便与患者必要时的联系。比如，面对一个年龄处于青春期或更年期的患者，治疗师需要考虑可能的体内激素水平变化对其病情的影响；面对一个仅有小学学历的患者，治疗师需要了解导致他只完成小学教育的影响因素，考虑甚至测评其智力发育水平，并在沟通交流的时候根据患者的语言理解水平调整谈话的措辞与谈话方式；面对一个有着特殊宗教信仰或者来自特定民族区域的患者，治疗师在交流接触的过程中需要了解其风俗习惯和禁忌，注意把握语言的分寸，并留意眼神接触、身体接触的范围尺度等，以尊重患者特殊的人际交往习惯。

在了解一般信息之后，则进入到初始访谈的第二部分内容，即了解患者的主诉、现病史、身心健康的既往史、个人史和家族史，同时在这个过程中注意收集患者可用的资源（或优势）以及不足（或局限性），并了解其日常饮食睡眠运动习惯、工作学习人际交往状况以及变化情况。

在访谈过程中，注意观察患者的情绪变化，发现其有明显的情绪波动时，根据认知行为治疗模型留意或者询问那一时刻影响他的自动化思维的具体内容，如果有可能的话，收集相关的行为、生理变化及影响这一自动化思维出现的信念是什么，这样才能开始对患者的案例进行认知概念化。

主诉是在获得患者前来就诊的主要诉求的基础上，根据患者描述的他的主要症状表现、诱发因素、演变特点及持续时间，治疗师进行的概括总结。

现病史则是请患者从他什么时候开始得病谈起，按时间先后顺序了解得病前的诱发因素、症状表现（认知、情绪、行为和生理反应）、演变历程、给患者带来的痛苦程度以及对患者功能（日常生活、人际交往、工作或学习能力）的影响，患者所采用的应对方法及效果（包括酒精或成瘾药物的使用情况），曾经的求助行为、就诊经历、诊疗情况及效果。现病史还需要特别关注患者最近发生了什么让其现在来就诊，同时了解他此次就诊的主要需求。由于精神疾病患者是自杀的高危人群，及早评估了解患者的自杀危险性是确保其生命安全的前提，因此需要在现病史部分了解患者有无自杀意念、自杀计划和自杀行为等具体自杀倾向相关内容。如果患者目前有躯体疾病，也需要一并了解；治疗师了解与鉴别诊断有关的内容，并把它放入现病史中。

既往史需要了解患者的身体健康状况（躯体疾病、传染性疾病、外伤和手术）的既往史，有无药物过敏史以及精神疾病的既往史。

个人史就是了解患者从小到大的生活经历，包括成长的家庭背景、社区乃至学校的氛围、被养育的过程、遭受躯体和精神虐待的历史，遭受欺凌的历史、日渐形成的人生观、性格特征、应对方式和人际交往模式等。此外，治疗师还需要了解患者的日常饮食、睡眠、锻炼、工作学习和人际交往情况，酒精或成瘾药物的使用情况，患者的社会支持系统和可用的资源系统。

家族史需要了解患者有血缘关系的人中，具体哪些人有精神疾病及相应的疾病诊断，家族中以及认识的人中哪些人有自杀行为，还需要了解躯体疾病的家族患病情况。

初始访谈的第三部分内容是精神科检查，即通过访谈明确患者目前的精神症状，并描述患者目前主要的症状群及其自知水平。

初始访谈的第四部分内容，就是实验室和辅助检查的结果。为了相对客观化地评估患者的心理健康状况，治疗师就需要获得实验室及其他辅助检查的结果，心理评估量表是其中的内容之一。心理评估量表既可用于抑郁、焦虑、强迫、绝望、精神病性阳性和阴性症状等严重程度评估，还可用于认知歪曲、态度、信念评估，也可用于人格、性格、应对方式、自杀意念、自杀意图等评估。随着治疗的推进，量表评估结果得分的变化情况就可以成为相对客观的治疗效果的评估指标。

初始访谈的第五部分内容，就是根据上述访谈评估结果，依据现有的精神障碍诊断标准，给出患者所患精神疾病的具体诊断名称及严重程度分类。

初始访谈的第六部分内容，即最后一部分内容，形成初步的案例概念化并制定出大体的治疗方案。

在完成这些评估之后，必要时治疗师需要向患者介绍治疗要采用的认知行为治疗，以获得患者的知情同意。如果患者就是来寻求认知行为治疗的，这部分内容就可以省略。此外，对于患者感兴趣的其他问题，治疗师应视情况做出必要的回应和解释。

(三)模板

一般来说，对于能够顺利交谈的患者，初始访谈可以以下述方式开始。

> 你好，我就是李献云医生。你找我来是想接受心理治疗，我这里提供的是认知行为治疗，简称 CBT。这里是一份知情同意书，它介绍了治疗的设置和大体安排，治疗的频率、治疗的总体次数、每次治疗的时间长度以及在治疗中可能出现的相关事项及处理措施，保密原则及保密例外(如有录音、录像或研究，介绍其用途和保密原则)。请你花几分钟时间仔细读一读，如果你有什么疑问，可以直接问我，并在你没有疑问且同意的情况下签字确认。如果在签署知情同意书后或开始 CBT 之后，你不想继续接受治疗，你也有权利拒绝，告诉我即可。
>
> 今天的重点就是评估，之后才会给你安排第一次的 CBT。今天我需要跟你(及你的家人分别)聊聊，并请你完成一些量表测评，以便对

你的情况和心理健康状况有一个相对全面的了解。同时我会初步了解你对治疗的期望，以便判断 CBT 是否适合你。如果我觉得 CBT 适合你，你也愿意继续在我这里接受 CBT，我就会跟你简要介绍一下 CBT，约定第一次治疗的时间。如果你的情况不适合 CBT，或者你明确表示不愿意接受我的治疗，如果你需要的话，我可以推荐其他的医院。也就是说，今天我们不是做治疗，不是马上去解决你的问题或困扰，而是全面了解你的状况；正式的治疗是在完成评估后才约定时间开始。

　　这次谈话的目的是评估，评估所需的时间长短目前不能确定，主要与你的问题复杂程度、你我交谈的顺利程度有关；通常在一个半小时左右能够完成初次的访谈评估。如果问题不太复杂、进展顺利的话，也许一个小时左右就能完成；如果问题复杂、进展不那么顺利的话，可能会需要两个小时或更长时间。如果你的情况允许，我们争取一次完成；如果你的情况不允许，我们也可以分两次或者三次完成访谈。你怎么想？你选择一次完成访谈的全部内容，还是分次完成，如果需要的时间长的话？（如果患者倾向于分次完成，接下来治疗师跟患者确定这次访谈的时间长度；在约定的时间结束这次访谈，并跟患者预约下次访谈的具体日期和时间。）

　　这就是今天我们这次会谈的目的。对于今天的安排，你有什么想说的吗？（如果患者有想说的内容，请患者说出来并记录下来，然后根据患者说出来的内容决定下一步如何处理。若患者想谈的内容会在下面的谈话中或随后的治疗中谈到，则直接告知患者随后大体在什么时候会谈到这部分内容，现在先不谈；若想谈的内容是单独的一个疑问，则将其放入这次的议题中，作为日程设置的一部分，在完成评估访谈后谈患者的这个疑问。如果患者没有想说的内容，则直接往下进行。）

　　所以，这次访谈我会请你谈出你认为需要告诉我的事情，也会问你很多问题，了解你目前主要有哪些困扰或问题，这些问题存在的时间和对你的影响，你为此曾经寻求过哪些帮助或者你自己采取了什么措施来进行自我帮助，效果如何；还会了解你的既往经历和你的一些体验。

在交谈过程中，如果我认为你的谈话偏离了主题，我会打断你，把你拉回到主题上来。同样，如果你认为我的谈话偏离了主题，你也可以打断我，把我拉回到主题上来。如果在谈话过程中，你感到不舒服或者觉得我冒犯了你，请直接告诉我，以便我能够及时调整我和你谈话的方式。可以吗？

治疗师在了解患者的一般人口学资料后，直接询问患者这次主要是因为什么问题来看医生以及所谈问题持续存在的时间等主诉内容。比如，可以这样开始提问：你这次来就诊，主要是因为什么问题（主要想解决什么问题）？请按时间先后顺序说说你的主要问题。这些问题持续存在有多长时间了？对你造成了哪些不良影响？在这些问题出现之前发生了什么特殊的事情吗？你自己是如何处理这些问题的？效果如何？随着时间的推移，这些问题有什么变化？

治疗师通过提问找出患者疾病在发生、发展（加重）过程中的素质因素、诱发因素和维持因素。如果患者否认有什么诱发因素，寻找患者长期以来存在的问题是什么，因为一个人不可能无缘无故变得抑郁、焦虑、有自杀倾向或罹患其他精神障碍。与此同时，需要根据认知理论了解诱发因素下患者的自动化思维，以及相应的情绪、行为和生理症状。在这个过程中，根据患者所谈主要症状，治疗师建立起自己的疾病评估方向，猜测患者的主要精神障碍是什么，为明确患者的诊断，还需要收集哪些信息；以及为了让患者的疾病诊断不会产生歧义，还需要询问哪些问题才能排除和鉴别那些与之相关的精神疾病，才能让收集到的信息足够使任何一个专业人员依据诊断标准做出判断。

对于曾经有过医疗机构就诊和治疗经历的患者，咨询师不要因此就不做评估，仅凭患者的病情和诊断介绍就断定患者的精神障碍诊断，因为这样犯错误的概率太高。一是有可能患者在介绍其疾病诊断时出错；二是那家医疗机构的诊断有可能出错；三是患者的病情发生了变化，患者目前的疾病表现已远不是原来就诊于那家机构时的状况了；四是患者当时就诊于那家医疗机构的主诉跟现在的主诉可能不同。因此，治疗师面对每位患者，无论患者的既往就诊经历如何，均需进行全面评估，以降低误诊的概率。

面对精神障碍患者，均需要常规评估患者有无自杀想法，因为精神障碍患者是自杀的高危人群，只有评估发现了患者可能存在的自杀危险，才有机会及早进行干预，以降低患者自杀危险发生的概率。如果患者有自杀倾向的话，治疗师需要继续询问患者如下问题。

自杀想法一般出现在什么时候？自杀想法一般在什么情况下出现？第一次出现的时候离现在有多远（是你多大的时候）？最近一次出现自杀想法是什么时候？具体说说当时的过程（包括诱发事件、自动化思维与情绪行为生理反应）。是否告知别人自己的自杀想法？他们对此有什么反应？自杀想法出现之前发生了什么事情？当时有没有具体的自杀计划？（如果有的话）具体的自杀计划是什么？你当时想死的强烈程度有多高？是否采取过自杀行为？（如果采取过）具体是用什么方式自杀？严重程度如何？当时自杀的目的和想死的理由是什么？想活的理由又是什么？自杀之前用过什么方法帮助自己？效果如何？既往有无其他自杀未遂行为？有过几次？分别发生在什么时间及采取的自杀方式是什么？每次自杀行为发生之前遇到了什么事情（重点是了解最近一次自杀行为发生之前的诱发事件、自动化思维和相应的情绪行为生理症状；如果有多个事件发生的话，了解各个事件依时间顺序发生发展的过程）？什么是你最受不了的，以致让你采取自杀行为？

治疗师通过跟患者的初始访谈主动询问了解患者的主诉（主要问题）、现病史（包括诱发事件，主要症状或表现、演变过程、对功能的影响程度，就诊治疗经历、曾经接受的治疗类别、剂量、效果等，目前和既往适应性和非适应性的应对策略或应对方式，包括患病后的饮食、睡眠、锻炼在内的日常生活状态，工作、人际交往状况，酒精、成瘾性物质的使用情况等，有无自杀意念、自杀未遂等）、既往史（躯体健康状况、严重身体疾病、外伤、手术既往史及治疗情况，精神障碍既往史及治疗情况，自杀未遂史，酒精、成瘾性物质使用既往史，药物过敏史）、个人史（从小到大特殊的成长经历、特殊生活事件、体格与智力发育情况、受教育经历、学习状况、人际交往情况、性格特征、宗教信仰、优势或资源、人生观、适应性和非适应性的应对策略）、家族史（精神障碍、自杀行为以及躯体疾病家族史），与此同时就患者的精神状况进行精神科检查。此外，还需要了解患者最近在医疗机构进行身体检查的结果，以排除或确认患者可能存在的躯体疾病。

对于有知情人陪同就诊的患者，如果需要从知情人处了解患者的情况，则可以这样对患者说：如果你的亲友愿意提供一些你的情况而且你也同意的话，我们可以在这次评估后或以后的治疗中安排一些时间给他们，由他们提供你的情况。你看如何？在获得患者的同意后，治疗师从知情人处补充了解患者的相关情况。

在评估访谈之前或之后，治疗师请患者使用公认的心理测评量表评估其抑郁、焦虑、精神病性症状、强迫症状、创伤症状、自杀意念、绝望感、睡眠等问题的严重程度，以及使用量表评估患者的性格特征、信念、认知歪曲、应对方式等，这样既可以对患者目前的精神状况做出量化评估，也可以节约治疗师的时间。治疗师还可以请患者在评估访谈之前使用自制的躯体健康状况自查表、精神健康状况自查表、问题核查表让患者就其目前状况做出简单选择。然后在访谈的过程中针对患者已勾选出来的问题做详细了解。

根据评估中收集到的上述信息，治疗师开始对患者进行初步的案例概念化：患者可能存在的对自己、他人和未来的负性核心信念是什么？患者早年有什么特殊经历促使其形成了这些负性的核心信念？患者形成了什么样的中间信念以及采取了什么功能不良性的应对措施（补偿策略），从而让这些负性信念维持下来？患者目前精神障碍的诱发因素（负性生活事件）有哪些？患者对这些负性生活事件的看法或者在不同情形下的想法是什么？相应的情绪、行为、生理反应又是什么？上述有些内容已经明确，有些内容尚不明确或者处于治疗师的猜测阶段，在案例概念化时治疗师对于猜测的内容可以用疑问符号做出标记，留待以后进一步证实、修改或者否定。

当然，初始访谈的具体形式需要根据患者的年龄、受教育程度、疾病的种类、病情严重程度、沟通交流的方式灵活做出调整，而不能一种方法用到底。因为初始访谈的重点是评估，而不是进行治疗，所以为了帮助患者在正式接受第一次治疗之前感觉好一些，有时会针对患者有功能的应对行为给予强化，鼓励患者继续采用类似方法帮助自己，以此作为家庭作业布置下去。比如，继续有规律的生活或运动，保持人际接触，或者建议患者先读读认知行为治疗方面的自助书籍，以增加患者对认知行为治疗的了解。

二、第一次治疗

在完成初始访谈之后，治疗师就会尽快安排第一次认知行为治疗。初始访谈一般不对患者的情况提供干预，除非患者即刻自杀的危险性高，不做干预会出现危险。由于患者有痛苦，一般需要尽早安排治疗，所以在安排治疗时会尽可能地缩短初始访谈到第一次治疗的间隔时间。

（一）目标

第一次认知行为治疗的目标主要有以下几个方面。

①共情理解患者，强调一起努力找出走出困扰的办法，和患者建立信任的关系。

②列出患者的问题清单和治疗目标清单。

③给患者提供心理健康教育，让他们了解自己的疾病和理解认知模型，并向他们推销认知行为治疗。

④引导患者发现有困难或有问题是正常的，并看到有解决的希望。

⑤收集更多信息以完善对患者的认知概念化。

⑥如果时间允许，针对患者最重要的某个问题，通过问题解决治疗、行为激活或认知治疗的方式帮助患者。

（二）框架

第一次认知行为治疗的结构大体如下。

①心境检查，了解从上次评估到现在患者的变化情况，主要针对的是患者的第一次治疗跟初始访谈距离时间长，比如间隔几天甚至更长的时间。

②直接设定本次治疗的日程，给出这样安排的理由，征询患者的意见并与患者达成一致。

③就日程安排的内容逐个进行如下工作。

　　a. 向患者反馈评估结果，针对患者的疾病开展相应的心理健康教育。

　　　　b. 找出患者目前存在的主要问题，列出问题清单，根据轻重急缓标出优先顺序。

　　　　c. 明确认知行为治疗的目标，列出优先顺序。

　　　　d. 就认知治疗理论模型开展心理健康教育。

　　　　e. 讨论某一个亟待解决的问题，如果时间允许的话。

④进行治疗总结。

⑤布置家庭作业。

⑥在治疗当中和结束前引出患者的正性和负性反馈。

　　上面列出的首次治疗的框架安排及顺序并非固定不变，治疗师可以根据患者的具体情况灵活安排、删减某些内容或者调整顺序。上面列出的第三步中的前四条是首次治疗的重点内容，通常面对第一次接受认知行为治疗的患者，一般不会安排第五条的工作，因为治疗时间有限。

　　就像评估访谈一样，正式治疗开始后治疗师也需要始终关注治疗联盟的建立与维持，要确保患者的注意力始终跟自己在一起，也就是说，治疗需要的是两个人的共舞而非治疗师的独舞或领舞，因为只有治疗师和患者建立了稳固的治疗联盟，治疗才能在患者的努力下真正起效。所以在治疗中从一个步骤过渡到下一个步骤，通常需要有小结和过渡，也需要来自患者的反馈，并根据患者的反馈治疗师做出相应的调整，而非治疗师强行地不管不顾地进入到下一个阶段。

（三）模板

　　在第一次治疗见面时，治疗师简短问候患者后，会了解患者这几天的情绪变化，也会查看患者在每次治疗前填写的情绪自评量表（如果有安排的话），特别关注量表中自杀倾向和绝望感条目的得分情况，以利于治疗师判断患者的自杀危险性。治疗师在进行心境检查时会说："你好，今天是我们约定的第一次认知行为治疗，你这几天（看初始访谈到第一次治疗间隔多长时间）怎么样？现在请用一两句话概括一下你这几天的心情。你说的同时我也看看你填写的评估表的情况。以后每次治疗之前请你根据过去一周的情况填写这些量表，你填好的这些量表就能让我迅速了解你过去一周的整体状况。"心境检查也可以请患者用 0 到 10 分来评估他最近几天或一周的情绪状态，比如，治疗师说："如果 0 代表完全没有情绪低落，10 代表情绪低落到极点，你认为最近几天（或一周）你情绪低落的程度是多少分？"治疗师还可以用其他方式评估患者的情绪状态，比如"你会怎么形容你最近几天（或一周）忧郁的严重程度（如果患者是抑郁情绪为主的话）？轻度、中度还是重度？""跟上一周相比，最近几天（或一周）你的情绪有什么变化？加重、没有变化还是好转？"

等患者介绍其总体情绪状况以及跟上周进行比较后，治疗师接下来还会了解自上次评估到现在这段时间患者有什么新的状况发生。比如，治疗师会说："接下来我们来看看从上次见面到现在这段时间，发生什么特别重要的事情了吗？请简单告诉我。如果有，它对你的情绪有多严重的影响？"然后治疗师会把那些不需要即刻解决的问题记录下来，并告知患者："我们把它写在我们的问题列表中，以后我们会找机会谈这些问题。"对于患者提到的与即刻自杀自伤危险性、伤害他人可能性有关的问题，或者问题不处理就会导致患者无法集中精力谈本次议题，或者不谈这个问题就会明显破坏治疗关系，或者可能让患者下次不来接受治疗，治疗师则需要打破或推翻本次治疗设置的常规，把危机干预或者患者目前最关心的某个问题设置进治疗的日程中。在心境检查时，治疗师对于那些只关注负面情绪的患者，也会向患者了解："最近一周有什么好的事情发生吗？最近一周你是否在某个时间段感觉好一些？"以此来帮助患者学会留意生活好的方面，而不仅仅是负面情况。

之后治疗师直接给出这次治疗的大体安排（设定治疗日程），这样可以让患者清晰地了解首次治疗涵盖哪些内容和怎么开展，以增加患者的条理性和掌控感，还可以将治疗交流限制在一个框架内，避免不必要的漫谈，从而提高治疗时间的利用效率。在设定治疗日程时，需要体现合作精神，即治疗师需要征询患者对此安排有无异议，了解并获得患者在第二次及以后的治疗中想要更改或添加的内容，一般不会在治疗一开始就设定治疗日程。

设置首次治疗日程时治疗师可以说以下内容。

接下来我们要确定一下今天治疗要谈的内容，就是设置治疗的日程。以后的每次认知行为治疗我们也会在治疗的开始阶段确定每次的议题，这样就可以让我们的每次治疗有针对性，而且能够帮助我们把有限的时间用于讨论对你来说最关键的问题。由于这是你的第一次治疗，你不了解认知行为治疗是怎么开展的，就由我先提出这次治疗要谈的主要内容，然后你再提出你想谈的内容。你看可以吗？

（待患者点头或同意后，继续）今天是我们的第一次治疗，我需要把上次评估的结果反馈给你，就是谈谈你的疾病诊断、具体表现和其他相关内容，还需要明确你来找我治疗想要解决哪些问题以及治疗要达到的目标，接下来还要介绍一下认知行为治疗这个方法，以便让你理解这个治疗的原理以及它跟你的疾病治疗之间的关系。这就是今天要谈的四个方面的内容（把相应的写好日程设置的纸张放在患者面前），对于我刚才谈到的这次治疗安排，你有什么需要我解释的地方吗？

（如果患者有疑惑，治疗师需要做出相应的解释或澄清，待患者明确表示没有疑惑后，再指着今天的议题继续）对于今天的议题，你有什么想添加的内容吗？

如果患者想添加的议题适合放进日程设置中，治疗师就把患者关心的议题加入进去。如果因为各种原因不适合，如时间不允许，这是以后要谈的内容，跟这次治疗无关，等等，治疗师需要告知患者不放进去的理由。如果治疗师不能确定是否有时间谈患者想谈的问题，则可以用如下方式回应患者。

我先把你想谈的这个问题记下来。如果我们完成今天的治疗任务后还有时间，我们就用剩余的时间谈你想谈的问题；如果没有时间，我们就在以后的治疗中找时间谈。你看如何？

在反馈初始访谈的评估结果时，治疗师应根据患者对其疾病的了解情况做出灵活安排。如果患者对其疾病诊断、具体表现和目前的治疗方法非常熟悉，治疗师在这里就可以简短告知患者评估结果，不必对患者开展相关疾病的心理健康教育。如果患者是第一次得病，或者患者对自己的疾病、临床表现和治疗方法不了解，治疗师则需要为患者提供相应的心理健康教育，以增加患者对其疾病的了解。总之，治疗师需要根据患者的具体情况及患者的需求灵活安排此部分的心理健康教育。比如，治疗师会说以下内容。

> 接下来我们花几分钟时间谈谈上次评估后发现的情况，也就是你的疾病诊断、具体的表现以及你关心的治疗问题。可以吗？（待患者同意后）评估的结果显示你有中等严重程度的抑郁症。抑郁症是心理疾病，就像躯体疾病一样，它不是简单的不舒服，而是一种需要治疗的疾病。抑郁症的主要表现就是……（把患者的主要表现说出来，或者请患者结合自己的情况说出抑郁症的具体表现，治疗师必要时帮忙补充）认知行为治疗是可以有效治疗抑郁症的一种心理治疗方法。

在评估结果反馈和相关的心理健康教育中，治疗师需要首先了解患者对其疾病存在的误解或困惑，然后再给予相应的心理健康教育或解释。为了帮助患者理解其精神障碍，治疗师可以拿躯体疾病或其他生活中的现象做比喻。

在制作患者的问题清单时，治疗师通常需要首先询问患者目前的主要问题有哪些，比如，"现在我们一起回顾一下你目前存在的主要问题有哪些"，或者"请简要介绍一下你目前面临的主要难题有哪些"，或者"请简要说一说目前最困扰你的问题有哪些"，或者"请大致说一说你目前的主要困扰，这里不谈细节，细节我们以后会谈"，或者"现在我们需要把困扰你的主要问题先找出来，你在这里只是简单地把存在的主要问题列出来，不谈细节"。

待患者谈出其主要问题之后，治疗师总结一下患者所谈的问题，然后询问患者还有没有其他困扰的问题，以便尽可能把患者存在的问题都找出来。如果患者说没有，治疗师还可以结合评估量表或首次评估时的发现询问患者有无其他问题。如："除了你刚才谈到的以外，想想其他领域，还有没有面临什么难题？其他方面有没有需要我们一起关注解决的问题？""我们看看其他方面有什么问题没有，你的身体健康方面有什么问题吗？居住方面有什么问题吗？"或者说："上次评估我发现你的食欲一直很差，体重明显减轻，你觉得这是一个需要我们一起解决的问题吗？"

治疗师可以给患者一份问题核查表，请患者就其目前存在的问题打钩，这样可以节约治疗师的时间；当然治疗师也可以逐一跟患者核查其是

否存在某一方面的问题。供核查用的问题列表见表 6-1。对于问题核查表
中发现的问题，治疗师还需要用患者自己的语言对问题进行描述，以使问
题具体化。比如，亲密关系或人际关系问题，需要描述清楚患者跟哪个人
或哪类人存在问题，这个问题持续存在多长时间了，问题的具体体现以及
目前此问题有什么变化。治疗师需要请患者就发现的问题逐一做简要描
述，然后记录下来，制作成患者个体化的问题列表。

表 6-1 问题核查表（请在相应行的空栏处打钩）

问题描述	打钩处
1. 心理健康	
2. 身体健康	
3. 工作或学习	
4. 使用酒精、成瘾药物	
5. 亲密关系	
6. 其他人际关系	
7. 休闲娱乐活动	
8. 自我照料	
9. 经济	
10. 法律	
11. 住房	
12. 其他（描述 ）	

描述问题时尽可能包括患者行为层面的问题，描述问题发生的频率、
场合、持续时间、严重程度和涉及的个人，这样就相对客观、可衡量。治
疗师记录时尽量记录患者的原话，但不要过细，也不要用治疗师的语言进
行概括记录。在制定出问题列表后，治疗师请患者考虑这些问题的严重性
和急迫性，然后排列出这些问题需要解决的优先顺序。

治疗目标也需要治疗师和患者一起制定，治疗目标跟问题列表之间应
该是相互呼应的关系。治疗目标尽可能是行为层面的目标，这样的目标才
具备可衡量性。治疗目标应避免过大、过于笼统，应该将大目标分解成可
处理的一个一个的小目标，这样的目标才具备可实现性。治疗目标不能变

成环境或其他人的变化，应该是患者可以掌控的改变，这样的治疗目标才具备可行性。在治疗中治疗师一般会指着患者的问题列表，然后问："针对那些问题，你期望的治疗目标是什么？""你对治疗有什么期望？""你期望通过治疗你的生活有什么可以观察到的变化？""你希望治疗促使你发生什么变化？""你希望治疗后的你和现在的你有什么不同？"

如果患者给出的目标太大、太笼统，可以把它设定为远期目标，然后请患者给出其近期在治疗期间的目标。如果患者还不能把目标具体化，治疗师可以通过具体提问引导患者思考如何把目标具体化。比如，患者说希望不再抑郁，人变得开心一些，治疗师则可以说："如果你变得开心一些，不再抑郁，那时的你会做什么事情？"或者说："如果经过治疗你的抑郁改善了的话，你在行为上会跟现在有什么不同？那时的你会做些什么？生活或其他方面上会有什么不同的色彩？"当然，治疗师也可以利用想象的技术，让患者想象经过多长时间的治疗之后，他会有什么变化，比方说："你现在来想象一下，假如你经过 5 个月的治疗，你的状况好多了，那时候你的一天会怎么安排？你几点起床？起床后会做些什么？接下来又会做些什么……"

对于患者不切实际的治疗目标，治疗师需要引导患者发现这一点并提醒患者更正。对于患者过于笼统的目标，治疗师引导他把目标具体清晰化，即让目标成为客观、可观察、可衡量、行为上的指标。如果患者将目标设定为其他人改变，治疗师引导他将目标转向他自己，重点是他可以怎样改变或者怎么做才少受那个人的影响。治疗师在跟患者一起确定治疗目标后，可以请患者根据其要实现的优先顺序将治疗目标进行排序。

为患者提供有关认知模型的心理健康教育是首次治疗内容中的重点，因为患者越理解认知行为治疗的原理，才能越投入到治疗中，跟治疗师结成治疗联盟来有效推进治疗的进度。在首次治疗时，着重强调"影响患者情绪、行为和生理症状的关键因素是患者的认知而非事件"这一观点，且治疗师需要确认患者能结合其自身情况理解这一理论。在开展认知理论的心理健康教育时，治疗师如果能结合患者的具体例子让患者理解这一点，往往会对患者造成明显的影响。如果患者区分事件、自动化思维、情绪、行为和生理症状有困难的话，治疗师也需要开展相应的心理健康教育教授患者如何区分这些方面。

在第一次治疗中治疗师会教授患者找出自动化思维的基本方法。比如，治疗师会说以下几点。

接下来我们谈谈认知行为治疗是怎么回事。我们就以你前面谈到的那件事为例来看看你的想法是如何影响你的情绪的。……当那件事发生时，你脑子里在想什么？（或者换成其他引出自动化思维的问题，比如，"你脑子里冒出来什么想法"，"当时你是怎么想的，让你这么情绪低落"，等等。）

（待患者说出某一事件发生后相应的自动化思维、情绪行为生理反应之后，对患者进行认知模型的心理健康教育。如果患者已经说出其自动化思维，则不需要这么询问，直接用认知理论模型图和患者解释）当时发生的客观事件是……由此引发的自动化思维是……你的这个想法让你出现……的情绪反应和……的行为反应。从这个例子中你能看出来你的想法对你的情绪和行为的影响吗？

（待患者有回应后）认知行为治疗强调的是，不仅仅是发生的事件让你情绪变得抑郁，更重要的是你怎么看这件事情才让你抑郁的。也就是说，当事情发生时你脑海中马上出现的想法让你变得郁闷，我们把那个当时马上出现的想法叫作自动化思维。请你用自己的话解释一下我刚才谈的内容，我看看我是否解释清楚了。

（如果患者的复述不准确，治疗师继续就患者不理解的地方向患者解释，直至患者理解为止）我们再想想其他的例子，最近一段时间有没有发生其他事情或者在某一个特别的时间段你的情绪变糟了？当时你脑子在想什么？你的情绪怎样？请用形容词来描述你当时的心情。请谈谈你的自动化思维和你的情绪之间的关系。

在完成认知模型的心理健康教育后，如果治疗时间允许，治疗师往往会就目前困扰患者的某个问题开展工作，无论是教授患者行为激活技术、问题解决治疗还是认知治疗技术，目的都是希望通过这次治疗让患者学会一些方法帮助到自己。不过，这部分内容往往不是第一次治疗的重点，第一次治疗的重点是让患者理解认知理论，特别是能结合其自身例子理解认知理论。

　　布置家庭作业，虽然通常被放在一次治疗的结尾阶段，但它非常重要。因为只有让患者把治疗中学会的东西自觉地在生活中加以练习，才能真正成为患者自我帮助的技能。所以治疗师布置家庭作业时需要征求患者的意见和同意，以合作联盟的方式布置作业；同时让作业从形式、内容、数量和难易程度上适合患者，也适合本次治疗所谈的重点内容。治疗师在布置作业之后，需要了解患者完成作业的可能性，并就了解到的做作业中存在的障碍一起想到解决办法，才能让患者去做作业，练习所学技能。

　　第一次治疗的作业往往是让患者练习使用认知模型觉察自己。即患者通过留意其情绪变化，来问自己："我这时脑海中冒出了什么想法？"然后把这个想法写下来，同时记录其情绪变化时发生的事件，描述当时的情绪、行为和生理反应。为了巩固患者对认知模型的理解，也可以把相关的认知行为治疗科普文章、书籍甚至研究文献给患者阅读了解。如果首次治疗中谈了行为激活、问题解决治疗或认知治疗的话，也会布置相应的作业。鉴于每次认知行为治疗都会回顾上次治疗内容，治疗后患者及时复习治疗所谈主要内容非常重要，这也可以是作业的内容，请患者在治疗后将治疗的主要内容复习一下并记录下来，在接下来的一周不时地拿出来看看。首次治疗后的家庭作业还可以包括记录两次治疗之间新出现的问题，思考问题列表和治疗目标有无需要增减的内容，治疗中的收获与困惑，思考下次治疗想谈的问题，以及其他与本次治疗相关的练习。

　　在治疗中，随着一次治疗的逐步推进，治疗师会不时进行小结、过渡，也会通过观察或询问收集患者的反馈信息，并根据反馈结果做出相应调整，就患者的疑惑直接做出解释，或者引导患者给出他理解的答案。比如治疗师在明确治疗目标后先以下述谈话做一个小总结，再过渡到下一个议题："现在我们稍微总结一下前面所谈内容。我们一上来就设定了这次治疗的日程，然后了解了一下你最近的状况，谈了谈你的疾病问题，之后是回顾你目前存在的主要问题，刚才又明确了我们的治疗目标。我们把治疗要解决的问题和治疗要达到的目标都写下来了。你回去后看看这些内容，看看有什么需要修改或添加的地方，记录下来，我们以后可以商量是否要把它们放进去。那么接下来我们就谈谈认知行为治疗是怎么回事，和你的问题之间有什么关系。"

　　在治疗的结尾，治疗师会简要总结本次治疗的主要内容，同时也请患者用自己的语言对这次治疗进行总结，以及了解患者对这次治疗的正性和负性反馈，以便下一次治疗更适合患者。请患者进行治疗内容的总结或者在治疗中请患者进行前段内容的小结，其实是很好的收集患者反馈信息的机会，因为这样治疗师就可以了解到哪些内容被患者理解且记住了，哪些内容并未进入患者脑海，哪些内容被患者理解错了或者患者理解得有偏差。治疗师借助患者的总结，就可以知道接下来自己要怎么做，是当时就一些内容再次做出解释说明，或者进行简单引导促进患者理解到位，还是给患者布置相关家庭作业以促进患者对这部分内容的了解，还是等到下次或接下来的治疗时着重再谈相关内容。如果患者的困惑影响接下来的治疗且简单解释就可以让患者明白的，往往需要治疗师当时做出解释或引导患者理解到位；否则的话，就需要在合适的时间再做探讨或将它布置为家庭作业。

治疗中无论治疗师还是患者均需将谈话或讨论聚焦在议题设置上，遵守治疗的设定完成既定的治疗任务。如果患者跑题或者谈论无关细节，治疗师需要及时发现，礼貌婉转地打断患者的谈话，并将讨论拉回到主题上来。比如，治疗师会先小结患者所谈内容，然后说："你刚才谈到……以后我们找机会谈这方面的内容，现在我们谈的是……"或者说："你刚才谈到的……很重要，我记下来了，我们以后找机会再谈。现在我们谈的是……"如果是治疗师跑题的话，需要治疗师多加自我觉察，以便能够及时进行自我提醒；或者将每次治疗的日程安排放置在桌面显眼的位置，以方便治疗师看到，可以用于治疗中的自我提醒；也可以是将要谈的内容告知患者，请患者发现治疗师跑题后及时提醒治疗师回来。

在治疗中对于患者所谈内容，如果治疗师有疑惑的话，治疗师需要主动询问患者，给患者进一步澄清说明的机会，而非糊里糊涂地以为自己理解了就往下进行。因为治疗师这样自以为是会导致治疗师跟患者的交流不在一个频道上，治疗自然就不会有明显效果。如果患者的思维跳跃性太强，导致治疗师理解有困难，治疗师就可以说："你试着慢慢说，我的理解没跟上，你再解释一下你刚才谈的内容，以便我能明白你的情况。"或者说："你刚才谈到……我理解成是……我不知道我理解得是否到位？"或者说："你刚才谈到……还有……我没理解这两段内容之间的联系，还得请你帮我多做一些解释。"

(四)其他框架

如果患者曾经接受过认知行为治疗，也基本理解自己的疾病是怎么回事和认知理论，在首次治疗时就可以不再专门针对患者的疾病和认知理论开展心理健康教育。具体可以遵循下述结构进行治疗。

①心境检查(跟初始访谈间隔的时间长于一天时进行，否则心境检查可以省略)。

②日程设置。

③针对日程安排的议题逐一进行讨论(评估结果反馈、问题列表、明确治疗目标及就某一个问题做深入探讨)。

④总结。

⑤布置家庭作业。

⑥询问反馈与结束治疗。

认知行为治疗的结构化是为治疗服务的，如果某个患者反感结构化的治疗模式，就需要治疗师根据患者的情况做出相应调整，让有形的结构化变得无形，以便有机会用认知行为治疗帮到患者。如果治疗师做不到，可以将患者转介给其他适合的治疗师，或者鼓励患者尝试几次结构化的治疗看看效果如何，再做选择。

三、第二次及以后的治疗

从第二次认知行为治疗开始，均会根据患者的需求和治疗的总体安排设定每次治疗的日程和治疗目标，且每次治疗的结构也大体相似。

(一)目标

从第二次治疗开始，每次治疗的目标通常跟首次治疗确定的总体治疗目标有关，也可以根据目前困扰患者的问题不同而有所不同，并不是说每次的治疗目标必须沿着既定治疗目标确定的方向不可更改。笼统来说，每次治疗的目标可以有如下内容。

①继续巩固并维持相互信任的治疗关系，促进合作联盟更加稳固。

②继续开展认知模型的心理健康教育。

③解决困扰患者的问题，以达到既定或新确定的治疗目标。

④教授患者认知行为治疗方法。

⑤完善案例概念化。

⑥制定或完善下一步的治疗方案。

(二)框架

第二次及以后每次的认知行为治疗的结构大体相同，具体有如下内容。

①心境检查。

②了解新发生的情况。

③上次治疗回顾。

④作业检查。

⑤日程设置。

⑥议题讨论。

⑦总结与反馈。

⑧布置作业。

治疗的总体架构如此，并不意味着架构不可更改，治疗师可以根据患者的需求和治疗的需要做个体化的调整，以适合具体的某个患者。无论是治疗的结构、顺序、日程设置还是每次治疗的时间长段，均可以根据患者的需求做出相应的调整。比如，在某次治疗中患者强调必须先谈目前困扰他的问题，其他的都不想谈，治疗师就需要根据情况在这次治疗中只谈患者关心的那个问题。或者治疗师发现需要把时间都用于某个议题的讨论，心境检查、上次治疗回顾、作业检查都需要跳过，那么也会就此做出治疗的安排。如果治疗师和患者对于治疗中的某个方面有不同意见，应本着协商解决的原则去处理。

每次治疗架构的前五个内容的先后顺序同样并非固定不变，治疗师可以根据自己或者患者的习惯做顺序上的调整。在时间分配上应该考虑到议题的讨论需要占据一次治疗的大部分时间，前五个内容花费的时间不能太长，一般不要超过15分钟，因为一次治疗总的时间通常是45分钟。所以讨论前面的五个内容，每个部分治疗师跟患者都不能做过细或深入的讨论或叙述，而是有策略地探讨总体状况，将发现的问题记录下来，如果需要的话将其放入日程设置中，或者在议题讨论的时候就议题当中出现的此类现象做重点讨论，以帮助患者解疑释惑或去除患者改变之路上的障碍。

为了做到这一点，就需要对健谈或赘述的治疗师和患者分别有所约束。治疗师对自己的言语约束可以通过以下方式来实现，比如回听治疗录音进行自我督导，接受同伴督导或专家督导提升治疗水平，写出有针对性的自我提醒卡（针对治疗师怕说少了效果不好、怕漏掉重要内容、怕破坏治疗关系、怕被患者认为不专业或没水平等情况的提醒），把治疗的框架安排与时间分配放在治疗桌上等。对于患者的言语约束，则需要治疗师及时敏感地发现问题所在，婉转果断地把谈话拉回主题，发现患者的谈话规律后在询问前就给出相应的限制（在表达数量、方向或时间方面做出限制），多使用封闭式问题或半封闭式问题、少用开放式问题，等等。此外，治疗师需要鼓励自己在治疗中大胆尝试改变已习惯的谈话模式，才会发现自己有改变的可能性，也才会发现自己原来的那些担心只是担心而已，不一定就是事实或者根本就不是事实。

在日程设置阶段，治疗师需要提醒自己不要把太多的问题设置进去。一是因为治疗时间有限，一下子解决不了那么多问题。二是即使可以无限延长治疗时间谈完所有问题，患者和治疗师都会很疲劳，导致注意力不能集中，反而影响治疗效果。三是谈太多内容患者不可能完全领会和掌握，因为贪多嚼不烂。四是如果在限定的时间内谈太多问题，时间会很紧张，往往是蜻蜓点水，每个问题的探讨都不够深入。一般而言每次治疗的议题数设置为1~2个合适，最多不超过3个，首次和末次治疗是例外，因为它们的议题数目虽多于3个，但每个议题需要的时间不长。如果议题数目超过两个，在议题设置阶段，治疗师通常需要跟患者协商安排议题讨论的先后顺序和每个议题讨论的时间。很多初学的治疗师会误认为在治疗中讨论更多问题，才能很好地帮助到患者。如果治疗师是这种情形的话，就需要提醒自己试着在一次治疗中谈较少的问题，看看到底哪种方式对患者的帮助更大。这样治疗师才能通过行为实验的方式纠正自己的认知和行为。

对于治疗的日程设置和议题讨论的优先顺序与时间分配，在前几次的治疗中，一般由治疗师提出建议，在征询患者的意见与同意后确定下来；在随后的治疗中，通常需要患者发挥更多的能动性，由患者提出建议，在跟治疗师协商后再确定下来。这是因为在前面的几次治疗中，患者对于认知行为治疗按什么规则与形式进行并不了解，需要通过治疗师的示范有一个摸索熟悉的过程，才能逐步形成患者自己的意见与习惯的方式。因此，随着治疗的次数增多，治疗师需要愈发调动患者参与治疗各个过程的积极性与能动性，即把治疗过程从由治疗师主导转变成治疗师为主患者为辅、治疗师和患者共同主导、患者主导治疗师协助，最终过渡到患者全面主导的形式，这样才能有效推动患者最终成为他自己的治疗师，在治疗结束后脱离治疗师也能帮助自己解决问题。

至于把哪些内容设置到一次治疗的日程中，通常选择的是那些给患者目前生活、工作、人际交往或其他重要功能带来较大不良影响的事件或情形，或者选择那些更迫切需要解决的问题，或者选择更为关键的问题（它的解决可以顺便促成其他问题的解决）。如果患者目前存在的困扰问题不止一个，通常需要根据问题的上述特征选择进入日程设置的议题。如果现有几个问题的性质差不多，可以有以下几种选择：根据患者或治疗师的个人偏好进行选择，依据前后几次治疗的议题连贯性进行选择，依据治疗的总体计划进行选择，随意决定。不过，在选择议题时也会有例外，比如，更关键、影响更大或者更迫切的问题对患者而言解决起来难度很大，一旦解决不了会进一步打击患者的信心，所以在治疗中也会选择不那么关键、影响不太大或不那么迫切但相对容易解决的问题作为议题进行讨论，以引导患者逐步学习掌握相应的解决方法，在有了成功经验之后再去解决难度相对大的问题。

除了问题或困扰可以作为议题进入治疗的日程设置之外，有时评估或补充评估、细致检查作业、回顾总结、随意谈谈、分享治疗后的感悟变化、展望未来、预测可能出现的问题与找到相应的应对方法等也可以成为治疗的候选议题。所以治疗的议题设置并无固定标准，需要根据患者的具体情形与治疗的实际进展而确定。

治疗中不时进行的小结与治疗最后的总结非常重要，因为它有承上启下的作用，而认知行为治疗是一环扣一环的，总是在前期治疗的基础上逐步推进的。在前几次治疗的时候，治疗中不时进行的小结和最后的总结都是由治疗师来完成，这样可以给患者起到一个示范作用。随着治疗次数的增多，这些工作的一部分会逐步交由患者来完成，以推动患者更多地参与治疗。治疗师借助患者的小结和总结还可以收集到患者是否真正理解掌握前面所谈的内容，也省去了前几次治疗中治疗师小结之后再请患者复述与反馈的过程。

从患者处获知患者的反馈在治疗中的重要性不言而喻，因为只有治疗师知道了患者的反馈，才能采取措施确保治疗跟患者的理解力同步，才能共同努力形成合力，让治疗中患者无论是从实质还是从形式上都是出力最大、最多的那一方，而治疗师是头脑中出力最多但形式上却显得较少的那一方，即治疗师在治疗中话语不多，但作用巨大，或者说治疗师的话语虽少却能协助患者拨开重重迷雾。治疗师获知患者对治疗反馈的途径有多种，比如通过治疗中患者的神情、眼神、嘴型、眉头等的变化或其他身体语言来了解，或者通过患者的语气词、复述、小结、提问、总结来知晓，也可以通过治疗师的刻意询问来知晓。治疗师在治疗中直接询问患者对于治疗的反馈，特别是了解患者的负性反馈，非常重要。这是因为对于负性反馈，通常患者不愿意直接说出来，除非被直接询问，且人们普遍习惯的是多说顺耳的话，特别是在感觉有求于人的时候。

布置家庭作业一般在完成议题讨论之后进行，但也可以在一次治疗的其他阶段布置。比如，在上次治疗回顾阶段发现患者忘记上次治疗的内容，就可以在如何记住治疗所谈关键内容的探讨后布置相应的家庭作业；在作业检查阶段发现患者没有提醒就不能完成作业，当时就讨论做作业如何设置提醒与确保提醒到位，这也是患者接下来的这次作业的一部分；在设置治疗日程阶段发现患者对要讨论什么议题没有看法，可以布置相应的作业，即在每次来治疗之前请患者思考要谈什么并记录下来，或者患者把明显给他带来不良影响的情形或问题记录下来；在议题讨论的过程中就某个讨论完的内容及时布置作业；在总结与反馈阶段请患者回去复习他的治疗总结；等等。

在治疗中由谁来负责布置作业跟议题设置相似，在前几次的治疗中由治疗师来布置作业，随着治疗的推进，越来越多地由患者来给自己布置作业。无论是由谁负责布置作业，都需以合作联盟的形式进行。如果是患者给自己布置作业，治疗师需要从中提供协助、发出提醒或做出补充，特别是当患者布置的作业的量或难度系数明显出现问题时。

在治疗中，至于总结反馈与布置作业的先后顺序，治疗师可以根据情况灵活调整，没有一定之规。完成这两部分任务花费的时间既不能太长，也不能太短。因为太长会延长整个治疗的时间，太短会让人感觉治疗虎头蛇尾、匆忙收场。这两部分一般需要 5 分钟左右的时间，最长不能超过 8

分钟。初学的治疗师在治疗中常见的现象是前面花了太长时间，到结尾时发现时间不多了或没有了，于是不做总结，不问反馈，直接布置作业就结束治疗。此部分花费时间太长往往与患者在此阶段提出新的问题或困惑、治疗师花太多时间用于回应有关，如果患者的问题或困惑比较复杂，不是简单回应能解决的，则把它记录下来留待以后的治疗中讨论或者把它作为作业让患者回去思考。此外，此两部分花费时间多，往往与治疗师话多的习惯有关，这就需要治疗师练习管住自己的嘴，学会提醒自己少说。

由此看来，一次治疗中针对议题进行讨论通常需要 20～30 分钟的时间，过短或过长都可能不合适。不过，一次治疗中的时间分配、治疗的大体安排或框架并非固定不变，而是可以根据治疗需要和双方的需求做出调整。为了让治疗按设置顺利进行下去，治疗师需要对治疗有所把控，特别是面对非常健谈的患者。一些患者在治疗中喜欢诉说细节，且不容易被打断，治疗师就可以利用治疗的结构化和时间限制，来做些指导，从而让治疗能够按计划进行下去。比如，在治疗的一开始治疗师就引导患者进入结构化的治疗中，可以说："今天我们会首先简短了解你最近一周的心情以及有什么特别的事情发生，然后我们再一起确定今天治疗讨论的议题，在讨论今天的议题之前不能花费太多的时间，因为每次治疗的时间只有 45 分钟。好，你用一句话说说最近一周你的心情如何。"

(三)为结束治疗做准备

治疗的最终目的是患者能够在没有治疗师的情况下照顾好自己，所以从治疗的初期治疗师就逐步为结束治疗做准备。比如，随着治疗的推进，患者会越来越熟悉治疗的框架、流程和具体情况下如何处理，治疗师就会把治疗的任务越来越多地交给患者。比如，在治疗中由患者来做关键内容的记录，患者试着自己找出目前最困扰他的问题并依据治疗的原则确定议题，试着先自我质疑其自动化思维或信念，给自己布置作业去练习所学方法，自己做小结、总结和反馈，等等。通过这些形式的治疗训练来让患者能够有方法应对其生活中的问题和麻烦。当然，随着治疗的推进，将治疗间隔的时间拉得越来越长，给患者更多机会去练习所学方法，给患者更多机会去独自解决其生活中的实际困难、症状加重或其他危机情形，增强患者的自信，让患者转变他对问题、麻烦或疾病加重的态度，学会把这些看成是生活的有机组成部分，越来越领悟到出现这些情形更是自己练习、成长和改变的机会，从而为结束治疗打下基础。

四、末次治疗

治疗师和患者按计划完成了既定的治疗任务，患者的症状消失或显著改善，功能已恢复至病前状态甚至好于病前状态，已持续一段时间，且在治疗间隔时间变长之后依然有足够证据表明患者能够用所学方法帮助自己，就表示患者可能处于缓解期（remission）或痊愈期（recovery），治疗就快到了末次治疗阶段了。

缓解期是指某一精神障碍的症状部分或全部改善，不再符合这一疾病的诊断标准。痊愈期是指某一精神障碍的症状持续缓解超过学术研究确定的时间，一般为2～6个月。从定义上看，缓解期和痊愈期的区别只是在持续时间上有不同。一部分患者的缓解期和痊愈期没有症状，且功能保持良好；一部分患者则并非如此，依然有残留症状甚至有功能损害。

为了让患者在每次治疗中有收获，也为了患者因各种原因随时结束治疗后能够想到用在治疗中学到的方法，治疗师在每次治疗时都会特别关注患者在这次治疗中学会了什么，以有助于患者在接下来的日子里感觉好一些，这是治疗自始至终都关注的目标。也就是说，从第一次治疗开始，治疗师就在着手为患者终止治疗做准备。随着治疗的推进，治疗师会逐步减少治疗的频率，促使患者有更多机会进行自我治疗，有更多机会练习接受终止治疗，以尽早检验患者终止治疗后的反应。

鉴于末次治疗后患者会有很长一段时间见不到治疗师，需要独自面对生活中的各种难题，所以末次治疗的目标和治疗框架就跟前面的治疗不太一样。

（一）目标

在末次治疗之后，患者更多的时间是用于正常的生活、工作或学习，因此末次治疗就要为患者持续保持正常的生活、工作或学习做准备，以预防精神障碍的加重（lapse）、复燃（relapse）或复发（recurrence），或者在出现精神障碍加重、复燃或复发迹象时患者能够有方法尽快康复。

精神障碍的加重是指某一精神障碍患者的精神症状在短期内出现、是暂时性的或患者又出现轻微的精神症状。复燃是指在缓解期的某一精神障碍患者又出现相应的精神症状或出现更多精神症状，并且符合这一精神障碍的诊断标准。复发是指在痊愈期的某一精神障碍患者又出现相应的精神症状或出现更多精神症状，并且符合这一精神障碍又一次发作的诊断标准。

治疗目标具体如下。

①学会自我监测病情变化。

②能有意识留意疾病加重、复燃或复发的迹象，并有自我帮助的方法。

③在未来遇到麻烦时，能够用治疗中学到的方法进行自我帮助。

④知道日常做些什么有助于精神状态持续稳定或好转。

⑤明确未来努力的方向。

(二)框架

因为末次治疗的目的不同，末次治疗跟前面的治疗框架和内容会有所不同。一般来说，末次治疗会遵从如下框架。

①心境检查与快速评估。

②日程设置：

a. 简要回顾治疗目标完成情况。

b. 回顾治疗收获。

c. 探讨持续治疗的利弊，鼓励患者尝试结束治疗。

d. 制订预防精神障碍加重、复燃和复发的计划。

e. 讨论患者担忧的其他问题。

f. 明确治疗结束后患者的努力方向。

③针对议题逐一讨论。

④总结与反馈。

⑤预约安排"巩固治疗"的时间。

在末次治疗中，在心境检查的同时更需要通过快速评估来了解患者的症状变化与功能恢复情况。也就是说，治疗师通过快速评估，无论是面对面的精神科检查还是相关量表测评，来明确知道患者目前是否符合其特定精神障碍的诊断标准，从而确保患者在目前阶段是处于缓解期或痊愈期，再进入末次治疗。

末次治疗跟前面的治疗一样，治疗的框架并非不可变动。如果在前面的几次治疗中，对照治疗计划、问题列表和治疗目标已经清楚地知道既定的治疗任务已完成，也回顾过治疗的收获、探讨过继续治疗的利弊，患者已经做好结束治疗的准备，治疗师就可以直接把治疗日程设置为预防精神障碍加重、复燃或复发这一主题，针对它和患者一起进行梳理总结。

因为精神障碍容易加重或反复发作，特别是患者遇到负性生活事件、生活压力大或者生活规律发生巨大变化的时候。所以经过系统治疗患者逐步回归常态生活后，治疗师的重点任务就是预防精神疾病的复发，促进患者继续保持良好的精神状态。

为了有效预防精神疾病的加重、复燃或复发，就需要患者掌握每次其疾病加重、复燃或复发的规律，这样才能促进患者的自我觉察和有效自我帮助。为此，治疗师需要跟患者一起回顾其得病的历史，明确其疾病加重、复燃或复发的诱发因素，搞清楚患者疾病复发或复燃前的征兆，同时知晓疾病出现复燃、复发征兆后需要做些什么来应对，这样才能有效预防精神疾病的加重、复燃或复发。此外，治疗师也需要跟患者一起回顾发现，在日常生活中患者有规律地做些什么能有效预防精神疾病的加重、复燃或复发，学会察觉精神疾病加重、复燃或复发的迹象，比如，定期使用量表进行自我评估或者定期进行自我心境检查，以便患者能够尽早察觉到他的情绪变糟。

在末次治疗中，治疗师就患者遇到挫折、困难或疾病复发时可以如何自我帮助和自我治疗，需要特别展开讨论。自我帮助就是患者直接使用那些对患者来说行之有效的认知和行为调整措施。自我治疗就是患者选择一个不被打扰的时间段和环境，想象跟治疗师在一起工作，然后独自解决自己的问题。在自我治疗中，患者想象坐在旁边的治疗师在此种情况下会对患者说些什么、会如何对患者进行引导，从而试着这样对自己说或引导自己，逐步帮助自己走出困扰。换句话说，自我治疗就是患者一方面是治疗师的身份，另一方面又是患者的身份，自己在给自己做治疗。在自我治疗的过程中，为了帮助患者把思绪理清楚，治疗师可以鼓励患者做笔记，也鼓励患者参考翻阅曾经的相关治疗记录。

温故而知新，患者平常不时地温习一下既往的治疗笔记、录音或总结，以便这些内容能够留在患者脑海中，从而在需要的时候能成为患者自我帮助的力量。患者养成规律的生活习惯，培养兴趣爱好，规律锻炼身体，远离成瘾性物质，建立自己的社交圈，跟朋友分享生活、工作或学习中的片段，遇到困难学着解决或者主动求助找到解决的方法，按约定时间规律看医生或者心理治疗师，必要时遵医嘱服用特定的精神科药物，这些可能都是在末次治疗时治疗师需要跟患者一起清晰化的。

为了帮助患者顺利完成过渡，即从有治疗师协助解决困扰的状态转变成独立解决问题的状态，在末次治疗以及前面的几次治疗中，治疗师就要关注患者所担忧的问题，跟患者一起重新看待其担忧或者找到解决其担忧的方法，或者由患者主导整个治疗，治疗师只是偶尔提醒，从而让患者发现他具备独自解决问题的能力，以实现患者的平稳过渡。

回顾患者的既往历史，就患者那些容易出现的危机状态或其他诱发事件，治疗师和患者一起罗列出来，制定出相应的应对清单，以帮助患者在特殊情况下能够按图索骥，快速找到方法并用于帮助自己。同时，治疗师还需要简要了解患者在治疗结束后有什么打算以及会为此作何努力，然后跟患者就其感到有困难的方面进行探讨，从而引导患者找到具体的解决办法。

五、巩固治疗

精神障碍容易反复发作和慢性化，而且精神障碍发作次数越多，预后越差，越容易有残留症状或遗留功能缺损。一部分患者即使缓解或痊愈，依然有残留症状或功能损害。因此，在末次治疗时治疗师需要跟患者一起协商确定巩固治疗的间隔时间，从而帮助患者更长时间处于缓解或痊愈状态，有效预防精神障碍的复燃或复发。

（一）目标

①明确目前存在的困扰。

②试着用所学方法解决困扰。

③展望未来，重设目标。

④提升生活质量。

巩固治疗的目标需要根据患者的具体需求个体化，并非一成不变。某些患者的巩固治疗主要是为了分享其目前的状况和进展，所以患者根本就不需要上面的一些治疗目标；一些患者的精神状况不太好，巩固治疗的目标就需要调整为解决患者目前的困扰，其他目标需要之后的治疗再加以实现。至于巩固治疗的次数和间隔时间，治疗师也需要根据患者的需求做出相应安排。但无论如何，引导患者面向未来重新设立改变的目标、提升其生活质量是巩固治疗需要特别关注的方面。

(二)框架

巩固治疗的大体架构跟之前的治疗相似，具体框架如下。

①心境检查与快速评估。

②问题列表。

③设置日程。

a. 主要困惑。

b. 展望未来，明确未来改变的目标。

④议题的探讨。

⑤总结反馈。

⑥布置作业或练习。

在巩固治疗阶段，根据患者的需求以及治疗师专业上的考虑，治疗师和患者协商设定治疗的日程，并就日程设定的议题逐一进行讨论，从而让患者通过巩固治疗有所收获。对于患者独自处理不了的困惑，治疗师协助患者回顾既往学过的方法，然后用所学方法分析解决患者目前的困惑。在巩固治疗阶段，治疗师也会根据患者的需要引导患者展望未来、对未来做出规划且制定出具体的行动方案，让患者的自我改变持续进行下去，以促进患者的持续康复和心理健康。

六、评估与转诊

一部分患者经过我们设定的一段时期的认知行为治疗，无法取得令人满意的效果，此时治疗师就需要对患者的状况进行充分的评估，并和患者协商以明确接下来的工作方向：

①患者的病情复杂，取得疗效还需要时间，治疗需继续进行下去；

②这里的治疗帮不到患者，他不适合在这里继续治疗，需要将患者转诊；

③患者的治疗需求是多方面的，单一的认知行为治疗对患者的帮助有

限，需要其他领域治疗师的共同介入。

面对治疗进展的不如意，除了治疗师本人和患者一起对患者的状况进行再评估外，也可以就此案例遇到的情况征求同行或专家的意见，以帮助明确接下来的治疗选择。但无论何种情况，治疗师都需要开诚布公地跟患者协商，尊重患者的需求，并就患者的疑惑给出相应的解释，然后一起来确定接下来走向何方。

七、持续维持治疗

一些患者经过系统治疗之后症状和功能虽有所改善，但鉴于患者的病情复杂、病程长、回避行为突出、人格偏离明显或者共病人格障碍等问题，这类患者往往需要数年持续性的维持治疗，以帮助患者保持相对好的状态或生活质量，有效地应对不良生活事件或负性信念带给患者的不良影响。因此，治疗师和患者在完成约定的治疗任务后，需要协商未来持续维持治疗的具体方案，比如，多长时间一次维持治疗，以哪种形式进行维持治疗，是采用面对面的个体治疗还是团体治疗？是通过电话、网络、电子邮件或其他形式开展治疗，还是几种方式混合进行治疗？通过相对长期的维持治疗以帮助患者保持相对稳定正常的生活状态很重要。

第七章

案例概念化和信念调整

患者在某个典型问题情形下出现的自动化思维背后蕴含的意思就是他的信念或图式，而信念包含中间信念（规条、态度和假设）和核心信念两个层面。信念的形成跟个体既往的人生经历特别是童年经历密不可分。一个人的信念可以是正性的、中性的或负性的，既可以是功能适应性的，还可以是功能不良性的。由于负性的或功能不良性的认知与患者罹患精神障碍有关，所以这里不讨论患者中性的、正性的或功能适应性的信念，就像在自动化思维阶段不讨论功能适应性的自动化思维一样。

患者的核心信念包括对自我、世界（他人）和未来的核心信念，自我的核心信念属于患者的自我评价，对世界或未来的信念是患者对他人或对未来的看法。由于患者对自我的核心信念是基础，是患者形成对世界和未来看法的根基，所以重点介绍患者对自我的核心信念。

一、自我核心信念的类别

在朱迪思·贝克的书籍中，将与精神障碍有关的自我核心信念分为三类：无助的核心信念（helpless core beliefs）、没人爱的核心信念（unlovable core beliefs）和品质败坏的核心信念（worthless core beliefs）。患者自我核心信念的具体表述因人而异，措辞往往跟患者的成长经历、当地的文化背景、方言和家庭内部的习惯用语有关，语句表达非常简短，语气绝对化。

（一）无助的核心信念

此类核心信念强调的是患者认为的在业绩、成绩、成就、表现、做事、成效、效率、自我保护等方面的无能、无用，从而感到无助，患者在意的是他的学习、工作或其他领域的能力如何以及是否受到应有的重视或尊重。简言之，无助的核心信念主要是针对个人能力的自我评价。常见的此类核心信念的表达如下。

我没有能力。

我无用。

我不够格。

我做什么都不行。

我什么都做不好。

没人能帮我。

什么都帮不到我。

我无能为力。

我无能。

我软弱。

我脆弱。

我不堪一击。

我是个脆弱的人。

我是个软蛋。

我是个受害者。

我失去控制。

我控制不了自己。

我什么都没有。

我摆脱不了。

我失控了。

我是个失败者。

我有缺陷（我比不上别人）。

我不够好（指成就上）。

我是废物。

我是垃圾。

我是个废柴。

我是笨蛋。

我有毛病。

我不行。

我比别人差。

我不如别人。

我没有价值。

(二)没人爱的核心信念

此类核心信念往往强调的是因为某些特征方面的缺陷导致患者在人际交往或亲密关系中认为自己不被人喜欢、不被关心、不被关注或不被爱。患者在意的是他在人际交往或亲密关系中能否持续地获得他认为的喜欢、关心或爱。常见的此类信念的表达如下。

我不被人爱。

我不被人喜欢。

没人爱我。

没人喜欢我。

我不受欢迎。

我不招人喜欢。

我不讨人喜欢。

我没吸引力。

没人需要我。

我是多余的。

没人关心我。

我不值得。

我跟别人不同。

我是个奇葩。

我这个人古怪。

我愚蠢。

我是笨蛋。

我有毛病。

我有问题。

我不好。

我必定会被拒绝。

我必定会被抛弃。

我必定会孤单一人。

我会被拒绝。

我会被抛弃。

我是孤零零的一个人。

(三)品质败坏的核心信念

跟前两类核心信念相比，拥有此类核心信念的患者相对较少。此类核心信念强调的是对其他人来说个人的道德品质差、不行或坏。患者在意的是他的道德品质而非能力或受欢迎程度，患者常见的表达如下。

我道德败坏。

我没有价值。

我没用。

我毫无用处。

我一无是处。

我不会被人接受。

我坏。

我是个坏人。

我是个废物。

我不道德。

我是危险的。

我有毒。

我是邪恶的。

我不配活着。

我不配。

我不值。

治疗中区分患者的自我核心信念到底属于哪个类别，有时容易，有时难。治疗师可以通过留意患者常出现的问题情形的类别以及患者特别在意的领域是能力、人际交往还是道德品质上的瑕疵，来推断患者的核心信念类别，也可以根据患者的表述在脑海中形成自己的猜测，最后跟患者核实自己的判断是否正确。一般来说，一个患者往往以某一类别的核心信念为主，少数患者会同时具备两类或三类核心信念。

二、找出中间信念或核心信念

信念包括中间信念或者核心信念，又被称作图式。信念或图式是影响患者在具体情形下出现什么样的自动化思维的关键因素，这是因为信念影响了个体大脑接收和输出信息的类别与内容。因此，在认知行为治疗中需要寻找患者的信念，这样对个案的理解才能系统和准确，才有助于制定的治疗方案更具针对性，然后才能有效引导患者对其功能不良性信念做出调整，也才有可能让患者的症状得到持久的改善。

找出患者信念的方法有以下几种，治疗师可以根据具体情况选择性地使用其中一种或几种方法。

(一)患者在不同情形下反复出现同一个自动化思维

部分患者的信念会反复以自动化思维的形式出现在他的问题情形中。比如，从下面的治疗对话中就可以看出来，"我没用"是患者小王的核心信念。

李：就是你觉得对你来说，目前有哪些困难或者说有哪些问题？咱们俩可以一起来努力，来想办法通过认知行为治疗的方式去解决。你觉得有哪些困难？

小王：就、就觉得自己没用。（这是小王的自动化思维，也可能是小王的自我核心信念。）

李：觉得自己没用，好，这是一个。还有吗？

小王：什么、什么忙也帮不上家里。（这是小王的自动化思维。）

李：好，这是同一个，什么忙也帮不上，没用，是吧？

小王：嗯。

李：还有别的吗？

　　小王：学习上也是没用的。（小王的自动化思维。）

　　李：学习上也是没用的。还有吗？就你没用这块我们知道了，还有别的吗？

　　小王：没、没、没了吧。

　　李：你这里提到"自己没用"，这是不是你经常出现的一个自我评价？（治疗师了解"自己没用"是不是小王的核心信念。）

　　小王：对，我好像很小就这么感觉。（小王的回答证实了治疗师的猜测，即"自己没用"是小王的核心信念。）

　　从上述治疗对话中，就可以发现小王提到"就觉得自己没用"，"什么忙也帮不上家里"，"学习上也是没用的"，这些自动化思维都是表达同一个意思，就是"我没用"，这很可能就是患者的自我核心信念。如前面所述，患者的自我核心信念通常被分为三类，由此可以看出，小王的自我核心信念属于无助的核心信念类别。

　　核心信念的语句表达非常简短，不能再行缩减。中间信念又经常以"应该""必须""得……""如果……那么……""只有……才……"或表达个人态度的语句等形式在患者的叙述中出现，语句表达比核心信念明显长一些、复杂一些，因为其中包含了条件假设或规则。核心信念和中间信念都是去情境化的，与具体的情形或事件无关，这与自动化思维不同，自动化思维是在特定情形下出现的想法。为了识别以自动化思维形式出现的信念，就需要治疗师在治疗中学着对患者谈到的相关措辞保持足够的敏感性，才能及时捕捉到其中可能蕴含的信念。

　　(二)治疗师说出假设的前半句，请患者说出后半句

　　为了引出患者的中间信念，治疗师说出假设的前半句，请患者说出后半句，从而引出一个完整的假设，这就是患者的中间信念；假设的后半句就是患者的核心信念。中间信念的前半句反映的是患者的补偿策略，也就是说，采用此种方式引出中间信念的前提是治疗师已经知道患者经常采用的补偿策略是什么。比如下面的例子，还是同一个案例的小王。

　　小王：就比如从小到大从来没有得到过父母的表扬，然后我也是后、后来看了书什么才意识到有这个问题，因为我做事情就特别希望

别人能认可、认同，嗯，就特别在乎别人的感受吧。("特别希望得到别人的认可、在乎别人的感受"，这是小王的补偿策略，以避免核心信念为真。)

　　李：你特别希望得到别人的认可，那如果你得到了别人的赞扬，你就会怎么样？(治疗师的目的是把小王的中间信念明确，即引出假设这个中间信念，所以也可以说：你特别希望得到别人的认可，那你现在来把下面这个句子完善："如果我得不到别人的认可或赞扬，我就是_____人。")

　　小王：噢，那做什么事情，如果得到别人的称赞，心里就觉得这任务、这事是做完了，然后做、自己做得也挺好，就、就不会想自己没用。但如果说是对方不认可的话，那肯定就是自己要再、再改呀什么的，然后有时候就会、就会觉得自己没用。

　　小王的中间信念就是"如果我得到别人的认可或赞扬，我就有用，就不会想自己没用；如果别人不认可或不赞扬，自己就没用"，核心信念就是"我没用"。自然小王就会特别在乎别人的感受，在人际交往的时候变得非常敏感，去留意那些可能表示自己没用的蛛丝马迹，并想办法避免，因为那印证了她的信念是对的，那绝不是她想要的。

(三)治疗师可以直接询问患者以引出他的规则或态度

　　每个人都有自己的人生信条，并按照自己的人生信条来做事。一部分患者对此会非常清楚，所以治疗师直接询问患者他信奉的人生准则是什么，治疗师就可以获得患者的中间信念。比如在小周的治疗中，小周说了以下内容。

　　小周：我比较害怕的那些人中，保险推销员他们就是其中那一类那种。就比方说，他眼神里边是那种比方说失望，或者是说给我介绍半天，结果我也没怎么怎么样，也或者是仅仅就因为我没有买他推销的那款保险，您知道有的人就是，你比方说吧，你要买他什么东西，他对你特好，如果你一旦你不买了，马上那脸色大翻脸，对吧？我就是受不了这个，我只是觉得那就是在攻击我么。(从这段话中可以看到，小周在人际交往中对脸色变化很敏感，这是他的补偿策略，以帮助他尽早发现他认为的对方可能出现的攻击迹象。)

　　李：我们之前谈到过这方面的情况，你好像特别在意你是不是被人欺负了或攻击了。

　　小周：是的。

　　李：那你信奉的人生准则是什么呢？

　　小周：这么多年我一直我不希望它会、就不希望它会发生，这种情况不能再发生在我身上了。我跟您说过，以前我上学的时候总是被人欺负，现在我作为一个独立的成年人，我应该保护好我自己，因为人是邪恶的。

　　从上面的对话中，可以知道患者小周的中间信念是"我应该保护好我自己"，对他人的核心信念是"人是邪恶的""其他人会欺负我"。所以他对别人的脸色变化很敏感，以便他能够尽早发现被人欺负或攻击的蛛丝马迹，从而采取行动保护好自己。

　　(四)使用垂直下降技术(又称箭头向下技术)引出信念

　　垂直下降技术是认知行为治疗中常用的探索信念的方法。就是针对患者谈到的某个典型情形下的关键自动化思维，继续追问患者："如果那是真的，对你来说意味着什么？"如此不断追问来了解患者自动化思维背后的意思，就是患者的中间信念和核心信念。治疗师如此反复追问下去，患者会不断说出他那些歪曲的想法，患者每说出一层歪曲想法，治疗师就追问："如果那是真的，对你来说意味着什么？"直到患者说不出什么新的内容，在最后一步患者谈到的那个自我评价往往就是患者的自我核心信念。以自杀未遂患者小曲的心理治疗举例如下。

　　李：我们就来看看你所说的这个结儿结在这儿了到底是什么意思，把它搞清楚。所以我会问一些问题，来让我们把它搞得更清楚一些，就是为什么你会形成了这么一个结儿。(治疗师始终以合作联盟的方式开展治疗工作，治疗师做什么需要让患者心中有数，患者才能和治疗师形成合力。)

　　小曲：嗯。

　　李：好，那么刚才你说了，确实在这段感情当中你付出得多，然后你也受伤，最后分手了，所以你不甘心。假如你就真的付出那么多，你就真的付出多了，结果就是两人分手，你也受伤了，对你来说意味着什么？（应用垂直下降技术先引出小曲的自动化思维。）

小曲：嗯，有可能也是自己做得不够好吧。（这是小曲的自动化思维。）

李：好，你自己做得不够好，如果你就真的做得不够好，对你来说意味着什么？（治疗师继续追问以引出小曲的核心信念。）

小曲：（沉默几秒）嗯（沉默十秒），这个我也不知道咋说。（这在治疗中是常见现象。）

李：假如就真的在这段关系当中你做得不够好，然后你们分手了，对你来说意味着什么？（遇到患者的回答跟治疗师期望的不一样时，治疗师不是轻易就放弃自己要做的事情或既定的计划。）

小曲：（沉默几秒）意味着（沉默几秒），意味着失败吧。（小曲歪曲的想法，跟信念更接近了，也许就是小曲的信息，但治疗师对此不能完全确定。）

李：意味着失败。假如你就真的失败了呢，那又意味着什么？（于是，治疗师继续追问，以明确"自己失败"是否是小曲的核心信念。）

小曲：（沉默几秒）就没有个男人的那种、做男人的担当吧。（这是小曲歪曲的想法，但不是信念。）

李：没有做男人的担当。假如你真的没有做男人的担当呢，意味着什么？

小曲：（沉默十秒）反过去，因为就、就是失败吧。（小曲的回答跟前面一样，这说明"自己失败"就是小曲的核心信念。）

　　上面小曲的这个例子，显示应用垂直下降技术找到小曲的核心信念"我失败"这个过程不难。但在实际临床工作中，很少一部分患者能够通过这种提问迅速找出其核心信念，大部分案例往往需要变化提问方式，才能引出患者的信念。为帮助大家理解这一点，接下来以伴有焦虑的抑郁症患者小蕾的治疗过程举例如下。

　　小蕾：我就觉得这个东西它既然伤害到我了，就必须要除掉它，结果我还要必须向它低头，但是我又不得不低头，就对自己也非常的愤怒和无助。（"我必须除掉伤害我的东西"，可能是小蕾的中间信念；"我不得不低头"，是小蕾的自动化思维。）

李：如果它确实伤害到你了，你除不掉它，而且不得不向它低头的话，那就意味着什么？

小蕾：我就觉得我能够把伤害我的东西给除掉，对自己是一种保护吧，所以我觉得我的愤怒很大程度上我只能说、我就说是害怕，是因为害怕自己受伤害，所以才有很强的愤怒的心理。（"我应该保护好自己不受伤害"是小蕾以自动化思维形式出现的中间信念。"自己受伤害了"是她的自动化思维。）

李：假如你真的不能保护自己，那意味着什么？

小蕾：哎呀，你要这么问的话，我记得有一次写过，我要是再这么往下想的话，就特别消极了。（小蕾不直接回答治疗师的问题，而是谈这样会出现的情绪反应。这也是在应用垂直下降技术常出现的情况。）

李：嗯，会让你怎么想自己，如果你真的不能保护自己？（治疗师转变提问方式，以继续引出小蕾的核心信念。）

小蕾：我记得有一次我特别焦虑和消极的时候，我就写，我觉得我受到伤害，我觉得我没有办法保护自己，我觉得世界上有很多东西都是可怕的，是能让我受到伤害的，我是无力的，我是什么都做不了的，然后就是往下就是我觉得活着没有意义。（小蕾的一大串自动化思维出现了，"我受到伤害，世界上有很多东西都是可怕的，能让我受到伤害，我无力，我什么都做不了，我觉得活着没有意义"，其中的主题就是小蕾的核心信念。）

李：那假如你真的不能保护自己的话，会让你怎么评价自己？（治疗师继续追问核心信念。）

小蕾：我觉得无力么，就我……

李：你无力。

小蕾：就今天想跟您探讨那种无助感，就是一遇到一些困难或者解决不了，我都觉得自己无助，我什么都做不了，然后觉得生活，满天满地地看都是一些我解决不了的问题，然后觉得想逃、想躲起来，然后如果再往极端里想，就是觉得活着太累了。（"自己无力、无助、什么都做不了"，是小蕾反复提到的自动化思维，也很可能是她的核心信念。）

李：活着太累了。

小蕾：对。

李：假如你真的什么都做不了，你也不能去保护好自己啊，说明你自己怎么了？

小蕾：自己没有、没有力量，什么都没有。（"自己无力、没有力量"既是小蕾的自动化思维，也是她的核心信念。）

李：自己没有力量。

小蕾：对。

李：假如你真的没力量呢？（治疗师继续追问，看看信念的探索是否已经到达底部。）

小蕾：就继续就是感觉就是，反正也是最后会被伤害，会被消灭，自己就觉得还不如不要活着。

李：所以自己会被消灭，是吧？

小蕾：对呀。

李：那说明自己是个什么样的人？（在小蕾没有回答治疗师想要的内容的情况下，治疗师继续追问。）

小蕾：什么样的人？

李：嗯。

小蕾：那就是无力啊，没有办法。（这说明"我无力、没有办法"是小蕾的核心信念。）

李：说明自己是一个无力的人，还是说明自己是一个什么样的人？自己会被别人消灭掉，那说明自己是个什么样的人？从小你会把自己看成什么人呢？（治疗师继续求证，以促进小蕾认识到她的信念。）

小蕾：就是就是就是就是说，就是没用，因为做什么都没有用。（小蕾的核心信念"我没用"出现了。）

李：嗯。

小蕾：嗯，因为我心情，我心情低落下来了，我就感觉我很累，我好像在跟这个整个生活和世界做斗争，如果我觉得我斗争不赢的话，我就没有什么，就觉得我生存受到了很大的威胁，那么我就、还不如就不要活着，这是非常悲观的想法。（"我必须斗赢，如果斗不赢，就说明我没用、我会受伤害"，这是小蕾的中间信念。）

李：斗不赢的话，就说明你这人咋了？

小蕾：不是，我不是说想要争得胜利，我是想要保护自己。（"我应该保护好自己"，这是小蕾反复提到的中间信念。）

李：斗不赢就是代表了不能保护自己……

小蕾：对。

李：所以不能保护自己，说明自己是一个、在这个世界上是一个什么样的人？（治疗师继续追问，以促进患者对自己模式和问题的理解。）

小蕾：就是没用，无力。（"我没用，我无力"，这是小蕾的自我核心信念。）

李：你是个没用的人，是吧？

小蕾：嗯。

李：咱们这么说下来，你有没有留意到为什么楼下烧烤摊这件事能让你这么痛苦？你的痛苦跟什么有关系？（治疗师进行小结，让小蕾理解前面具体情形引发的痛苦跟她的信念之间的关系。）

小蕾：就是我曾经写过这些东西，我写的时候我也知道这些东西都不合理。我把自己看成一个没用的人……（"我是一个没用的人"，小蕾认识到她对自己的看法影响了她自己。）

上面小蕾治疗的例子就显示变换提问方式对于治疗师找出患者信念的重要性。很多患者常常会以那种情况下的情绪、行为反应或感受来回答治疗师的"那意味着什么"的提问，比如，"害怕自己受到伤害"，"有很强的愤怒心理"，"我要是再这么往下想的话，就特别消极了"，等等，此时初学的认知行为治疗师就会感觉到很难继续把垂直下降技术应用下去。在这种情况下，治疗师需要先认可患者的情绪、行为反应或感受，在共情的基础上再将话题拉回到主题上进行探讨，并换用不同的语句去表达相似的提问，以方便患者理解。当然，也可以像第一个例子似的，治疗师开头就告知患者自己接下来要做一些提问以及这样提问的目的是什么，或者在提问遇到障碍时解释这样提问的目的，以促使患者回答的是其自动化思维背后的意思而非相应的负性感受、情绪或行为反应。

在垂直下降技术中，类似"如果那是真的，对你来说意味着什么"的变换方式的提问有如下一些表达，可供大家参考。

> 如果真的是这样，它对你来说意味着什么？
> 如果果真如此，对你而言，它代表着什么？
> 如果那是对的，又怎么样？
> 如果那是真的，又怎么样？
> 如果真是这样，会让你怎么评价自己？
> 如果真是这样，会让你怎么看自己？
> 如果真是这样，就说明你是个什么样的人？
> 如果真是这样，会让你怎么想你自己？
> 关于这一点，最糟糕的部分是什么？
> 关于这一点，最坏的部分是什么？
> 关于这一点，最不好的部分是什么？

即使使用上述变换的提问方式，治疗师也不能保证患者回答的内容就是治疗师想要的信念部分。所以治疗师需要倾听患者的回答，理解患者这样回答的思路，然后根据患者的回答构思接下来的提问。当然，治疗师还需要思考是继续应用垂直下降技术，还是让这部分讨论暂停一下，以后再找机会继续。如果治疗师认为这种探讨让患者很痛苦且难以承受，或者患者非常不愿意继续这样的讨论，那就可以把信念的讨论先停下来，否则就一鼓作气，把患者的信念找出来。

(五)通过寻找患者在不同情境下自动化思维的共同主题来找出其信念

鉴于信念影响患者在具体情形下自动化思维的内容，所以，治疗师就可以把前几次治疗谈到过的不同情形下的自动化思维放在一起，请患者思考这些自动化思维都反映了一个什么核心主题，或者治疗师把自己发现的共同主题说出来并跟患者核实。患者在不同情境下自动化思维所反映出来的共同主题就是患者的核心信念。下面举例说明这一点。小军是一个从中专开始就罹患抑郁症的患者，同时有明显的焦虑症状，也有偏执型人格障碍。下面小军的心理治疗就是通过明确小军自动化思维的共同主题来找出他的核心信念的。

  李：之前的几次治疗谈到过你的很多自动化思维，比如你给姐姐送葡萄过去，你觉得她在埋怨你，她那样就是对你的否定；发现你的朋友跟别人一起走路上班，你就会觉得"既然咱俩关系好，你就不应该跟别人好"；约会的时候觉得女孩会看不起你，会出现冷场，自己会不知所措，觉得没能力把场面搞好，自己无能，自己应该把场面搞好、不应该冷场，她会抛弃你、嫌弃你、会对你失望、不理你。所以这么看起来，你觉得你这些自动化思维中都反映了一个什么共同的主题或意思？

  小军：就是我怕别人指责我，我觉得别人会不理我、抛弃我。（"别人会不理我、抛弃我"，是小军的核心信念。）

  李：你害怕别人会抛弃你，这是你一直存在的担忧吗？（也可以说"你认为别人会抛弃你（自己会被抛弃），你一直以来就是这么想别人和自己的吗？"）

  小军：是的，我妈她脾气暴躁，我小的时候她经常不高兴，乱发脾气，还经常说"让你干什么都干不好，一会儿不瞅着你就不行"，"你不行，废物"，说我手笨、脚笨、废物，什么都干不好。她发脾气我就挺害怕的，担心她不要我了。（小军母亲对小军的养育方式与小军的核心信念的形成密切相关。）

  由此可见，"自己会被抛弃""自己不行、废物"是患者小军的自我核心信念，当治疗师问到这里时，立马唤起了小军童年的相关记忆。可见，小军的核心信念跟他的成长经历有关，是在他母亲那样的养育方式下习得的。

  (六)直接询问患者他的核心信念是什么

  患者负面的自我核心信念在通常情形下处于潜伏状态，因为那些对自我的极端评价是几乎所有人不愿面对的或者不愿想起的。不过一些患者对其信念非常清楚，通过直接询问就可以得知其核心信念，特别是合作性的治疗联盟变得稳固的时候。比如，小秦是一个伴有明显焦虑的抑郁症患者，她就对她自己的自我评价很清楚。

> 李：如果让你简短评价自己的话，比如，有人会说自己"我很好""我无能"或者"我软弱"等，那一直以来你是怎么看待自己的？
>
> 小秦：我一直认为没人会喜欢我。

由此可知，"没人喜欢我"是患者小秦的核心信念。再比如，小钱也是很了解自己的。

> 李：你说过你遇到什么困难都是自己在那儿抠哧、硬挺着，你不去主动问别人或者向人请教。如果你主动问别人的话，就说明你这个人怎么了？
>
> 小钱：就说明我这个人不行，我不愿意让人知道我不行，就只能逼着自己在那儿抠哧。

"我不行"是患者小钱的自我核心信念，以小钱的补偿策略为切入点，直接询问就可以得到其核心信念。这种询问类似于前面谈到的第二个方法，即说出假设的前半句，由患者来说出后半句，后半句就是患者的核心信念。

(七)留意患者反复说到的中间信念或核心信念

患者在初始访谈或治疗中反复多次出现的一些"应该"陈述或者是对自我、对世界或对未来的固定不变的看法，就是患者的信念。比如，一个患者在初始访谈的时候就反复说"觉得活着没意思，自己没什么用"，"我经常觉得自己没用"之类的话语，在开始认知行为治疗之后也是如此反复表达，这就说明"我没用"是患者的核心信念。接下来还是以小军的治疗举例说明如下。

> 小军：以前我就觉得家里人对我期待挺高的，我就应该努力，以一个优秀的面目出现，给自己压力特别大，就觉得自己应该怎么着怎么着。可是我现在没结婚、没朋友，工作也不怎么样，别人成家了或

者都有孩子了，我还是一个人，我就嫌自己丢人。（"我应该努力，以一个优秀的面目出现"，是小军的中间信念；"自己丢人"，是小军的自动化思维。）

李：你的意思是你应该努力成为一个优秀的人，你多次提到过这一点，这是你一直以来对自己的要求吗？（治疗师核实那是不是小军的中间信念。）

小军：是，我一直是这样要求的，可事与愿违。

李：你认为自己应该优秀，而事实是你现在还没结婚、没朋友孤独一人，你都嫌弃自己丢人，你在前面的治疗中反复这样说，所以在你看来，你是个什么样的人呢？

小军：（声音一下子低下来了）我是一个没价值、没用的人。

上面的对话让我们知道患者小军的中间信念是"我应该努力成为一个优秀的人"，自我核心信念是"我没用、没价值"，而核心信念是在治疗师复述小军的中间信念和一些情形下的自动化思维的基础上直接询问找出来的。

(八)请患者填写信念问卷来了解其信念

认知行为治疗领域的研究者研发了一些信念问卷或态度量表，如人格信念问卷（PBQ；见附录）、功能不良性态度量表、Young 图式问卷、图式模式问卷等，治疗师可以请患者填写这些问卷或量表中的某一个来了解患者的信念。通过量表测查获得的患者的信念往往不太个体化，不能以此替换在治疗中对患者信念的探索，在治疗中对患者信念的探索既有助于治疗师对个案进行认知概念化，也有助于患者对其问题的理解。

(九)把三类核心信念表放在患者面前，请患者做出选择

如果使用前面的那些方法均无法找到患者的自我核心信念，或者无法判断患者的自我核心信念类别，可以把三类自我核心信念的具体表述放在患者面前，请患者根据他的问题情形来做出判断，到底三类核心信念中的哪一类更贴近患者的情况，以及某一类别下的哪个表达就是患者的内心自我独白。

三、探索童年经历与补偿策略，完善认知概念化

案例的认知概念化是从初始访谈开始的，并在每次跟患者的治疗接触中不断修改完善。治疗师在获得患者的具体信念之后，就需要更加清晰地跟患者核实他的什么既往经历与他这一信念的形成有关，以及明确患者的代偿或补偿性应对策略，才能完成案例认知概念化表的上半部分。

（一）探索童年经历

由于患者的负性生活事件或创伤经历（特别是童年早期的糟糕经历）、被养育的过程往往跟患者罹患精神障碍以及特定人格特征的形成有关，所以在评估访谈和随后的治疗以及信念寻找的过程中治疗师就会刻意了解患者有无相关经历，以及了解患者幼年被养育的过程。了解患者既往任何时候（特别是童年早期）是否存在如下特别的负性生活事件，对于案例的认知概念化非常重要：和父母或其他亲人之间的人际冲突；家庭内部的人际关系；包括父母在内的养育者的性格特征；父母之间的吵架、打架甚至离婚；和其他人相处的痛苦经历；患者感到被指责、批评、贬低或孤立的经历；罹患严重的身心疾病或残疾；对患者来说重要的人的死亡或离开；遭受家人的疏忽、冷暴力，遭受躯体或精神虐待；感觉在家庭中被区别对待；出生后被送走由祖父母、外祖父母或其他亲人照料；因属于超生或其他原因被送人或遗弃；很小就寄宿在机构或别人家里；遭受性侵犯、骚扰或强奸或其他重大创伤经历；遭受校园霸凌；幼年频繁更换照料者；频繁迁移或更换学校；家境贫困，家庭或个人长期受歧视或排挤；其他的负性生活事件；等等。

了解患者有无上述经历，并不是说所有的精神障碍患者都像上面所谈的那样有特殊的生活经历。对于那些没有特别负性生活事件的患者，治疗师需要了解患者从小到大被父母或其他人养育的一些细节，这样才能完善对这部分个案的认知概念化。一些精神障碍患者的童年期经历听起来不那么悲惨，他们也不觉得自己有什么不幸的童年，甚至认为自己从小生活就很幸福；或者说他们的生活就跟很多人的生活一样，只是有一些小的不如意而已。比如，父母对他们期望很高，在学业上、行为规范上或秩序上要求严苛；他们没有满足父母的标准时，会受到父母的责骂、惩罚或看到父

母难看的脸色；感觉被亲人或小伙伴轻视；没有满足老师或其他人的期望时感觉到他们对自己的失望；认为父母或老师偏心；受到父母或其他家人的溺爱，一切要求都会被无条件满足；家长为他做好本该他自己做的很多事情；等等。

治疗师获取患者成长经历信息的途径和时机可能各不相同。有些是初始访谈时治疗师就得知了，有些是随着治疗的逐步推进治疗师才知道。有些患者的痛苦经历需要治疗师刻意询问才能获得；有些是患者在治疗中谈到一些痛苦体验时勾起了他童年的记忆，从而使患者在治疗中顺势谈出来；有些是患者觉得跟治疗师的关系稳固了才鼓起勇气主动告诉治疗师；有些是患者觉得某些情况对于治疗有必要而主动告诉治疗师。而对于那些没有特别不良生活事件、不知道自己的什么经历跟目前得病有关或者不记得自己有不良生活事件的患者来说，往往需要随着治疗的推进，在患者对其问题有更多理解后，才能在特定情形下激活患者的相关记忆，患者才会逐步说出来。

(二)了解补偿策略与中间信念

通过初始访谈和在随后的治疗中对患者问题情形进行越来越多的探讨，治疗师就可以获知患者的功能不良性应对模式，即患者的补偿策略。比如，患者最常见的补偿策略是过度回避、敏感或过于努力等。为了进一步理解患者的补偿策略的来源，也促进患者对其问题的理解，治疗师会在收集到患者的信念及相关童年生活经历后，继续了解相关童年经历起始和结束时患者的年龄、患者当时的应对方法以及给患者带来的影响，当时有没有可以为患者提供帮助的人、患者寻求帮助及获得帮助的实际情况等。收集这些信息可以帮助治疗师理解患者的经历与其补偿策略养成之间的关系，以完善案例的认知概念化，与此同时也促进患者理解自己为何会罹患精神障碍或出现问题。

如前所述，治疗师在获知患者的核心信念之后，就要开始思考患者的这个核心信念的起源，了解患者什么样的生活经历(特别是童年早期的负性生活事件)与他形成此信念有关。治疗师还会了解患者的核心信念是如何维持到现在的，也就是说会了解患者在成长过程中面对这样令人痛苦的核心信念，他是如何从行为层面应对的，为此他又树立了什么样的人生信条。换句话说，就是治疗师要了解患者对他自己提出了什么样的要求，认为他从行为上怎么做就可以不让这样的负性核心信念成为现实；如果他不这样做或者又怎么做的话，他的令人痛苦的核心信念就会成为现实。这些汇总在一起的个人信条就是患者的中间信念。患者就是通过运用其补偿策略来应对他那些令人痛苦的核心信念，遇到具体情形时就通过中间信念这根头脑中无形的尺子去衡量判断，如果他判断自己的核心信念不成为现实，一切都还可以；如果判断他的核心信念是真的，那就出现了负面的或适应不良性的自动化思维，从而出现情绪、行为或生理症状以及相应的痛苦体验。患者采用的补偿策略多数是每个人在生活中都会有时或偶尔采用的行为应对策略，只是相比大多数人，患者过度使用或不分场合地太多使用这样的应对策略，才使其陷入痛苦泥潭无力自拔。

（三）认知概念化图表（cognitive conceptualization diagram，CCD）

个案的认知概念化形式可以各种各样，以图示或者文字段落等形式进行描述均可以。根据贝克认知研究院培训的传统，个案的认知概念化统一以下表的形式进行，见图 7-1。因为纸面空间有限，概念化图表下面只给出了三个问题情形，但并不是说患者的问题情形只能局限于三个，可以有很多个。不管患者有多少个问题情形，这些情形都反映了一个共同的特征，就是认知概念化图表的上面部分。也就是说，这些问题情形之所以能够对患者造成不良影响，正是患者上面的信念和补偿策略在具体情形下的影响所致。不过，此图表中忽略了患者可能存在的生理症状或生理反应，因为患者不仅会有情绪和行为症状，还可能出现生理症状。如果患者有生理症状的话，治疗师可以将患者的生理症状添加进去。

贝克认知治疗流派培训的认知概念化图表如下。

患者姓名：_____ 年龄：___岁　　　性别：_____ 日期：_____
诊断：_____

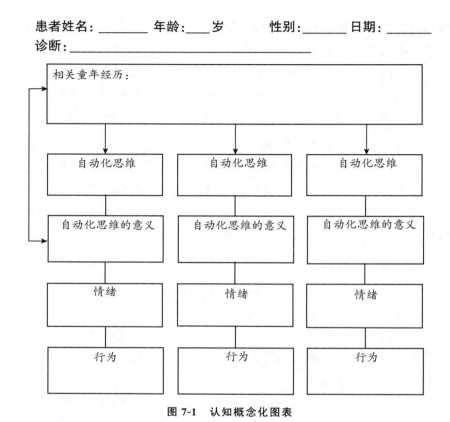

图 7-1　认知概念化图表

　　如果把认知概念化表做些调整，可能更有助于我们理解一个人的精神疾病或心理行为问题，调整后的认知概念化图表见图 7-2。

　　调整后的认知概念化图表强调的是，遗传生物学因素和童年经历等社会因素对个体来说往往是不可选择和不可更改的因素，它们对个体有着深远的影响；但它同时也强调，在成长过程中个体习得这一因素的作用，也就是说，个体在不可选择和不可更改因素的基础上，习得了他的人生观、价值观，塑造了他的个性特征，即成长中的习得让他学着有了对自己、他人和未来的看法，也树立了他自己的人生准则和应对模式。换句话说，就是习得影响了个体信念和补充策略的形成，让他有功能地应对他从小生活的那个环境。随着他的成长，环境在发生变化，应激事件在增多，压力在增大，对个体的要求也越来越高和越来越多，如果他的信念、人生准则和应对模式没有发生相应的变化，甚至变得越来越固化的话，问题就会逐步

患者姓名：_____年龄：___岁 性别：___ 日期：_____
诊断：_____

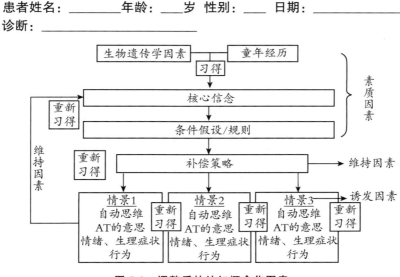

图 7-2　调整后的认知概念化图表

显现和积累，如果应激事件足够大，也可能会导致问题的突然爆发，最终个体罹患精神障碍或者出现突出的心理行为问题。个体的生物遗传因素、童年经历、信念和应对模式是个体罹患精神障碍的远期因素或者说易感因素，其中信念和应对模式体现的是他的个性特征；而个体罹患精神障碍之前的应激因素或压力事件是他罹患精神障碍的近期因素或诱发因素；而个体固有的应对模式以及应激事件发生后的行为是使其精神障碍得以持续存在的维持因素。个体就是在易感因素、诱发因素和维持因素的共同作用下罹患精神障碍或出现突出的心理行为问题，并将恶性循环不断维持下去。

　　既然成长过程中的习得与患者的信念和补偿策略的形成有关，而信念和补偿策略又与压力事件下患者的思维和行为应对直接相关，那么就可以通过心理治疗或者其他方式教授患者去重新习得，去改变压力事件下患者的思维和行为，使它们变得对他有帮助，从而打破恶性循环，从中也学着改变他既有的对自己、他人和未来的看法及应对模式，让它们也变得对他有帮助，从而逐步形成新的良性循环，使他摆脱精神障碍或不再出现明显的心理行为问题。因此，调整后的认知概念化图表更强调习得和重新习得的作用，尽管个人的出生和历史无法更改，也无从选择，却可以在长大后学着改变让自己生活得好一些。

(四)案例

下面以一个中学生小孔的案例来说明这一点，案例认知概念化图表见图 7-3。患者小孔是独生女，在盼女成凤的父亲的严苛督促、打骂责罚下长大，小孔父母对小孔的所作所为毫无疑问不能说成是恶意虐待孩子，但事实上却对小孔造成了不可挽回的长期负面影响。小孔的自我核心信念

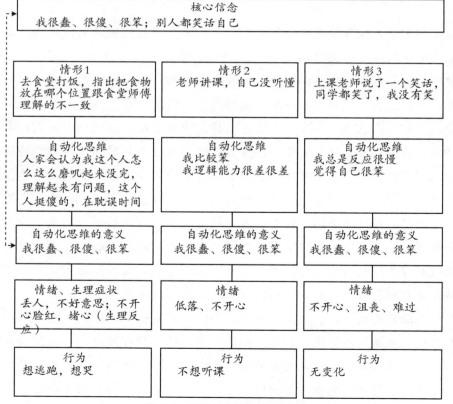

患者姓名：小孔　　年龄：15岁　性别：女　日期：2015-08-31……
诊断：抑郁症、社交恐惧、回避型人格

相关童年经历：爸爸特别不开朗，爱发脾气；从幼儿园开始爸爸天天晚上让我学数学，打、训斥我，我不敢吭声；我经常被爸爸说没出息，说我天生就是这样。父母之间总是相互指责，他们经常争吵，每天为一点儿小事争吵；父母胆小、不会处理人际关系。我老被家人说："傻种，你知道什么啊？"从上幼儿园大班就开始感觉自己比别人笨，从初一下半年开始严重，感觉自己没地位，别人都笑话自己。敏感，回避人际接触。

核心信念
我很蠢、很傻、很笨；别人都笑话自己

情形1	情形2	情形3
去食堂打饭，指出把食物放在哪个位置跟食堂师傅理解的不一致	老师讲课，自己没听懂	上课老师说了一个笑话，同学都笑了，我没有笑
自动化思维 人家会认为我这个人怎么这么磨叽起来没完，理解起来有问题，这个人挺傻的，在耽误时间	**自动化思维** 我比较笨 我逻辑能力很差很差	**自动化思维** 我总是反应很慢 觉得自己很笨
自动化思维的意义 我很蠢、很傻、很笨	**自动化思维的意义** 我很蠢、很傻、很笨	**自动化思维的意义** 我很蠢、很傻、很笨
情绪、生理症状 丢人，不好意思；不开心脸红，堵心（生理反应）	**情绪** 低落、不开心	**情绪** 不开心、沮丧、难过
行为 想逃跑，想哭	**行为** 不想听课	**行为** 无变化

图 7-3　案例认知概念化图表

"我很蠢、很傻、很笨"就是在这样的成长环境中形成的，并不断被环境刺激强化而持续下来，她的父母和亲人经常对她说类似的话。她为了保护自己，让自己感觉好受一些，就学会了"敏感地留意别人的表情和一举一动，猜测别人的心思；回避、躲开人际接触"的补偿策略，因为这样才能让儿时的她及时避免被打、被骂的场景或降低这样场景出现的概率。随着她的长大，自然而然地她就形成了"如果我不跟人接触，我就不会被人笑话或看不起（别人就不会发现我很蠢、很笨或很傻）；如果我跟人接触，别人就会笑话或看不起我（别人就会发现我很蠢、很笨或很傻）；如果我及时察觉到别人的反应，我就可以及时采取措施保护自己；如果我没有察觉到别人的反应，别人就会发现我蠢、笨或傻"那样的中间信念，从而养成了回避型的人格特质。小孔从小就有社交恐惧，初三的时候随着学业的加重又罹患抑郁症。她的精神障碍可能与遗传因素有关，因为她的父母胆小、不会处理人际关系，但更不能排除父母作为她的第一任老师的后天影响，也就是她在被她父母养大的过程中，耳濡目染地学会了以父母养育的方式去看待自己，并用所谓的补偿策略来"保护"自己，形成了那样的中间信念。长大后的小孔，从家庭环境换到学校环境后，却还依然使用原来的那一套模式去应对学校的人际交往，并把这些应对策略过度推广到其他场合，结果就只能让她陷入恶性循环中走不出来。

四、认知概念化的分享

治疗师根据患者提供的信息填写认知概念化图表上面的基本资料、童年经历，图表下面的不同情形下的自动化思维和情绪行为生理反应，在资料不充足的情况下先形成暂时的有关患者信念、补偿策略的推断或猜测。然后随着治疗的逐步推进，收集到的新信息越来越多，治疗师就可以随之逐步修改、完善认知概念化图表上面的各个部分。理论上讲，只有当患者结束治疗，个案的认知概念化图表才算最终完成。

在治疗的开始阶段，治疗师不会在患者面前拿出自己写的患者的认知概念化图表，但会抓住机会和他探讨其中的相关内容，以帮助患者理解他的问题。比如，反复和患者针对图表下面具体某一情形下的自动化思维及其影响进行探讨；以及有可能的话，探讨患者自动化思维背后的意思；再进一步深入的话，就跟患者一起探讨其核心信念、中间信念及童年相关经历，并了解患者从小形成的应对方法。

当治疗师认为个案的认知概念化图表填写得比较完善之后，就会在一次或几次的治疗中拿出此表与患者分享，一起讨论、修改和确认图表中各个部分的内容。这个认知概念化分享的过程一般发生在心理治疗的中后期。此时治疗师会跟患者说："这是我根据前面那么多次治疗收集到的信息，形成了对你的疾病和问题的理解。在认知行为治疗当中我们管这个表叫认知概念化图表。你其实不用在意这个图表的名称是什么，你的重点是看看这个图表中所列的内容跟你的实际情况是否符合？有无遗漏什么重要的信息？如果有的话，请指出来，我们一起把这个图表修改完善，以帮助你更好地理解自己和自己的问题。你可以对图表中的任何内容做出删减、修改或添加。"治疗师跟患者分享治疗师填写的案例认知概念化图表，就是想通过患者对此图表中的任何内容的确认、否认或修改，来加深患者和治疗师对患者状况的准确理解，从而为接下来患者的改变打下基础和指明方向。

五、信念的调整

根据认知模型，把患者功能不良性的信念调整为功能适应性的信念，才能使患者的症状持久改善，所以，在认知行为治疗中治疗师通常需要对患者功能不良性的中间信念和核心信念进行调整，使其变成新的功能良好的中间信念和核心信念，使患者的改变持续下去。由于信念是患者信以为真的真理，调整患者的信念一定要在患者的知情同意下以合作联盟的形式进行，且需要患者有强烈的主动调整信念的动机。因为这是在改变患者十几年甚至几十年非常熟悉的思维行为规则，改变起来并不容易，没有患者的努力配合，根本不可能完成。

通常信念的调整是在个案认知行为治疗的中后期进行，也就是在患者的症状或痛苦明显缓解后进行信念治疗（或图式治疗）。但也会有例外，一些个案在治疗一开始就会进行信念的调整或者患者主动要求接受信念治疗，比如，没有其他精神障碍共病的人格障碍患者，对认知行为治疗有所了解的患者，或者曾经接受过认知行为治疗的患者。由于信念治疗是在认知行为治疗的中后期进行，而此阶段患者的症状或痛苦已明显改善甚至消失，于是大部分患者就会选择结束治疗，因此通常来说，治疗师就没有机会对患者开展信念的调整。

在调整信念之前，治疗师需要评估患者对其信念的相信程度、信念对其生活影响的广度和强烈程度，这样才能决定花时间和精力去调整哪个或哪些信念。对于那些患者已经不再相信、不那么相信（如相信程度不到30％）或者不良影响不显著的信念，治疗师可以不花治疗的时间去调整；而对于那些依然广泛影响患者、在某些情形下对患者有显著影响或者患者依然非常相信的功能不良性信念，治疗师则需要花治疗的时间让患者学会调整的方法，从而帮助患者找到新的替代信念。

一般来说中间信念相对容易被调整，核心信念调整起来难度较大。因为核心信念形成的时间长，起源于童年早期，伴随强烈的童年生活经历方面的记忆和相应的情绪体验，被患者作为绝对真理加以接纳；而中间信念形成的时间短，起源于童年后期，如果将中间信念用假设句表述的话，其中的逻辑漏洞或不合理之处很容易被患者察觉，但还是被患者接纳。一般来说，治疗师选择先调整中间信念，之后再调整核心信念，但也有反其道而行之的情况，先调整核心信念，之后再顺势调整中间信念。在临床上，经常是先调整患者的核心信念，然后再调整患者的中间信念。

（一）有关信念的心理健康教育

在开展信念调整之前，治疗师首先需要结合患者的成长经历对患者开展信念习得而来的心理健康教育。比如，引导患者认识到，发生的那些童年经历让患者学着这样看待自己，而在发生那些经历之前患者并不这样看待自己，或者引导患者看到一些跟自己遭遇差不多的人并不这样看待他们自己。再比如，一部分患者在罹患精神障碍之前对自我、世界和未来的看法与其罹患精神障碍之后明显不同。从而引导患者发现信念是后天习得而来的，而不是人生下来就这样认为的。

其次，治疗师需要找机会对患者开展信念的墨镜作用和"自我实现性预言"的心理健康教育。治疗师结合患者的自身经历，引导患者发现正是因为患者对自己持有这样负面的信念，才导致他看待发生的事情或者所处环境的时候，只看到那些支持自己信念的情形或证据，而忽略、低估甚至歪曲解释了那些不支持的情形或证据以及中性的情形或证据。即让患者发现，在信念影响下患者的选择性关注让患者最终证实了自己信念的"真实性"，是"自我实现性预言"的体现。而且，同样一件事情，如果持有不同信念的人去看待，得出的结论可能就完全不同。

再次，治疗师教授患者认识到，信念也像自动化思维一样是需要检验的想法或认知而已。教育患者引导他认识到，尽管信念被他看作真理接纳下来，感觉它就是正确的，但不等于它就是对的或事实的写照，它只是一个需要再次被审视或检验的想法而已，它很有可能并不正确或者只有一部分是正确的。

最后，治疗师适时地对患者开展心理健康教育，让患者认识到信念是有方法可以调整的。治疗师教授患者认识到，如果患者愿意的话，可以学习一些方法来调整、修改自己的信念，就像前面能学会一些方法来调整自动化思维和行为一样；信念虽然改变起来不容易，但也并非患者以为的那样不可改变，并非像俗语所言"江山易改，本性难移"。当患者学会方法找到新的替代信念之后，再用新的信念去体验和看待自己的生活，可能就会得出跟之前不太一样的结论。

总之，有关信念的心理健康教育就是引导患者发现信念是可以学着改变的，而改变或调整信念是有方法可学的，尽管患者人生既往的那些经历和痛苦无法改变。改变与否的选择权在患者身上，他可以先行尝试学着改变，等有了体会后再做进一步的决定。

（二）治疗师先在脑海中构思新的替代信念

在修正患者的信念之前，治疗师需要先考虑什么样的信念才更有功能性、更适合患者，下一步才会使用适合的方法去引导患者找到新的替换信念。在这里治疗师需要避免的误区是，简单直接地拿旧信念的对立面作为患者的新信念。新信念并不是越正面、越积极就越适合患者，尽管这样的新信念可能适合治疗师或者更多其他人。如果患者的旧信念越绝对、越负面，治疗师反而需要提前想到新信念的更多其他的选择，比如，不那么负面的、正负两方面都考虑到的或者稍微有些正面意味的替代认知，除了考虑到旧信念的对立面以外，这样在引导患者找到适合他的新信念时才会更有方向性。

如果患者的中间信念是以态度的形式表达，则需要治疗师跟患者一起先把它转换成假设表达的句式，这样才容易让患者和治疗师发现其中的歪曲、不合理或逻辑谬误之处，修改起来才相对容易一些。比如，把以态度形式出现的中间信念"不能拿第一就太糟了"，变成假设句式"如果我拿不到第一，那就表示我很失败"，治疗师就很容易引导患者发现其中的不合理之处。

(三)调整旧信念的方法

在调整旧信念之前，治疗师需要先请患者评估他对旧信念的相信程度，然后再着手进行调整，以期望工作后能显著降低患者对旧信念的相信程度。此外，在获知患者对旧信念的相信程度时，可以分别获得患者在理智层面的相信程度以及在感性层面的相信程度，在信念调整工作完成后再在这两方面进行评估，以明确患者旧信念的变化程度。一般来说，治疗师想动摇患者对旧信念的相信程度，不仅需要在治疗中跟患者进行认知层面的探讨来帮助患者形成新的信念，更需要治疗后患者在生活中用新信念去体会，收集新的不同的实践体验，再加上时间的积累效应才有可能。所以在治疗中跟患者进行认知层面旧信念的探讨时，治疗师的期望值应该合理，不要期望经过一次或几次的治疗探讨，患者对旧信念的相信程度就会降得很低甚至变为 0，因为这是不现实的，特别是对于人格障碍患者来说。信念的调整需要慢慢来，需要一步一步往前进行。

调整旧信念的方法可以有很多种，这里介绍一些常用的技术，治疗师可以根据情况选择适合患者和自己的方法。

1. 反复朗读或内心默念新信念

患者首先针对旧信念想出一个对自己有帮助的新信念，然后患者每日面向自己大声朗读或内心默念新信念数遍。这种方式类似于自我激励、自我鼓励或自我打气。自我激励是很多人常用的方法，特别是深处逆境的时候，它往往能帮助人挺过艰难困苦时期。此外，我们注意到一个常见的社会现象是，一些公司经常会召集员工开会，在会上大声呼喊振奋人心的口号，员工就会变得激情澎湃；部队也会在战前做全员动员，集体呼喊激励性口号，战士们就会变得所向披靡。由此可见，激励口号对人的正面作用。那么如果患者学会在平常反复在内心强化新信念，日积月累，患者对它的相信程度就会与日俱增，旧信念也会逐步褪色。与此同时，患者每日记录对新旧信念的相信程度，从而可以让患者看到他对新旧信念的相信程度随时间推移的变化。

2. 苏格拉底式提问

针对患者的补偿策略和中间信念，治疗师可以运用苏格拉底式提问帮助患者质疑旧信念，引导患者思考他的旧信念的逻辑不合理之处，从而形成新信念。举例来说，患者小孔持有的旧信念是"如果我跟人接触，别人就会笑话、看不起我，别人就会发现我很蠢、很笨、很傻"，可以就此运用苏格拉底式提问帮助小孔质疑其旧信念"被人笑话或看不起，就表示我很蠢、很笨、很傻"。比如，询问小孔："在你认识的人当中有哪些人也曾经被笑话或看不起过？他们是在什么情况下被人笑话或看不起的？他们是不是你眼中的很蠢、很笨、很傻的人呢？你有没有看到过国外的新闻或脱口秀节目上主持人经常拿政治人物开玩笑的情况？这是否就说明那些政治人物很蠢、很笨、很傻？这个世界上有没有谁从来不被别人笑话或者看不起呢？如果同理推测的话，自己被人笑话或看不起的话，能否就直接说自己很蠢、很笨、很傻呢？"

治疗师也可以针对小孔不跟人接触这一回避策略进行探讨，引导小孔发现她越不跟人接触的话，就会更缺少人际交往的技能和人与人之间的友情，那么一旦不得不跟人接触的时候，就会发现自己在人际交往方面有明显的短板，从而更容易出错，并因此被人笑话或看不起，让自己更加相信自己很蠢、很笨、很傻，本来想避免的结果却最终得到了验证。而如果试着跟人接触的话，短期内确实会暴露不足，甚至出错、被人笑话或看不起的概率增加，但坚持下去小孔就会锻炼提升自己人际交往的技能，收获友谊，从而有机会发现自己并非自己认为的那样很蠢、很笨、很傻。

通过上面的探讨，治疗师引导小孔形成新的替代信念，比如，"我即使被人笑话或看不起，也不代表我很蠢、很笨、很傻，因为这个世界上谁都有可能被笑话或看不起"；"我越不跟人接触，对我越不利，我跟人增加接触，短期可能会被笑话，长期对我有帮助"；"我可能不像我认为的那么蠢"。

3. 利弊分析（短期和长期的利弊）

治疗师跟患者一起探索患者拥有旧信念的利与弊，特别是短期和长期的利弊，从而引导患者愿意改变旧信念。与此同时，治疗师也可以引导患者发现用新信念重新看待自己和事情之后，又会有什么短期和长期的利与弊，再结合患者的治疗目标，引导患者发现用新信念做出改变才是他想要的方向，才能实现他的既定目标，接近过上他想要的生活。

4. 行为实验

行为实验在改变认知方面的价值非常明显，无论是对自动化思维的挑战还是对信念的调整。所以，治疗师可以跟患者一起来设计一个实验去检验患者的某个信念。比如针对患者小孔的信念"如果我跟人接触，别人就会笑话我，看不起我"，设计一个行为实验，设计清楚她接下来计划接触哪些人，以什么方式跟这些人接触，他们出现什么情况就属于笑话或看不起自己，以及计划什么时候去实施这个行为实验。然后由小孔付诸行动，在实验中收集信息，看看那些人是否像她认为的那样有那些笑话或看不起她的言行。实验之后治疗师和小孔一起就实验结果进行探讨，引导小孔思考她可以得出什么不同的结论来，从而修正她的认知。

为了帮助小孔敢于将设计好的行为实验付诸行动，治疗师可以先引导她回顾最近一段日子她都接触了哪些人，是否出现了她被人笑话、看不起的情况；如果真的发生了她被笑话或看不起的情况的话，引导她发现实际发生的概率有多高。以此加深患者对旧信念的认识，即旧信念只是一个有待检验的想法而已，不一定就是事实或不完全是事实，从而使患者愿意通过设计好的行为实验去检验他的旧信念，并形成新信念。

5. 认知连续谱

认知连续谱常用于挑战两极化的认知歪曲，包括自动化思维和信念。认知连续谱就是引导患者发现对人对己的评价并非只有两个极端，还会有很多中间点，以及在不同的时间点、在不同的维度或领域中，评价均会有所不同。通过此种技术的探讨，治疗师引导患者学会不那么绝对化地得出结论，从而使得患者愿意主动将其旧信念调整为更有适应性的、更符合现实情况的、更去绝对化的新信念。

6. 理智与情绪的角色扮演

当患者说他明白自己在理智上和感情上的信念不同，可总是被感性信念攫取住而陷入痛苦，不能用理智上的信念说服自己的时候，治疗师就可以跟患者协商进行理智与情绪的角色扮演，从而松动患者的旧信念（感性信念），帮助患者形成新信念（理性信念）。在治疗师和患者达成一致后通过两轮的角色扮演，教授患者学会驳斥旧信念的方法。第一轮角色扮演患者是感性信念的一方，治疗师是患者理性信念的一方，直到患者感觉被说服为止；第二轮角色扮演患者是理性信念的一方，治疗师是感性信念的一方，患者来学着说服治疗师，直到治疗师认为被说服为止。在两轮的角色扮演中，彼此都用第一人称"我"来表述，就像患者在内心有两个方面的独白或辩论一样。在第二轮角色扮演时，需要治疗师尽可能采用患者第一轮角色扮演中的原话来说，这样角色扮演辩论之后才会对患者有影响力。

角色扮演通常由扮演感性的一方先给出自己的旧信念，理性一方对此进行驳斥并给出驳斥的理由，用第一人称表达就像在内心驳斥自己一样；感性一方继续不断给出自己支持旧信念的依据或证据，理性一方再逐一进行驳斥，直到没有新的证据或说辞出现为止。因为角色扮演是两个方面的辩论，在第一轮的角色扮演时，一部分患者可能会感到不适或者出现负性情绪，治疗师需要在角色扮演时留意患者的情绪变化，及时做出相应的调整。角色扮演时治疗师应避免使用可能让患者感觉被贬低、批评或评价的词语，这一点非常重要，不能让治疗中的角色扮演出现电视辩论赛中的指责或嘲笑语言。此外，在第二轮角色扮演的时候，当患者遇到困难进行不下去的时候，治疗师可以让讨论暂停，停下来探讨困难的解决办法或者回想第一轮角色扮演中用到的方法，然后等患者认为可以继续的时候，再从暂停之处继续角色扮演。

7. 以其他人做榜样

俗话说榜样的力量是无穷的，在调整信念的时候治疗师同样可以鼓励患者借用榜样来帮助他自己。为了帮助患者对其旧信念存在的问题加深认识，促使患者形成新的更有功能的信念，治疗师就会在治疗中拿患者熟悉的其他人作为参照，引导患者以此为范本修改他的旧信念。比如，询问患者："跟你状况或经历差不多的另外一个人，是否也抱持这样的信念？（如果不是的话）你估计他们的信念是什么？你可否学着借用他们的信念来劝导自己？"再结合新旧信念的利弊分析，引导患者发现使用新信念、抛弃旧信念对其有帮助。如果患者找不到其他可以做榜样的人的话，那就用下面介绍的其他方法来调整患者的信念。

8. "换位思考"或用帮别人的方法帮自己

在这个世界上几乎所有的人都有一个共同点，就是"当局者迷，旁观者清"。我们作为局外人更容易看清楚别人的问题，而作为当局者却不容易发现自己问题的症结，因此，在治疗中治疗师可以使用"换位思考"的方法，鼓励患者把他的信念放在其他人身上，去发现其中的问题并对信念做出修改。

此外，我们面对别人的问题往往会变得更有方法，所以治疗师可以跟患者一起找到另一个拥有跟患者一样信念的家人、亲友、同事或同学，通过角色扮演的方式，鼓励患者去说服持有旧信念的家人、亲友、同事或同学来改变信念。在角色扮演中，治疗师扮演那个家人、亲友、同事或同学，在治疗师被劝解接受新信念之后，治疗师再鼓励患者用同样的方法去劝服他自己，以形成新的信念。

面对拥有跟患者一样信念的家人、亲友、同事或同学，治疗师也可以直接询问患者会如何帮助他们，会替他们想到一个什么样的新信念来替换，然后可否用同样的话来试着劝解自己、用同样的新信念来替换自己的旧信念，以此方式推动患者形成新的信念。

9. 发现与摒弃"双重标准"

我们的文化倡导"严于律己、宽以待人"，于是一些人就在这方面做到了极致，特别是一部分精神障碍患者。如果患者的信念体现了他对自己的苛责，那么就可以利用此技术帮助患者发现他对人对己标准的不统一，即习惯采用"双重标准"，以此引导他学会摒弃这一惯性，用同一个标准来看别人和看自己，从而帮助患者形成新的信念。比如，治疗师可以跟患者就如下问题进行探讨。

> 如果你的朋友跟你经历一样，你会如何评价他？哎，这是怎么回事？在我看来，你评价自己更苛刻，评价别人更宽容，好像标准不一致啊。你怎么就不像评价朋友一样去评价自己呢？那是什么原因呢？如果你对自己的评价跟对别人的评价一样，那会怎样？

> 你的好朋友会怎么看待你经历的那些事情？他们也会像你那样评价你吗？哎，那是怎么回事呢，他们却没有像你那样苛刻地评价你？你的朋友反而比你自己更理解你，是吗？如果你对自己的评价和其他人对你的评价一样，将会怎样？

有时患者会认为朋友对自己的评价更苛刻，治疗师则需要跟他一起探讨：

①患者对其他人评价的估计是否准确？可以安排一个调查去收集其他人对患者的评价，从而检验患者这方面的估计的准确性。

②引导患者把某个人的评价与大多数人的评价区分开。

如果一些朋友对自己确实很苛刻，治疗师就引导患者重新考虑那样的友谊是否值得继续。无论如何，最终目标是引导患者学会善待自己或者像对待朋友那样对待自己。

10. 对比极端案例

患者对自我的信念往往有明显的极端化特点，为了帮助患者修正这一点，就可以请患者在生活中找到一个明显不如他的人来跟他自己进行对比。比如，治疗师询问患者："这个人在哪些方面不如你？把你原来的自我评价放在你自己身上合适还是放在这个人身上合适？你在哪些方面又远远超过这个人？你原来对自己的评价是否准确或符合客观实际呢？那么你如何评价自己更客观？"这样通过拿极端糟糕的个案跟患者做对比，引导患者发现他的自我核心信念的不正确性或不客观性，从而愿意调整他的信念。

11. 找到患者最不相信旧信念的时刻或场景

为了帮助患者找到新的替代信念，治疗师引导患者找到患者最不相信旧信念的时刻或场景，从而引出患者的新信念。治疗师可以这样询问患者："在既往任何时候有没有不那么相信旧信念的时刻或情形出现过？如果有的话，那是什么情况？当时你是如何看待自己的？你可否把它作为新信念来替换你的这个旧信念？"

12. 使用信念工作表

信念工作表是挑战核心信念最常用的治疗工具之一。具体见表7-1：

表 7-1　核心价值观/信念工作表

旧的核心价值观/信念：

现在你对此核心价值观/信念的相信程度：（0～100 分）

在这一周，你对此信念最高的相信程度：（0～100 分）

在这一周，你对此信念最低的相信程度：（0～100 分）

新的价值观/信念：

现在你对新的价值观/信念的相信程度：（0～100 分）

否定旧信念支持新信念的证据	虽然支持旧信念但有重新解释的证据

　　治疗师在使用核心信念工作表时，可以用上面调整信念的方法帮助患者先找出替代旧信念的新信念，然后再用此表进行工作，以进一步松动患者的旧信念、增强新信念。第一步，请患者先填写表格的上半部分或协助患者填写表格上半部分。第二步，治疗师需要先请患者思考并找出既往的哪些情形是支持新信念的证据，写在表格的左侧。第三步，在找完支持新信念的证据后，再引导患者着手找出那些依然支持旧信念的证据，每找出一个支持旧信念的证据，就先写在右侧，后面写上"但是"，之后空两行或更多位置，再一起找第二个支持旧信念的证据，直到再也找不出来支持旧信念的证据为止，分别以同样的形式写在表格的右侧。第四步，对那些支持旧信念的证据，治疗师提出一些问题启发患者重新思考或者直接请患者重新思考，使得患者发现其中的逻辑漏洞、不合理或苛责之处，从而把它变成支持新信念的证据。第五步，就此信念调整工作进行总结。

　　如果患者找出支持新信念的证据有困难，可以询问患者："当你这周最不相信旧信念的时候，发生了什么或者你做了什么？既往你最不相信旧信念的时候，那时又发生了什么？如果你想不到的话，我可不可以把我在治疗中从你那里听到的内容说出来，看看它们应该放在左侧还是右侧？我们可否把这些内容放在这个表格的左侧？"治疗师跟患者进行类似讨论，引导患者发现支持新信念的证据，增强患者思维的灵活性。

为了帮助患者把右侧支持旧信念的证据变成支持新信念的证据，治疗师还可以请患者思考如下问题："如果一个跟你信念不同的人，也做了跟你一样的事情或者遇到了你遇到的情形，他会怎么看待？他会把它放在表格的左侧还是右侧？他这样归类的理由是什么？"或者询问："如果一个跟你信念不同的人，也做了跟你一样的事情或者遇到了你遇到的情形，你会怎么看待？你会把它放在表格的左侧还是右侧？你这样归类的理由是什么？"

治疗师还可以请患者想到一个他信任且经常为他提供帮助的人，并问患者："那个人会怎么看待你放在右侧的这个证据？他不把它放在右侧的理由是什么？"或者治疗师可以说："如果你想不出来反驳这个证据的理由的话，你要不要听听我怎么看？"

治疗师还可以请患者结合信念的选择性关注的这个特点，询问患者："你把这个证据列在右侧，有没有受到自己旧信念的影响选择性地关注或放大了一些信息，而忽略或贬低了其他不一致的信息呢？你有没有陷入某种认知歪曲的思维中？"总之，质疑患者右侧支持证据的方法可以各种各样，适合治疗师和患者的方法就是最佳方法。

13. 回顾历史

任何人的核心信念都与其个人的历史有着很深的渊源，所以治疗师跟患者一起回顾患者的历史既有助于增强治疗师对患者的理解以及帮助患者更多地理解自己，还可以有机会来帮助患者调整其旧信念。当然，患者回顾历史首先想到的往往是那些支持旧信念的证据，把这些东西都尽可能地找出来并记录下来；接下来就跟患者一起从记忆中尽可能多地找出那些反对旧信念、支持新信念的证据，也同样记录下来；再接下来对那些支持旧信念的证据重新逐一审视，把那些证据逐一推翻或部分推翻让它不成立，或者把它变成支持新信念的证据。这个过程其实类似于前面谈到的信念工作表。

14. 借助寓言故事、影视或文学作品中的人物

为了帮助患者认识到他的太过负面、极端化、不合理的核心信念是可以改变的，可以引导患者思考曾经跟他有过类似经历的寓言故事、影视或文学作品中的人物，并询问患者："你是否会拿跟自己一样的评价去看待

那个角色或人物？如果不是的话，你可以给出什么新的评价，以体现对那个角色或人物的善待与爱护？如果学着借鉴到自己身上的话，你怎么评价自己合适，以对自己有帮助，也体现了对自己的善待与爱护？"通过这样的方式，治疗师来启发患者主动调整他的旧信念。

15. 反过来做或者"就像有新信念一样"去行动

通常来说，认知影响行为，如果患者先调整了信念，再去行动会容易一些。可是，一部分案例仅通过心理治疗当中认知层面的探讨就让患者把信念调整到位，难度通常会很大，甚至不太可能。信念调整到位一般需要更多来自患者行为尝试后的反证据，所以鼓励患者去采取跟既往不一样的行为应对是关键，即请患者尝试反过来做，才能够收集到更多反对旧信念、支持新信念的证据，从而松动患者的旧信念、强化新信念。换句话表达的话，就是治疗师需要鼓励患者去做一个行为实验，假装自己持有新信念，那么依照新信念重新看待其所处的情形，从而可以让患者看到新信念下不一样的行为方式；于是患者按此行为方式去行动，就有机会看看行动后的结果有何不同，从而让患者找到更多支持新信念的证据，患者才更有理由放弃旧信念。

在这里常见的误区就是，患者认为自己的想法转不过来，行为就无法改变。此时，治疗师需要引导患者发现，很多情况下都是行为超前于认知，而非认知超前于行为。比如，有时我们非常不愿意做某事，但因为事情紧迫、不容思考，我们也就做完了。如果患者想帮助自己的话，试试这种反过来做或者"就像有新信念一样"去行动的方法。

16. 自我暴露

在认知行为治疗中，为了更有效地帮助患者，治疗师有时会做必要的自我暴露。治疗师在调整患者的信念时也可以这样做。如果治疗师也曾有过跟患者相似的情况，且认为此阶段进行自我暴露能帮到患者的话，就可以进行自我暴露。治疗师的自我暴露不能仅仅为了满足治疗师倾诉的愿望，而是为了满足患者改变的需要。治疗师恰当的自我暴露在帮助患者改变信念的同时，也促进了治疗师和患者之间的共情理解，让治疗联盟更加稳固。治疗师的自我暴露应该真诚，不能为自己虚构、杜撰一些并不存在的情况。

17. 重建早年记忆

如果在治疗中发现患者现在的痛苦情形常能激发患者的回忆，即让患者不时回想起小时的某个经历，或者治疗师发现患者目前面对某个情形的痛苦程度远重于一般人，这往往与其早年的某个或某些经历有关，治疗师就可以使用重建早年记忆技术帮助患者重新构建其早年记忆，进而有机会推翻旧信念，形成新的信念。这对于创伤后应激障碍或人格障碍患者的治疗来说是非常重要的方法。具体的操作步骤如下。

第一步，谈论患者新近发生的痛苦事件。就是治疗师以患者谈起的这件事为切入点，引出患者的自动化思维及相应的核心信念（患者关键的核心信念，有可能也是患者的自动化思维），同时引出患者的情绪、行为和生理感受，这些感受有助于帮助患者唤醒回忆。此阶段为了引出患者的身体感受（生理感受或生理症状），治疗师会在说出患者的情绪反应和核心信念后，继续询问患者："你身体的哪个部分会体会到这种难受（也可以用患者的情绪与核心信念来具体替换'这种难受'）？还有哪里难受？"

第二步，把患者幼年的痛苦记忆勾起来。在明确患者具体部位的身体感受后，治疗师则话锋一转询问患者："请体会你的这种难受，你第一次有这种难受是你多大的时候？当时发生什么了？"然后聚焦于那个历史事件请患者说出事件的必要细节、来龙去脉以及患者当时的自动化思维、核心信念、情绪、生理和行为反应。在这个过程中，治疗师为了帮助患者快速勾起历史记忆，除了前面谈到的引出他的信念、情绪、行为和生理感受外，也可以让患者闭上眼睛体会那种痛苦感受，特别是身体特定部位的难受，因为一些患者对于身体的感受记忆深刻；与此同时，请患者说出他想到的童年的那个经历。

第三步，给予患者共情理解。在此时，治疗师给予患者共情理解，无论是非语言表达还是语言表达。比如，治疗师补充说出年幼患者没说出来的一些感受，小结并认可患者当时和现在的情绪体验。

第四步，引导患者重新解读童年事件。治疗师在共情的基础上，询问患者他会怎么重新看待那件事、那件事涉及的那些人或某个人，并请患者思考当时的那些人或那个人那么做跟他们各自的性格或人生经历有什么关系。这一步的工作，治疗师需要根据患者的具体情况而酌情安排，如果患者觉得这样做是为对方找理由或者在批评患者的话，治疗师则需要先慢下来或暂停此部分工作，等患者愿意重新思考的时候再启动。

第五步，鼓励患者重新看待幼时的自己。治疗师首先小结前面谈到的那些早年经历和重新看待，接着再询问患者："你现在是否还像旧信念那样看年幼的自己？怎么重新看待那个年幼的自己合适？"引导患者学会放在特定历史阶段、特定年龄阶段、特定文化背景的前提下重新看待自己，给自己更多理解和共情，而非苛责。

第六步，引导患者回到现实重建新的信念。这也是最后一步，就是让患者回到现实中。治疗师请患者结合刚才的讨论，思考如何重新看待一开始谈到的那个痛苦的现实情形以及那个情形中的自己合适，从而让患者学会放弃旧信念和建立新信念。

为了帮助患者重新看待那个痛苦的情形或那段历史（曾经的创伤经历），特别是重新面对历史中某个人的苛责或伤害的话，治疗师可以跟患者一起穿越到历史中，通过角色扮演来让患者学会为小时候的自己辩护或驳斥那些苛责、伤害的语言。角色扮演的时候，第一轮依然是治疗师扮演小时候的患者，患者是那个伤害自己的人；第二轮角色扮演则反过来，由患者来扮演自己，治疗师扮演那个伤害患者的人。通过角色扮演治疗师帮助患者提升思维的灵活性。在这个过程中，患者很容易像伤害他的人一样去苛责那个年幼的自己或别人，特别是有人格障碍的患者，治疗师需要引导患者对那个年幼的自己或别人有更多的同理心。

重建患者的早年记忆，治疗师可以借助于想象技术来帮助患者调整信念。具体来说，就是在上面谈到的六个步骤中适时地加入想象技术。比如，在第一步，就是当患者叙述目前的痛苦事件时，治疗师可以请患者运用想象技术再体验此事件，边体验边描述，由患者说出事件的经过、他的自动化思维和情绪、行为、生理反应，这样治疗师才能知晓患者的想象，也才能在合适的时机给患者以引导。患者描述时就像治疗室正发生这件事一样，所以用现在时态做描述。如果患者很容易注意力分散、闭上眼睛更有助于想象的话，治疗师也可以请患者闭上眼睛想象。在第二步，在患者谈起童年事件后，继续运用想象技术，穿越到那个时候，治疗师作为有认知理论思路的旁白，指引患者以年幼的那个身份再经历这一事件，并把它以现在时态说出来，包括事件的经过，患者五官感受到的东西，患者当时的自动化思维、信念以及情绪反应，也可以询问患者对其信念和自动化思维的相信程度。在第四步和第五步，依然可以利用想象技术，让患者在想象中带领年长的自己、患者喜欢的智者或者钦佩喜爱的作品人物一起穿越到年幼的自己的生活中，治疗师依然作为旁白询问患者那个年长的自己、患者喜欢的智者或者钦佩爱戴的作品人物会如何重新看待那个历史事件、相关的人以及年幼的自己，以及引导患者请教年长的自己、患者喜欢的智者或者钦佩爱戴的作品人物来解答自己的疑惑，从而帮助患者松动旧信念和形成新信念。当然，最后还是请患者穿越回现实中来重新看待现实和自己。

18. 公开声明，请周围人监督

我们有句俗话，就是"置之死地而后生"，自断后路、绝境逢生对一些患者来说是非常有用的。所以在信念调整的时候，如果发现患者有这个特点且重视兑现自我承诺的话，也可以请患者面向他身边的人做出公开声明，即表示他要改变一直以来的模式（改变旧信念），尝试用新身份新形象来生活（建立新信念），欢迎大家监督自己和帮助自己。这样有利于患者在自断后路的情况下进行信念的调整。不过，如果患者在这个过程中过分苛责自己的话，也需要提醒患者认识到，信念调整需要一个过程和时间的累积效应，而非一步到位，也会有做不到的时候，而有做不到的时候才能很好地提醒自己下次注意和多加练习，而非陷入苛责自己当中。

19. 谱写新的人生剧本

既然患者既往的活法让他痛苦，那么治疗师可以请患者思考怎么转变活法让自己少一些痛苦。治疗师可以请患者把他自己想象成一个神奇的编剧，虽不能改变历史，但从现在开始他会为自己的人生安排什么新的设想和规划，为了实现那个规划，他需要怎么重新看待自己、怎么行动以及如何克服可能存在的障碍。治疗师协助患者把他谱写的新人生剧本落实到行动中，从而让患者做出改变，由此就可以让患者的新信念生根发芽壮大。

20. 收集支持新信念的证据

任何人，无论有多感性或感情用事，在面对铁证如山的证据的时候，都会不自觉地怀疑甚至松动之前的观点或信念。所以，在治疗中治疗师引导患者回顾过去，以发现那些否定旧信念、支持新信念的证据，以及发现在治疗中正发生的哪些情形也是否定旧信念、支持新信念的证据，从而让患者的旧信念褪色和新信念着色。把寻找和记录支持新信念的证据作为家庭作业布置下去，让患者在日常生活中养成发现否定旧信念、支持新信念的证据的习惯，这样患者的新信念的色彩就会越来越浓厚。

21. 信念应对卡

治疗师在帮助患者找到新的替代信念之后，跟患者一起回顾既往的常见压力情形以及相应的自动化思维和情绪行为生理反应，然后鼓励患者用新信念逐一重新思考那些情形，找出患者会形成什么样的新的替代思维以及有什么情绪、生理反应和行为应对，请患者把这些写下来，制作成信念应对卡。当患者遇到那些压力情形时，就拿出来提醒自己，用新信念重新看待和应对；平常闲暇时拿出来看看、读读，以强化患者新的信念、替代思维和应对方式。

22. 相反技术

因为受旧信念的影响，患者对生活中发生事件的解读（自动化思维）经常会出现偏差或歪曲，并成为支持旧信念的证据。所以治疗师首先需要引导患者发现这一规律，然后引导患者认识到，那些让自己痛苦的支持旧信念的证据往往更是支持新信念的证据，如果学会用新信念看待的话。所以治疗师需要教授患者学会在面对它们时提醒自己，尝试用新信念重新去解读那些事件。

23. 读书疗法或计算机化的认知行为治疗（CCBT）

研究已经证实，阅读认知行为治疗方面的自助书籍，比如《理智胜过情感》《新情绪疗法》等，或者接受计算机化的认知行为治疗，比如，澳大利亚的 MoodGYM、欧美和中国的一些形式多样的 CCBT，这些都能对患者起到很好的辅助治疗作用，特别是对于一些不太严重的精神障碍患者和看起来正常的人群。

六、案例示范

患者小艾，是一名未婚的年轻女性，诊断抑郁症和偏执型人格障碍。下面以她的一次信念治疗为例来显示信念治疗的情况。

李：我们开始啊。

小艾：嗯，好。

李：好。怎么样这周？（进行心境检查和了解小艾的情况变化。）

小艾：这一周，就是我已经从公司办完手续了。然后……

李：哦，彻底辞职了？（小艾出现了新的状况，治疗师顺势进行了了解。）

小艾：对。然后，反正今天就是在那儿……

李：辞职有多长时间了？整个一周，还是说？

小艾：就是十九号结束。

李：十九号。

小艾：十九号先结束，对。二十、二十一、二，一直到现在。

李：哦，所以这几天怎么样？在家，在这个不上班的状况下过得怎样？（治疗师继续进行心境检查。）

小艾：不上班的状况下挺不好的。我天天唯一能坚持的就是跑步，然后整个就是……（小艾不上班状况反而变糟，这是常见情况。但小艾的优势是能坚持运动。）

李：你做的……

小艾：你不是让我做那个就是总结自己每天做的有价值的事情。我觉得我很勉强做了（笑）。（小艾回顾了她的作业完成情况。）

李：很勉强做了一些事情，是吧？

小艾：对对对，嗯。

李：那当然啊，这是这个情况。这是评估表啊。

小艾：这是评估表，对。

李：嗯嗯。所以你觉得你可以怎么样形容自己这一周的情况？就是用什么词来说自己这一周的心情？（治疗师请小艾把心境检查中发现的挺不好的情绪具体化，因为"挺不好"这个词的意思太宽泛。）

小艾：心情就是非常的郁闷。

李：非常的郁闷。

小艾：嗯，就是说……

李：就是想到自己什么了，那种辞职之后一个人在家待着？（治疗师引导小艾发现自动化思维对她的影响。）

小艾：其实，最主要的郁闷的原因，是因为我当时在办、办手续嘛，然后，小Z就是一直以来就帮我们部门清——就是梳理那业务的人，她就跟我、她就跟我很坦诚地说为什么没有再留我的原因，就是她觉得我的，其实她说："你做事情各方面负责程度肯定是没有问题的，再一个就是我估计也很难找到像你这样对工作这么负责的人。但是，我没有留你的主要原因是因为你的性格的、性格的关系。"她说："很有、有可能就说，如果这个事情没有达到你的要求的话，你可能这个……"她、她说得特别含蓄，她反正意思就说我的，我会非常低落，而且会表现得特别的明显。她说："就算这一次我留下你了，但是我不能保证我能够时时……"就是，"下一次可能还会遇到又让你有失望和不满意的事情，那我没有办法保证说可能你能够、让你能够待在这儿。"然后让我打击挺大的，其实我自己……（小艾在叙述事件，而没有谈到自动化思维对她的影响。）

李：所以她这么说让你想到什么，对你打击挺大的？（治疗师启发小艾认识其自动化思维而非事件对她的影响。）

小艾：让我想到就是说，我这么执着于，我当，我其实我最主要走的原因就是觉着，就是觉得那个他们只是利用我啊，然后没有人重视我啊这种东西。我也知道这个可能，因为你也反复地跟我讲过，让我自己去做那个练习。我自己也意识到我也可能是我自己的想法不正确，或者是说不是那么适合在这个社、在这个公司这样地去生存，就是我自己本身的原因嘛。我我，但是当我从别人的嘴里面这么明确地得到这个答案的时候，我还是挺受打击的，就是验证了这个，确实可能我自己本身确实是有这样的问题，因为她对待公司其他人都还是非常的客观的。我想她应该不是说为了，嗯，只是为了让我心平气和故意给我做这个解释。可能就是我自己的性格这方面、考虑问题这方面。（小艾虽然意识到想法和她的性格对她的影响了，但还是被自动化思维影响着，比如"他们只是利用我，没有人重视我，我自己本身的原因让我不是那么适合在这个公司生存"。）

李：所以让你想到自己的性格让自己不适合在公司生存，所以就打击挺大。（治疗师强化想法对小艾情绪的影响，抓住机会进行认知模型的心理健康教育。）

小艾：对，打击有点儿大。

李：哦，好。所以你就这一周过得非常郁闷。（治疗师进行小结。）

小艾：对。但是也有好事情。我在我离职之前，我面试一家公司，就面了一家，然后就成了，然后待遇也是我希望的待遇。嗯。（小艾能留意到生活中好的方面，这就是进步。）

李：也有好事情发生，那么你对今天想谈什么内容有什么想法？（治疗师顺势进入日程设置阶段。）

小艾：我对我今天谈的内容就是、就是……"我自己是有价值的"这个、这个东西，我就我总觉着我自己很多地方都没有价值（笑）。（小艾对于日程设置有自己的想法，这也符合治疗师的治疗安排。）

李：所以"自己很多地方都没有价值"。（治疗师重复小艾的关键认知。）

小艾：对，我想谈这个。但是我不知道就说要谈哪个点。

李：嗯，哦，好，你倾向于谈"自己什么地方都没有价值"，这我知道了，那我们今天就谈这个。那这一周你非常郁闷，你能用咱们学的方法帮自己重新看待并改善情绪吗？（在设置好议题后，治疗师过渡到作业检查。）

小艾：对，我当时也想过，但是我没有做，我没有写下来（笑）。（患者不把作业写下来，是治疗中的常见现象，这不等于患者不做作业。）

李：好，你怎么想的？（治疗师了解小艾做作业的具体情形。）

小艾：我想过就说，也许我当时确实、我情绪确实是很低落，并表现得特别的明显，周围的人可能都觉察到了。但是我的工作那么认真、那么的那个什么、那个，只是，其实，从另外一个角度来讲，他们可能只是说，但暂时对我、我的这种工作能力或者各方面，他们现在需要的不是这方面，我的性格确实有一点儿问题，但是也不至于说没办法在公司生存，不能到没法生存的地步。我以前在南京的时候，也是经常情绪很低落，但是我工作做好了，领导照样让我干着，而且、而且给我特别、给我待遇也不差。所以我觉得她的想法是她的想法，不代表我不能在这个公司生存。只不过说，可能我现在能够提供给这个、提供给他们的是他们目前不是最需要的，如果我要是能找到他们需要的点，类似于我在以前在南京上班的时候，我知道老板关注的点，我要是抓到了，我照样可以在这个公司生存下去。然后可能就是说，我情绪是很低落，但是我现在不是在运动嘛，也许通过运动，我的性格慢慢变得更阳光、更开朗。（小艾产生了很好的替代思维，"我的性格确实有一点儿问题，但是也不至于说没办法在公司生存，不能到没法生存的地步；通过运动，我的性格慢慢变得更阳光、更开朗"，也找到了反对其自动化思维的证据，所以小艾的作业做得很好。）

李：好，你发现了一点，就是说，小Z跟你谈说你的性格问题导致她不愿意再继续留你了。（治疗师就小艾的作业进行小结，引导小艾认识到想法对她情绪的影响。）

小艾：对。

李：也不是因为你的工作的原因。

小艾：对。

李：所以你从这个事确实认识到自己的性格有问题，你认为她说的是客观的，自己的性格有问题哈。你由此进一步推广到"自己在公司没有办法生存"，你也认识到这个想法有问题。那么告诉我们你的想法有什么特点？（治疗师认可小艾的反思，抓住机会对小艾进行认知歪曲的心理健康教育。）

小艾：就是，还是以前的那个问题（笑）。

李：什么问题？（治疗师请小艾把她的认知歪曲类别说出来，以强化她对自己问题的认识。）

小艾：就是扩大化，然后就是有一点点，由点到面……（小艾认识到她的认知歪曲是夸大或扩大化。）

李：哦，好。

小艾：我就是扩大得太严重了。

李：所以从这一点看，你确实性格方面有些问题。

小艾：对。

李：小Z也点中了你的一个关键点。

小艾：对。

李：然后你又把小Z的话扩大到更严重的一些情况。（治疗师就小艾对问题的反思进行强化。）

小艾：嗯。

李：非常好，你学会了发现你认知上的问题并这样做出转变，所以这告诉我们什么（笑）？

小艾：这样转变就是我不能听别人的忽悠，别人有别人的立场，但是我不能被她给忽悠过去，我要——（小艾依然没有完全理解到忽悠她的是她自己的认知，可见改变既往理解自己问题的模式并不容易。）

李：这是等于别人忽悠你吗？（治疗师抓住机会引导她重新认识。）

小艾：也不能叫忽悠（笑）。就是别人有别人的立场。

李：哦好，别人有别人的这个看法，但别人的看法是不是等同于人家说你以后没办法在公司生存？（治疗师启发小艾思考。）

小艾：不是。

李：所以你在做什么？

小艾：我就在揣测，又是在预测，呵呵。

李：是吗？

小艾：嗯。

李：所以你是被别人忽悠了，还是被谁给忽悠了？（治疗师继续引导小艾认识到她的自动化思维对她的影响。）

小艾：被自己忽悠了（笑）。

李：是吧？

小艾：嗯，是。

李：往往是自己的想法把自己忽悠了。（治疗师强化想法的影响。）

小艾：嗯。

李：你给出了很好的一个例子，你也学会提醒自己了，虽然没写下来，但产生替代思维了，你有没有觉得自己的转变也挺了不起的？（治疗师对小艾的转变给予正性认可。）

小艾：呃，就是心情挺郁闷的，反正这两天。然后可能是在您这儿来了之后，我就理出这样一个结论，但是我只是模模糊糊想过。（小艾的认知歪曲体现出来了，即把她的能力、做得好的方面缩小。）

李：哦，模模糊糊想过，但现在能自动的，不需要我……我根本也没说什么，你自己就把它理出来了。（治疗师抓住机会引导小艾发现她做得好的方面。）

小艾：对。

李：这是不是一个很好的转变啊？

小艾：嗯，应该算是。因为小Z在我心目中印象，还是分量很、挺有分量的，所以她说的话，但是我现在还是能够找到一个不去、不去被她的话，不去被我自己的解读影响了，呵呵（笑）。（小艾旧的思维模式依然在影响着她，但她能提醒自己转变，这就很好。）

李：非常好。她说的很多话，就是谈你的性格，你这种情绪化特别明显，是吧？

小艾：嗯。

李：她如果再留你，难保你以后不这样。

小艾：对。

李：所以她决定不留你了。

小艾：是的。

李：哪怕就是说她再也找不到像你这么认真负责的员工，她也选择不留你。

小艾：嗯，对。

李：那么让你因为这个事情，从性格的问题你就泛化到"以后我在公司就没法生存了"，让你情绪很低落，是吧？（治疗师再次小结事件和自动化思维，强调小艾的自动化思维跟她的情绪低落之间的关系，即治疗师抓住机会反复对小艾进行认知模型的心理健康教育。）

小艾：嗯（笑），是。

李：后来你对这个想法有了一个很好的重新认识。此外你在咱们谈话的过程中，你还有一个转变，就是你马上意识到，"我被她忽悠了"这句话的问题，意识到你是被自己的想法给忽悠了。（治疗师继续有针对性地给予小艾正性认可。）

小艾：嗯，是的。

李：继续学会提醒自己这一点。非常不错的转变！好，那我们今天要谈的主题就是"自己没价值"。

小艾：对。

李：不过在谈这个主题之前呢，我们也先简单回顾上次的治疗。（治疗师过渡到上次治疗内容回顾阶段。）

小艾：上次的话，哎哟，我真的我今天这次太匆忙了，我带了那什么状态不太好，就没有、没有、没有复习上次，（笑）我想想看上次谈了些什么。（小艾不记得上次治疗内容是常态，所以治疗师在下面提出来请她思考后如何改变这一情况。）

李：所以你想一想。你看以前的时候你说是你太忙了，对吧？（治疗师直接指出小艾存在的问题。）

小艾：嗯，对。现在不忙了（笑）。

李：太忙了，你没有时间。

小艾：对（笑）。

李：然后这19号开始你就不忙了，是吧？

小艾：嗯，对，我基本是……

李：然后你又说"我太匆忙了"。

小艾：嗯。

李：所以这告诉你什么？（治疗师把问题摆出后，请小艾思考解决的办法。）

小艾：（笑）嗯，我就是觉得做这个东西好痛苦，呵呵呵呵。（确实如此，这是小艾不愿意复习治疗所谈内容的关键认知，也在一定程度上说的是事实，因为每次治疗通常都是选择让患者最痛苦的主题进行讨论。）

李：那是自然的。（治疗师认可小艾所说的痛苦感受。）

小艾：嗯，我现在还是有点儿痛苦，不过，唔，还是自己没有安排好吧，就是我，你看我现在不管怎么样，我跑步能坚持了，这个东西其实也要坚持，要不然自己怎么能够改变呢？嗯。（治疗师给小艾共情理解，小艾就自己找到了解决的办法。）

李：非常不错，意识到自己能坚持跑步，也能开始练习着坚持复习治疗所谈内容，是吧？（治疗师认可小艾发现的她做得好的方面。）

小艾：嗯嗯。

李：好，所以上次治疗的主要内容，咱们谈的是什么？（治疗师依然继续回顾上次治疗内容，不因为小艾谈别的情况就忘记此阶段的任务。）

小艾：上次那谈的主要内容，哎呀，我真的一下想不起来了，我可以看一下吗？

　　李：看一下，嗯。想一想上次谈了什么内容。

　　小艾：嗯（翻纸），哎呀，我没带过来。

　　李：不过我看你这么翻你这个东西，我就想起以前你曾经告诉我你要做什么？（治疗师指出新发现的问题。）

　　小艾：我想，就是要把一些以前的都看了、看一下、整理一下（笑）。

　　李：哦，那我看见你又在那儿翻，这告诉我们什么？（治疗师的重点依然是鼓励小艾自己去领悟和解决问题。）

　　小艾：还是没有整理（笑）。

　　李：好，所以你怎么想？这个上一次治疗我们想不起来啦，然后以前我们可能工作忙，现在我们太匆忙。我们也说我们要整理东西，然后也没整理。那所有这些，你觉得这些提示我们什么？（治疗师把发现的问题放在桌面上，供小艾思考并做出改变。）

　　小艾：在拖延（笑）。

　　李：你后面怎么样帮自己呢？这也是要考虑的，既然发现这个问题了嘛，所以你怎么样帮自己能够记住要回顾上次的内容？怎么样能够提醒自己整理这些治疗的记录？（治疗师请小艾思考改变的方法。）

　　小艾：就是跟跑步一样，把它列入、做个计划，每天都执行。跑步我现在几乎没有问题能坚持了。（小艾有自己的方法应对，这很好。）

　　李：所以你要像对待跑步一样，开始怎么样？（治疗师引导小艾把她的行动方案具体化。）

　　小艾：就是制订一个计划。

　　李：制订一个计划。当然，你马上面临的是找到工作了，对吧？（治疗师把可能存在的障碍找出来，请小艾思考如何克服障碍去落实行动计划。）

　　小艾：嗯。

　　李：所以那新的工作可能又会忙碌，这时候该怎么办？（治疗师明确指出小艾行动路上可能存在的障碍。）

　　小艾：这个东西对我很重要，我还是要坚持。如果不坚持的话，如果不做下的话，就没有进步。不做的话，就相当于、就相当于没有做什么事情。嗯。（小艾在认知上有了自己的应对。）

　　李：好，也别把它那么绝对化，对吧？（治疗师不希望小艾的认知那么极端。）

　　小艾：（笑）嗯。

　　李：那你想改变你这个拖延的习惯，你想改变自己的一个状况，就得从什么，从……（治疗师继续启发小艾思考。）

　　小艾：行动开始。

　　李：从行动开始。

　　小艾：对。

　　李：所以接下来这周你会怎么做？（治疗师把小艾的行动方案直接变成小艾的家庭作业。）

　　小艾：我会，因为这个周，我可以到下个周三，我都是不上班的，7月2号才上班。所以我可以每天都练习，然后、然后把它整理出来，把那个5月份吧，把5月份和6月份的给整理出来。（小艾给她自己布置了合适的家庭作业，很好。）

　　李：整理出来哈。

　　小艾：嗯。

　　李：5月份、6月份的整理出来。

　　小艾：对。

　　李：那对于这一次咱们谈完的这个主要内容，你下一次我还会问的时候，那怎么办？（治疗师继续引导小艾给她自己布置家庭作业。）

　　小艾：那我来之前我肯定要，我肯定在来，至少我在来之前，至少在来之前我要把它复、复习一下。

　　李：复习一下，是吧？

　　小艾：对对对，嗯。

　　李：好，因为咱总是一环扣一环的。（治疗师面向小艾开展复习治疗内容的重要性的心理健康教育。）

　　小艾：对，对。

　　李：所以忘了上一次的内容，很容易让自己这个环结得不那么牢。

　　小艾：对，是的。

李：好，那其实复习上次治疗内容也会有收获，对吧？

小艾：嗯。我在想上一次好像主要是，谈到是，就是也是谈到我的价值的问题。（谈着谈着小艾回想起上次治疗内容了。）

李：是吧，是从你谈……

小艾：嗯，谈到就是我，就是，当时您让我说那个"我有、我有价值"，然后，我当时、当时特别的触动，但是我后来边说边做的时候我就会想起，嗯，如果我要真的有价值，我妈肯定就不会那样子对我了，我觉得她完全不尊重我的意愿，完全不尊重我的意志，就是想尽方法来只想我怎么样听话，让、让她更好地管理这个家庭，所以我从内心深处我觉得我自己不是很有价值（笑），嗯。（小艾想起了上次治疗的内容，也勾起了她童年的记忆和对母亲的看法。）

李：好，所以这是上次治疗谈的情况哈。

小艾：嗯。

李：谈到了一些内容，然后我们也留了作业，对吧？（治疗师继续检查小艾上次的作业完成情况。）

小艾：嗯。

李：你去做这个作业，找自己有价值的东西，然后做得怎么样？你写了作业。

小艾：就刚才写的那张纸，但是就是我后来觉得这个东西写得一点儿都不深刻（笑）。这下边不用看，就是看上面……（小艾依然会对自己有更多批评，这是治疗中的常见现象。）

李：哦哦，写得一点儿都不深刻，但这么写下来之后，给自己感觉如何？（治疗师着重于引导小艾看到她做作业的收获。）

小艾：就是，我感觉就是，每天就像给、自己给自己找优点的这种意思似的。（小艾对找支持新信念的证据的作业有自动化思维出现。）

李：哦，所以另外一个想法又出来了，"每天像给自己找优点"，所以你觉得没价值？（治疗师指出小艾的自动化思维对她的影响。）

小艾：每天给自己找优点，就是我本身、本身还是没有什么信心，所以需要通过这种方式去找，这种心理吧。（小艾的这种心态在治疗中很常见。）

李：唔，那当然，你本身要有信心，我们还要这样吗？（治疗师对小艾的心态予以正常化。）

小艾：（笑）是的，反正，可能是觉得我自己没有那么的好，然后，找出这些东西来就觉得有点儿勉强，唔。（"觉得我自己没有那么的好"，是小艾的自动化思维。）

李：好，所以刚开始的时候，这真的是会这样。（治疗师继续正常化和认可小艾的感受。）

小艾：嗯。

李：找这些东西，觉得会勉强，好像自己在跟自己找一些理由似的，是吧？

小艾：对。

李：但那要日积月累下来，我们学会看到自己的优点，就会怎么样？（治疗师抓住机会对小艾进行做作业重要性的心理健康教育。）

小艾：就会、可能会更自信一点儿。

李：这是你希望的方向吗？（治疗师以小艾的目标去提升小艾做作业的动机。）

小艾：对呀，我希望我自己变得更阳光、更自信（笑）。

李：好，所以我们要这么开始。虽然有些勉强，但我们要开始这么做。

小艾：嗯。

李：好，那除此以外，除了找优点，我们还有一个作业是谈什么来着？（治疗师继续进行作业检查。）

小艾：就是，唔，对着，就是自己、自己对自己说"我有价值"。但是我，说实话，我一般都是默默地对着镜子（笑），自己在内心里面说。但是我没……（小艾在内心强化新信念。）

李：哦，默默地，没有大声说出来，是吧？

小艾：没有大声说，因为感觉在哪儿说都不合适。在房间里面说，因为住了很多人不合适；然后在户外说，户外总是有人，哪怕我起得再早也有人（笑）。哦，就、就一直在内心里面默默地说。（小艾做得很好。）

李：啊，内心里默默说之后感觉如何？说之前跟说之后。（治疗师抓住机会引导小艾发现这样做的好处。)

小艾：就总说完了之后，我心里面总是挺虚的。(小艾不按治疗师的套路出牌，而是谈她的负面感受，这说明小艾旧的信念依然占据上风。)

李：挺虚的。(治疗师简单回应，鼓励小艾继续谈下去。)

小艾：就对(笑)"我真的有价值吗？"我就会、可能会，但当时不会想，可能过了之后回想起来，我又觉得"我真的有价值吗"，就又回去想那个(抹眼泪)。(小艾这样谈，就让治疗师有了引导小艾重新思考的机会。)

李：哦，你过了之后回想会这样，但当时说完之后怎么样？(治疗师认可小艾的负面感受，但依然引导小艾说出正面感受，把小艾的注意力吸引到当时那样说的感受上。)

小艾：当时说的话，我就……

李：在心里默默……

小艾：很特别希望我自己有激情的那种说，但是我觉得我当时说得应该不是特别有力量的那种。(小艾依然不按治疗师的思路出牌。)

李：啊好，不管有激情也罢，不是特别有力量也罢，说完之后，有什么体会？比之前更消沉了，还是？(此时，治疗师放慢节奏，依旧引导小艾把注意力放在当时，以引出她的正面感受，并特意用负面情绪体会做铺垫。)

小艾：说完之后，不是，说完之后，就是我、我对我自己价值不是很确认，但是，凭什么别人就那么有价值？凭什么别人就活得那么幸福？我为什么就要活得那么垂头丧气？会有这样的想法(笑，抹眼泪)。(在治疗师的耐心引导下，小艾发现了她当时的正面收获。)

李：哦，非常好，是吧？

小艾：嗯。

李：所以，学会这样继续跟自己说，尽管说起来不那么底气十足，是吧？(治疗师对患者的收获及时给予正性强化。)

小艾：嗯嗯。

李：不那么充满激情，但是也会发现凭什么自己要活得这么垂头丧气。是吧？

小艾：嗯，对。

李：也就意味着不想继续这么垂头丧气地生活下去了。

小艾：对，不想，完全不想。

李：好！当然在这个过程当中，也有另外的一些想法，比方说对你妈妈的一些想法，我们先放在一边，先不理它。我们今天不是要谈"自己没价值"这个想法吗？（在作业检查完成后，治疗师过渡到日程设置的议题讨论上来，同时鼓励小艾把一些问题先搁置。）

小艾：嗯嗯。

李：我们继续把这个想法谈下去。

小艾：嗯。

李：我找出我那个表来（信念工作表），嗯，对。写下来，你在这张表上写下来"自己没价值"，是吧？（治疗师使用信念工作表调整小艾的核心信念。）

小艾：嗯。

李：这是旧的信念。

小艾：（写字）"我没有什么价值。"

李：嗯，那么，你现在对这个信念的相信程度是多少？

小艾：应该比以前要降低了。

李：百分之多少？

小艾：75％吧。

李：75％哈。

小艾：嗯。

李：好，那么这一周当中，你对它最高的相信程度达到多少？

小艾：唔，曾经也有100％的时候（笑）。

李：100％的时候哈。

小艾：嗯，也有。

李：好，那么，最低的相信程度是多少？

小艾：最低的相信程度可能也就70％。（这说明小艾的旧信念值得花治疗时间进行调整。）

李：70％哈。

小艾：嗯。

李：你最高相信程度是在什么情况下？

小艾：我最高的相信程度就是我、我一想到那个小Z跟我说那些话的时候，我就会特别的难过（笑）。

李：哦，当回想小Z跟你说那些话的时候特别难过，觉得自己没有价值，是吧？

小艾：嗯，对对对。

李：好，那最低的相信程度是70％，是在什么情况下？（治疗师引导小艾发现这些影响她对旧信念相信程度不同的情形，这一点对于患者来说很重要，患者就会发现她信以为真的旧信念并非不可动摇。）

小艾：最低的话可能就是说我跑步吧，然后我就会坚持跑三个小时的时候，还是挺开心的，我觉得，而且我能够，一想到我能坚持这么多天，我觉得很开心。

李：哦，非常好，当自己做自己坚持的事情的时候，就不再认为自己、不再那么相信自己没价值了。（治疗师说出小艾未谈出来的感受。）

小艾：嗯。

李：好，非常好。所以经过咱们上一次的讨论哈，你觉得上一次咱们是怎么引出那替代想法出来的？（治疗师通过请小艾回顾上次治疗内容，以引导她用学过的方法找出替代信念或新信念。）

小艾：就是说，你问我别的人会……

李：怎么样？

小艾：心里面会怎么看待自己？你问我，主要是问的我姐姐（怎么看待她自己）。

李：好，所以你觉得你怎么样用新的信念看自己更合适？

小艾：我觉得……

李：经过这一礼拜的思考。

小艾：就是说我还是有价值的，我希望自己去、自己去给自己去加油。

李：好，"我还是有价值的，我需要自己给自己去加油"，哦。

小艾：嗯（写字）。

李：你对你的新想法的相信程度是多少，现在？

小艾：还是……

李：新想法。

小艾：80％吧。

李：80％，非常不错。好，你有没有意识到这个变化？上一次的时候你记得我们从这个旧的信念找新信念的时候，你觉得那时候是什么样子的？（治疗师及时抓住机会引导小艾看到她对新旧信念相信程度的变化。）

小艾：当时就是、就觉得我自己没有什么价值（笑），特别的……

李：而现在呢？

小艾：现在的话就想，这个价值还是可以改变的，不是非得是，这个观念是可以改变的。（小艾的认知收获很好。）

李：只是一个礼拜的时间，对吧？（治疗师继续抓住机会对小艾进行信念是可以改变的心理健康教育。）

小艾：嗯。

李：所以这告诉我们什么？

小艾：就是通过持续不断的努力，自己的再牢固的观念是有可能、会有可能动摇的。（小艾的认识很好！）

李：非常好！既然以前我们能学会把自己看成没有什么价值，那么我们一点点努力，我们就可以用新的信念去看自己。（治疗师强调学习的重要性。）

小艾：嗯。

李：好。所以接下来我们就要怎么样让自己巩固这个新的信念哈。

小艾：嗯。

李：那么，有什么证据能帮你否定这一点？

小艾：否定，就说……

李：不说具体的，就是从方方面面概括一点儿来说，分成不同的类别来说，哪些证据证明自己并不是你原来认为的那样没有什么价值而是有价值的？（治疗师引导小艾开始找否定旧信念、支持新信念的证据。）

小艾：以前我妈老是说，我做什么事情办不好、坚持不了，但是我现在觉得，通过我运动，虽然只坚持了二十多天，但是，我觉得我有信心坚持下去。(由此可知，父母对孩子的影响。小艾有信心，这是治疗成功非常重要的因素。)

李：哦，那你指的这个是支持旧信念的证据，就是你妈说过你总是半途而废哈。

小艾：嗯嗯。

李：把它先写在这儿(指着工作表的右侧，支持旧信念成立的证据)。

小艾：嗯。

李：嗯，这个先不管它，待会儿再说。

小艾：嗯(写字)。

李：好，就……

小艾：但现在我能坚持……(小艾能想到推翻支持旧信念的证据。)

李：这很好，你能推翻这个证据。不过先不管这个，先放在这儿，随后再说它。好，先想否定旧信念的，哪些证据可以证明"我没有什么价值"这个说法站不住脚？或者就是说你有你的价值？不说那么具体，总的、笼统来说？(治疗师认可小艾，但鼓励小艾先沿着信念工作表的顺序思考，即引导小艾思考并寻找到反对旧信念、支持新信念的证据。)

小艾：笼统来说，别人都有价值，凭什么我就没有价值(笑)？

李：好，"别人都有价值，凭什么我就没有价值?"是吧？

小艾：是。

李：好，非常好。你这点疑问问得非常好啊。(治疗师简单回应，及时认可小艾的证据。)

小艾：嗯(写字)。

李：还有什么？

小艾：还有就是，我这么努力，我这么认真(笑)，我怎么就没有价值呢？

李：很好！

小艾：(写字)

李：好，还有什么？

小艾：(抹眼泪)还有就是(沉默几秒)，我妈说的不是真的，她她只是她自己的惯性思维。（小艾的"热认知"出现了，她的情绪出现变化，也是她的旧信念在起作用。）

李：你妈说的什么不是真的，只是她自己？（治疗师抓住机会了解情况。）

小艾：我妈说我"不会有出息的"不是真的（笑，抹眼泪）。（患者很容易想到支持旧信念的证据，这是治疗中的常见情形，因为旧信念还占据上风。）

李：哦，好，这是另外一个，写这儿啊（指着工作表右侧支持旧信念成立的证据栏）。

小艾：嗯。

李："我妈说我'不会有出息的'。"是吧？

小艾：嗯，嗯（写字，抹眼泪）。

李：好，你自己还有哪些笼统的证据可以让你认识到"我没有什么价值"这说法根本站不住脚或者不成立？（递纸巾给小艾）（在经历小插曲之后，治疗师继续引导小艾思考反对旧信念的证据，尽管小艾容易被支持旧信念的证据吸引注意力。）

小艾：哦，没事儿。（沉默几秒）我、我、我、我即使状态这么不好，我还、我还是坚持找工作让自己变得好一点儿。

李：非常好！即使状态多糟糕你都是找工作，然后让自己努力变好，是吧？

小艾：对呀！

李：嗯。

小艾：（写字）找工作上班。

李：嗯，这是第三个啊。

小艾：嗯（抹眼泪）。

李：再这么想，还有哪些证据证明"我没有什么价值"根本站不住脚？（治疗师鼓励小艾自己找到支持新信念的证据，而不是替小艾找证据。）

小艾：我对这个家付出的真心不会比他们任何人少，我凭什么没有价值？

李：好。

小艾：（写字）

李：你从小就为家做很多事情，是吧？（在治疗中治疗师简单复述认可小艾所谈内容，以鼓励她找出更多支持新信念的证据出来。）

小艾：对。嗯，包括现在，我妈想要孤立我爸，我也用我自己的方式在努力，我……

李：好。

小艾：我不愿意有、有任何、叫家里面有任何一个人受到伤害。我这样就错了么？（笑）

李：好，所以你不光付出真心，你还付出什么？（治疗师启发小艾思考，这里还反映了什么有价值的方面。）

小艾：我也付出了行动。

李：好，所以你把它写下来。

小艾：（写字）

李：嗯，还有什么？就这么想，非常不错啊。（治疗师对小艾始终都是鼓励和认可。）

小艾：（抹眼泪，沉默二十几秒）我坚持了我自己的信念，没有、没有被别人的、没有按照别人的方式去生活，我觉得我自己还是有坚持。

李：非常好！

小艾：（写字）

李：好，再想想还有什么证据证明"我没有什么价值"是站不住脚的？

小艾：（沉默十几秒，写字）即便我父母都是，即便我父母，即便我妈妈，说具体一点儿，即便我妈妈是、是会用打压、孤立我的方式来改变我的信念，但是我最终我还是按照自己的信念去做。

李：嗯！

小艾：即便我小时候曾经确实孤立过我爸，但是我现在没有。我还是做到了、我做到了我坚持我自己的信念。

李：好！

小艾：他们不愿意接受是他们的事情。

李：嗯。所以你坚持自己的信念去跟你爸爸相处，是吧？

小艾：对。

李：好，这是有价值的哈，其他的方面？

小艾：（写字）

李：就这样笼统地把自己以前的整个情况找到，证明自己并不是自己原来认为的那样。

小艾：（抹眼泪，写字）就算我跟别人相处得不算太愉快，但是我还是在努力，没有放弃。（小艾在治疗师的认可下，不断地发现支持新信念的证据。）

李：哦，非常好！

小艾：（写字）我还是想努力看、找到和别人和平共处的办法、和别人愉快地相处的办法。

李：嗯。有的时候你怎么着？做得怎么样？

小艾：（写字）有的时候做得还可以。

李：非常不错，是吧？

小艾：嗯（写字）。

李：其他的方面？

小艾：（沉默几秒）其他方面暂时想不到。呵。（在患者表示想不出来后，治疗师才会加大对患者的启发力度，以进一步增强患者思考的灵活性。）

李：其他方面暂时想不到了哈。

小艾：嗯，（笑）所以想的都是我觉得不太有价值的地方。（旧信念在影响小艾了。）

李：你刚才，在之前你也曾经说你的工作做得如何？小Z怎么评价你的工作的？然后以前你的工作做得怎么样？（治疗师开始启发小艾发现更多支持新信念的证据。）

小艾：我以前，我在任何一个单位大部分的时候工作都没得说啊。

李：是吧？

小艾：嗯。

李：这是一个人有没有价值的体现？

小艾：应该是有一定价值。

李：好，这可以怎么说？

小艾：就说，我的工作一直以来都做得还比较认真负责，能得到大家的认可。

李：好。

小艾：（写字）

李：非常好哈！

小艾：嗯。

李：还有别的想得出来的吗，证明原来那个对自己的看法"没什么价值"站不住脚？

小艾：（沉默几秒）我妈有段时间老说我"丑八怪"（笑），我其实我觉得我并没有那么丑。（小艾想到的是支持旧信念的证据及相应的反驳。）

李：哦，这是另外的，是吧？

小艾：嗯。

李：这是认为自己没价值的地方哈，然后对它有反驳。

小艾：嗯（写字）。

李：好。

小艾：（写字）然后她老说我特别邋遢。但是我、我现在，唔，最近开始我特别注重整理，我觉得还好吧，我整理得也比较干净。哎呀，那字儿突然想不起来。

李：写拼音。

小艾：嗯。

李：好，你有没有其他的证据证明"我没有什么价值"这个说法是不成立的？（治疗师继续引导小艾思考驳斥旧信念的证据。）

小艾：就是我、我自己很糟糕了，然后我还是用完那一点点力量去关注我两个外甥（流泪）（写字）。

李：好！这很好！在自己很糟糕的情况下，并不是沉浸在自己的这个糟糕情绪当中，而是还关注自己的外甥，是吧？

小艾：嗯。

李：非常好。

小艾：（流泪）他们、他们俩的父母都不在身边，我虽然只是，我也是在外地，但是我会，有段时间我还要、还会经常给他们写信（写字）。

李：嗯，还有没有别的证明"自己没有价值"的这一信念站不住脚？

小艾：别的就是很具体的事物，就是我不、不是……

李：咱们不说太具体的，就从总的方面来说。

小艾：就说我妈生病的时候，我经常会照顾她。

李：哦，照顾生病的妈妈，是吧？

小艾：嗯（写字）。

李：照顾生病的妈妈，很好。如果这么想下去的话，是不是还可以找到很多？（在反对旧信念的证据找得差不多之后，治疗师就小结过渡到寻找支持旧信念但可以重新解释的证据上，从而使这些证据成为支持新信念的证据。）

小艾：嗯，应该还能找出来吧。

李：还能找出很多来啊，好。

小艾：现在我也想不到（微笑）。

李：（笑）咱们就先放在这儿。我们知道其实有很多可以否定原来那个说法，就是认识到"自己没什么价值"是站不住脚的。然后接下来我们就想想，虽然有一些证明自己没价值的那些证据，我们找出来看怎么样重新解释它。

小艾：嗯。

李：你找出来了一些，对吧？

小艾：嗯。

李：你找出来一些，你妈总是说你半途而废。但现在，你能坚持，是吧？（小艾虽然对支持旧信念的证据有批驳，但给出的批驳不是针对前面的证据的批驳，而是强调现在的状态。）

小艾：嗯，坚持跑步就是。

李：能坚持跑步。那"半途而废"跟一个人"没价值"，这是一回事儿吗？（这里针对支持旧信念的证据，治疗师继续启发小艾的批判性思考。如果把这个部分放在找完所有支持旧信念的证据后再进行，就会比较好。）

小艾：就是，她总是说我这种东西的话，我就觉得累积多了，我觉得我自己一无是处（笑）。（小艾谈的是母亲的话给她造成的影响，并没有按照治疗师的思路做出回应。）

李：哦，她这么说，唔，这是跟"一无是处"的想法有关系，是吧？（治疗师慢下来启发小艾思考。）

小艾：嗯嗯。

李：她这么说，是不是等同于她是这样评价你的？等不等同于她认为你一无是处、没什么价值？（治疗师启发小艾思考。）

小艾：其实严格来说是没有的，但是关键是她说话那时候那个表情、那种情绪，就让我觉得，让我就恨不得在这世界上消失那种感觉（笑，流泪）。（小艾认识到母亲的话的本意并非是她想的那样，但她对母亲表达时的情绪记忆深刻，强化了她的旧信念。）

李：好，所以让你会有这种感觉，是吧？（治疗师认可小艾的反思。）

小艾：嗯。

李：咱学了这么长时间的CBT了，所以提醒我们什么呢？（治疗师继续强化小艾的收获。）

小艾：（抹眼泪）哦，这只是一种想法而已。

李：这只是一个想法而已，对吧？

小艾：嗯，对。

李：所以你可以怎么样把后面这个她说你半途而废让你感觉自己一无是处，恨不得从世界上消失，你可以怎么提醒自己重新思考，把后面修改一下变成支持新信念的证据？（治疗师启发小艾把支持旧信念的证据改写成支持新信念的证据。）

小艾：但是我现在我能够坚持，她说的这不是真的呀，我能够坚持……（小艾没有理解治疗师的用意。）

李：她说的不是真的，是吧？（治疗师慢下来，逐步引导小艾。）

小艾：对呀，能坚持。

李：然后你自己的那个感觉呢？自己一无是处呢？（治疗师继续引导小艾思考。）

小艾：（沉默几秒，叹气）我并不是一无是处的呀。

李：并不是一无是处啊。

小艾：对。

李：那只是你的感觉而已，是吗？（治疗师强调小艾的感觉不等于事实。）

小艾：嗯，就是她说话那种，她那种……

李：把它写清楚"我并不是……"

小艾：她的那种负、负面的情绪，那段时间，情绪特别糟糕。她那种负面的情绪让我感觉我有点儿……

李：好，所以不管她的负面情绪，很重要的是，我们学 CBT 了，我们该做什么？

小艾：我们要改变自己的想法。

李：非常好，你可以怎么提醒自己？

小艾：（边写边说）我并不是一无是处，我当时的想法是错误的，是被妈妈灌输的，我自己我已经很努力，我需要时间成长，而不是一下子做到百分之百，而她是要求百分之百。

李：嗯嗯，非常好，只是她的要求太高了，是吧？

小艾：对。

李：好，写下来。

小艾：（边写边说）她太性急，她太不懂得教育。我就这样随便写可以吗？

李：可以。

小艾：（笑）我觉得她给了我毁灭性的打击！

李：写下来。

小艾：结果我还是活下来了（笑）。

李：（笑）好，可以这么写！可以写下来！你从她毁灭性打击当中活下来了，是吗？（面对小艾不按治疗师的套路出牌，治疗师在倾听理解的基础上，继续沿着既有治疗策略启发小艾思考。）

小艾：（笑）对对对，对。

李：而这个"活下来"正是什么？

小艾：就是我有价值的表现（又哭又笑）。

李：好，把它写上！

小艾：（写字）

李：非常好，所以到这儿，这是第一点，我们是不是就说清楚了？

小艾：嗯。

李：好，那我们再看第二点。

小艾：我妈……

李：把它标一个顺序，这样我们能清晰些。

小艾：嗯，我妈说我是不会有出息。

李：嗯，所以同理，你可以怎么样重新看待这个说法？（治疗师总是先让患者用刚学的方法重新思考。）

小艾：她、她凭什么就断定我就没有出息啊？（小艾的学习能力很强。）

李：好。

小艾：（笑）我那会儿才多大呀！她只是靠自己的想法在推测。

李：好，写下来。

小艾：（写字）我那时才十、才十几岁，才十一二岁，她是在释放，她是在借我释放她自己的恶劣的情绪。

李：非常好！

小艾：（边写边哭）这不是真的，我要拼、我要靠我自己的努力来、来验证这一句话到底是真的还是假的。（小艾这样带着强烈情绪表达，说明她还没有帮助自己厘清思绪，治疗师还需要对她加以引导。）

李：那么现在已经，这些说明什么？现在的事实如何？（治疗师把小艾从历史回忆拉回现实。）

小艾：我有价值，我、我并不是她说的没出息的，我有自己的想法，我有自己的努力。

李：好。

小艾：（写字）有没有出息不是她说了算。

李：非常好！

小艾：她希望一个小树苗成长，天天给她浇毒药（笑）。

李：呵呵！她希望人成长，但她给的是毒药，是吧？

小艾：是。

李：反而不利于小树苗成长了。那即使她给了你毒药，又如何？

小艾：我也没、我也没有死，还活下来。

李：是吧？

小艾：嗯。

李：很好。非常好的这一点。那看第三个。

小艾：她说我是丑八怪。她就是……

李：那丑八怪跟这个价值有什么关系？

小艾：还是那句，她就说这些话的时候那种情绪、她那种咒骂的表情。（小艾对母亲的表情和情绪很敏感，她有自己的解读。）

李：哦。

小艾：整个的那种气场，我觉得我现在想起来都，就是有种让人觉得很绝望的那种。（小艾的自动化思维依然在影响着她。）

李：那你把所有东西都揽到自己的无价值上了，是吧？（治疗师指出旧信念对小艾的影响。）

小艾：对。

李：好，她这么说，她那种气场，你前头说了，代表的是什么呢？（治疗师启发小艾合理看待母亲的表情。）

小艾：她就是自己情绪特别不好。她自己那会儿更年期，很多、很多很多的、很多很多情绪要释放，我爸又不在她身边，所以她就是自己的那种，就是把自己的负面情绪释放出来，找了一个点而已。（小艾在治疗师的启发下对母亲有了更多的理解。）

李：非常好。

小艾：（写字）她只是在发泄而已，找了一个点。

李：而且她内心真的是说你就是一个丑八怪？（治疗师继续启发小艾思考，认识到她母亲的本意与小艾的想法不同。）

小艾：她内心，她可能都不知道自己在说什么（笑，并写字）。

李：哦，好。何况你自己发现，你并不是她说的那样，是吧？

小艾：是。

李：好，这第三个说清楚了吗？

小艾：嗯。

李：第四个呢？

小艾：她老说我邋遢。（边说边写）哎，她就是她就说我说习惯了，总要找个点来说我。（流泪）其实坦率说，她自己也并不擅长收拾屋子，所以，可能在某点上她也在说自己。（小艾很快对支持旧信念的证据有了很好的反思。）

李：好。

小艾：（写完）好了。

李：哪怕她在说了你这个丑八怪呀、说了你这个邋遢也罢，跟这个价值之间如何？（治疗师启发小艾思考她母亲的这些评价与有无价值无关。）

小艾：没有必然的联系。

李：所以，提醒自己什么？

小艾：这、因为这主要是我当时感受到的，我没有说出口的那种感受。（小艾情绪推理的认知歪曲突出。）

李：对，所以提醒自己当时那种感受如何？

小艾：那种感受不是、不是事实。那种感受就是她自己的负面情绪的那种气场。

李：哦，你自己的感受不是事实，是吧？

小艾：嗯。（边说边写）我自己的感受不是事实，只是她情绪的发泄，让我觉得很痛苦。（小艾依然是强调事件对她的影响，而没有认识到认知对她的影响。）

李：嗯，好。那你再看，用咱们学的CBT的那个思路来看看，她情绪的发泄让你觉得很痛苦跟什么有关系？（治疗师抓住机会对小艾进行认知模型的心理健康教育，由此可知，认知模型的心理健康教育需要治疗师在治疗中不断重复进行，以强化患者在具体情形下也始终能养成保持认知理论的头脑。）

小艾：跟我的想法有关系。

李：对，跟你的感受有关，是吧？

小艾：嗯。

李：所以学会提醒怎么着？

小艾：就是我当时，如果我当时能够，就是，我当时如果学过CBT的话，我会告诉自己：她这个情绪不好，我其实可以离她远一点儿的，我如果接受不了她这种负面情绪，我不要在这儿听她说了，我就走得远一点儿，离她，到安全的地方去，不要被她这种负面的东西伤害我。（小艾有反思，不错，虽然没有对她自己的认知反思到位。）

李：非常好，而且很重要的是，一方面她的负性情绪会伤害到你，还有更重要的是谁伤害了谁？（治疗师反复强化患者的认知对患者情绪的影响，即抓住一切可能的机会对患者进行认知模型的心理健康教育。）

小艾：我自己的想法。

李：是吗？

小艾：对，我就觉得我，就是所有小孩想到的嘛，如，比如说父母吵架，都觉得是自己、小孩的原因嘛（笑）。（小艾有明显的内归因，即存在个人化或揽责上身的认知歪曲。）

李：好，所以提醒自己什么？妈妈发泄她的情绪，是你的原因吗？（治疗师继续抓住机会强调小艾需要转变思维模式。）

小艾：不一定是我做错了什么。

李：好。

小艾：嗯（写字）。

李：好，非常好。针对这四个我们都找出来了啊。

小艾：嗯。

李：还有没有别的让你觉得自己没什么价值的证据？（治疗师鼓励小艾谈出更多的支持旧信念的证据，这样才能更有力地引导她转变信念。）

小艾：就是她经常，她经常就是，她经常就是在我面前夸奖其他的所有亲戚，就是当着亲戚的面夸奖其他的小孩，总是在那儿批评我，总是在那儿批评我（笑），她表扬我的时候几乎是没有。

李：这是她在你面前夸别的小孩，然后批评你。还有别的吗，她做的？（治疗师鼓励小艾先把她认为她母亲做的那些支持旧信念的言行找出来。）

小艾：还有别的，就是，就是那种咒骂。她就是那种，我现在浮想起来就是她那种咒骂的那种嘴脸（苦笑），然后对着我的那种表情啊，让我觉得真的是，觉得不该在这个地方待啊。（小艾对于母亲表情的记忆非常深刻，这也印证了情绪记忆的影响力。）

李：所以你可以怎么样重新看她这些咒骂，她总是表扬别的孩子、批评你，还有她的其他的种种所作所为？你可以怎么样帮自己重新看？（治疗师鼓励小艾重新解读她母亲的表情和言语，即使前面谈过了这方面的内容，但小艾依然按照旧模式在看待，所以小艾需要反复练习这一点。）

小艾：她这些咒骂其实怎么说呢？就是她自己的那种负面的情绪，她不懂得怎么去释放。然后呢，我又成了我爸爸的一个替代品，她把，所以她把这些负面的情绪就发泄在我身上了。她完全、她自己、她也考虑不到它们的，她没有这方面的知识。她完全考虑不到我自己我当时是有多痛苦，而且我也不太擅于表达，我已经不懂得表达了到后来（笑）。所以她就是一种发泄吧。（小艾这样重新看待母亲的言语和表情，非常好。）

李：嗯，好，她只是一种发泄，是吧？

小艾：对，她不知道她的行为有什么、会产生什么样的后果。

李：那跟上面说的这个有点儿相似，是吧？

小艾：嗯嗯。

李：只是一种发泄，她不知道她的行为对孩子会有什么后果，所以她这样不等于"你没价值"。是这么说吗？（治疗师把小艾的反思做个小结。）

小艾：对，对。

李：好。那她在你面前表扬别的孩子、批评你呢？你怎么重新看待？（治疗师继续引导小艾思考。）

小艾：就是可能就跟其他的家长是一样的，然后别的家长也都是喜欢这样子的。

李：喜欢这种方式，是吧？

小艾：对，对对，嗯。

李：跟你有没有价值有关系吗？

小艾：没有、没有关系。

李：所以，你可以怎么样写这个？提醒自己这一块儿。

小艾：（边说边写）她批评我、表扬别的孩子，哎，不代表我没有价值。这是她自己的教育方式。（小艾的认识非常到位。）

李：好，非常好！

小艾：（写字）

李：很重要的这点，你也可以补上就是"她咒骂我"，是吧？

小艾：嗯，对。

李："她咒骂我"，在这儿补上。

小艾：嗯。在这儿补？

李：对对对。

小艾：（写字）

李：这个就是同样的解释。

小艾：嗯。

李：还有没有别的证据？虽然表面上看是支持"我没什么价值"的，但是可以重新解释的，笼统地概括地来看。（治疗师鼓励小艾继续找支持旧信念的证据。）

小艾：（抹眼泪，沉默十几秒）她有好多，她经常就是有好吃的，然后和，她跟我姐或是我表妹单独吃（笑）。

李：哦，好！好吃的东西她是跟你姐、跟你表妹单独吃，是吧？

小艾：对对对。

李：好，所以你可以怎么样让自己重新看？这个跟自己没价值有没有关系？

小艾：她就是、她就是在闹小孩子脾气，她有的时候觉得我不听话，用这样的方式来孤立我。（小艾对此证据有了很好的重新理解。）

李：她来惩罚你、孤立你，是吧？

小艾：对对对。

李：这是你妈妈最擅长的。

小艾：对，她，这是最擅长的，这种方式（笑）。

李：所以跟你有价值没价值有关系吗？

小艾：完全没有关系。

李：哈，所以写下来。

小艾：（写字）她和我姐、表妹吃零食不给我吃，这是她孤立我的一个手段，孤立我、惩罚我的一个手段，（流泪、叹了口气）不代表我没有价值。她有可能是，她的行为有可能是错误的，至少对于小孩来讲。

李：好。

小艾：我现在像个斗士（微笑）。我因为我回家的时候我看到她有的时候对我外甥也是那样教育的：就别的小孩都可以抢我外甥的东西，我妈半天一句话都不说。我当时我就像个斗士似的，我就、我就把我、把我外甥、把我外甥的玩具给抢回来（笑），然后我很凶对我妈（笑）。

李：好。

小艾：（写字）她的、她的行为不见得是对的。她只是为了她的亲戚，她迎合她的亲戚，她没有考虑到我们。

李：好，非常好。那还有没有别的证明自己没价值，表面上证明你没价值，实际上跟自己有没价值没什么关联？（治疗师继续鼓励小艾找支持旧信念的证据。）

小艾：（叹了口气，沉默几秒）

李：（把证据的序号标上）把它标上，这是"5"，那是"6"，是吧？

小艾：嗯。

李：写上，标上序号。还有别的吗？

小艾：还有我、我经常会很同情弱小，我妈就会特别鄙视我（笑）。

李：嗯？

小艾：我很、我很同情弱小，我妈就会鄙视我，觉得我总是和那个没什么，就是没什么，她相对来讲，和可能不如我们家条件好的人来往，她觉得这样做是挺不好的。但是我、我觉得可能我自己在这方面也有一定的情结，但是，但是我跟他们这是一种、我自己的一种天然的感情，这并没有什么错。

李：唔，这跟"没价值"有关系吗？（治疗师继续启发小艾切题思考。）

小艾：但是她就会觉得我，就、就只能和那种条件差的人在一块儿玩，就是觉得我不擅长于，你知道，结交那种哦，就是高价值的人。（小艾母亲对小艾行为的评价。）

李：好，所以你可以怎么样重新看这个情况？（治疗师启发小艾重新看待。）

小艾：（写字）我妈说我不擅长和高价值的人交朋友，我自己会有一个结论，就是我可能、只能和、只能，就我没有办法去只和变、让自己变得有能力（的人交往），我会、自己会得得出这样的一个结论，就是物以类聚。但是现在其实不是。（小艾的分析很好，但没有切中"有无价值"这个主题。）

李：所以怎么样提醒自己？（治疗师继续提醒小艾思考。）

小艾：不代表我没有价值，这是我自己的一个个人情结的问题。我也可以，我通过自己努力之后我也可以再结交到新的有高价值的朋友。（小艾的思维的灵活性和深度都具备了。）

李：嗯，好。

小艾：（边写边说）我不用为这个来批评自己。

李：很好。所以你有没有意识到啊？（由于治疗的时间已经超了）我们不再往下写了。但你有没有意识到什么？你看我们做的这些工作：这是否定旧信念的证据，是吧？（治疗进入总结阶段，治疗师继续启发小艾总结。）

小艾：嗯。

李：（写字）否定旧的信念。而这个是，就是表面支持旧信念的，但实际是什么？实际并非如此，是吧？

小艾：嗯。

李：好，所以我们的这些讨论告诉我们什么，做的这些？

小艾：就我以前，我妈说我没有价值不见得是真的呀。她说的这些东西，其实都有别的意思，而我自己解读成了"我没有价值"，那就……（小艾的总结很好。）

李：你解读成你没价值。

小艾：对。

李：但事实如何？你？

小艾：我其实是有、有价值的，我不能够被自己这种、这种回忆所牵绊。（小艾的自我提醒也很好。）

李：很好，很重要的就是这个，别被自己的感觉、自己的这种回忆、过去的那些东西牵制住，把自己继续看成没有什么价值。所以，根据这个，你觉得你会给自己留什么作业？（治疗师请小艾给她自己布置作业。）

小艾：我可能，我要是一想到、觉得我自己没有价值很痛苦的时候，就把它拿出来写（笑）。（小艾给自己留的作业很好。）

李：拿出来写一写，好。你还可以回去把后面的东西给它完善，可能还有一些支持旧信念"自己没价值"的东西，把它们找出来给它完善，好吗？（治疗师把治疗中没有完成的部分作为作业布置下去。）

小艾：嗯，对对，嗯（写字）。

李：除此以外，你还愿意给自己留什么作业，根据咱今天谈的这个内容？（治疗师继续请小艾给她自己布置作业。）

小艾：（沉默）

李：你觉得你可不可以分析另外一个对自己的核心看法？（在小艾没有回应的情况下，治疗师给出自己的看法。）

小艾：就是我自己想的我自己缺点，把那些想法找出来，我刚才想说……（小艾谈的内容跟治疗师期望的不一样。）

李：你还有另外一个对自己的核心的看法，不是缺点，你看自己会把自己看成什么？（治疗师继续引导小艾把思路放在自我核心信念上。）

小艾：我觉得我自己反正就不讨人喜欢（微笑）。（小艾找到了她的旧信念。）

李："哦，"自己不讨人喜欢"，分析这个，用同样的方式。（治疗师结合这次治疗给小艾布置作业。）

小艾：嗯（写字）。

李：用同样的方式分析"我不讨人喜欢"，好吗？

小艾：嗯，好。

李：除了这俩作业之外，你在前头还给自己留了什么作业来着？（治疗师启发小艾回想前头谈到的作业。）

小艾：就是要把那个5月份跟6月份的这些月的治疗材料好好整理一下。

李：想方法怎么把它整理清楚啊。

小艾：对对对。

李：然后别忘了下一次我还会问你什么？（治疗师帮助小艾记起所有的作业。）

小艾：哦，我这一次，就是我们说了一些什么。

李：主要内容啊。

小艾：嗯嗯。

李：好，上一次你谈到形成一个习惯记录自己做的有价值的事情，而且大声地，当然你是默默在心里给自己念。所以这个是不是也要如何？（治疗师鼓励小艾继续收集支持新信念的证据和重复每日强化新信念。）

小艾：这个，我总觉得可能大声念出来有、会更好，但是，更有效，但是我现在找不到一合适的地方，我要那样说我觉得好像跟神经病似的（笑）。（小艾的自动化思维影响她不敢大声说出来。）

李：所以，那好，就在心里默默给自己念，对吧？

小艾：嗯嗯。

李：你看你可不可以继续上次的那个作业？（治疗师布置作业，始终也是以合作联盟的形式进行。）

小艾：嗯，可以的，就是……

李：我们要持之以恒地练习，对吧？

小艾：对对对，我有价值（写字），对自己说。

李：然后还得收集什么？

小艾：就是收集自己有价值的证据。

李：好，那今天就这样？

小艾：嗯，好的。

李：我们下一周还是同一时间？

小艾：嗯，好。

李：好，那我们就这样。今天这些内容有困惑的吗？（治疗师收集患者的负性反馈信息。）

小艾：没有困惑。我觉得，我觉得最主要是需要去做（笑）。（小艾同时给出了正性反馈。）

李：很好，需要去做。好，那我们就这样。

小艾：嗯。

这是一次使用信念工作表进行信念调整的认知行为治疗，患者小艾想到很多支持旧信念的证据，尽管这些证据实际上跟旧信念所表达的意思完全无关，可是从小到大患者就把这些无关的内容看作是自己无价值的证据了，日积月累下来患者的旧信念就被强化下来了。在治疗中，治疗师需要引导患者重新思考，才能发现这些证据并不成立。整个治疗都是在合作联盟的基础上进行的，在良好关系的基础上促进患者思维的灵活性和深度，从而逐步推翻那些支持旧信念的证据。这次认知行为治疗的现场记录见图7-4、7-5、7-6。

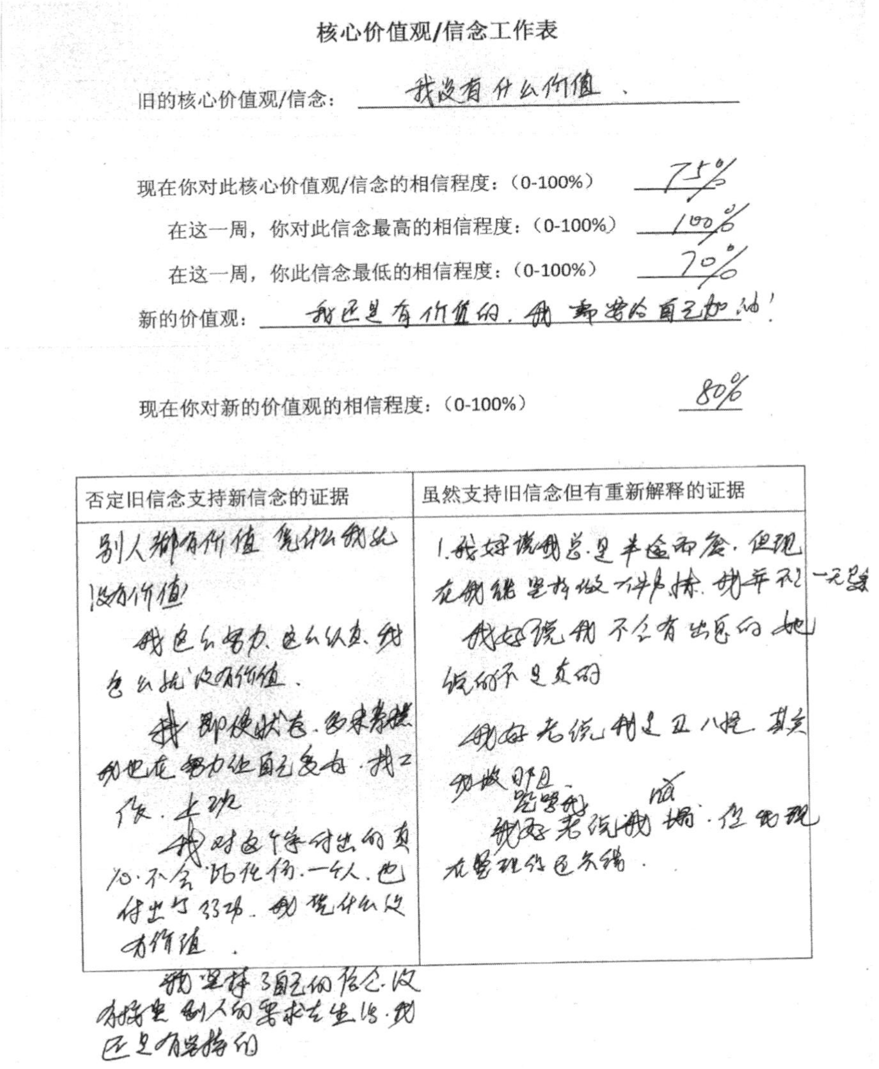

核心价值观/信念工作表

旧的核心价值观/信念：_我没有什么价值_

现在你对此核心价值观/信念的相信程度：（0-100%）_75%_

在这一周，你对此信念最高的相信程度：（0-100%）_100%_

在这一周，你此信念最低的相信程度：（0-100%）_70%_

新的价值观：_我还是有价值的，我都要给自己加油！_

现在你对新的价值观的相信程度：（0-100%）_80%_

否定旧信念支持新信念的证据	虽然支持旧信念但有重新解释的证据
别人都有价值，凭什么说我没有价值 我也很努力，凭什么说我没有价值 我即使状态不好的时候，我也在努力让自己变好，找工作，去做。 我对这个事作出的贡献，不会比别人，一个人也付出了那么多，凭什么说我没有价值	1. 我好像做事总是半途而废，但现在我能坚持做下来那件事，我平和一无是 我好像我不会有出息的，她说我不是真的 我现在无论和谁过八趴，其实我做那些 嗯嗯，嗯 我对老师执着，但我现在和老师的也不错。

我坚持了自己的信念，没有去想别人的眼光去生活，我还是有意义的

图7-4 认知行为治疗现场记录（之一）

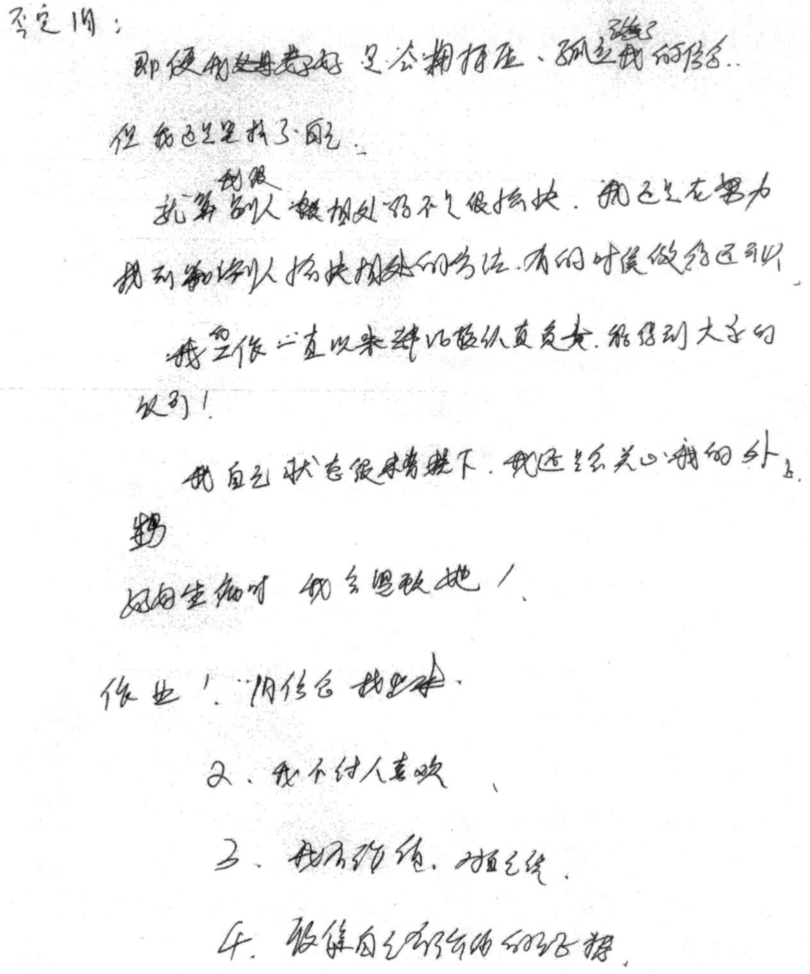

图 7-5　认知行为治疗现场记录(之二)

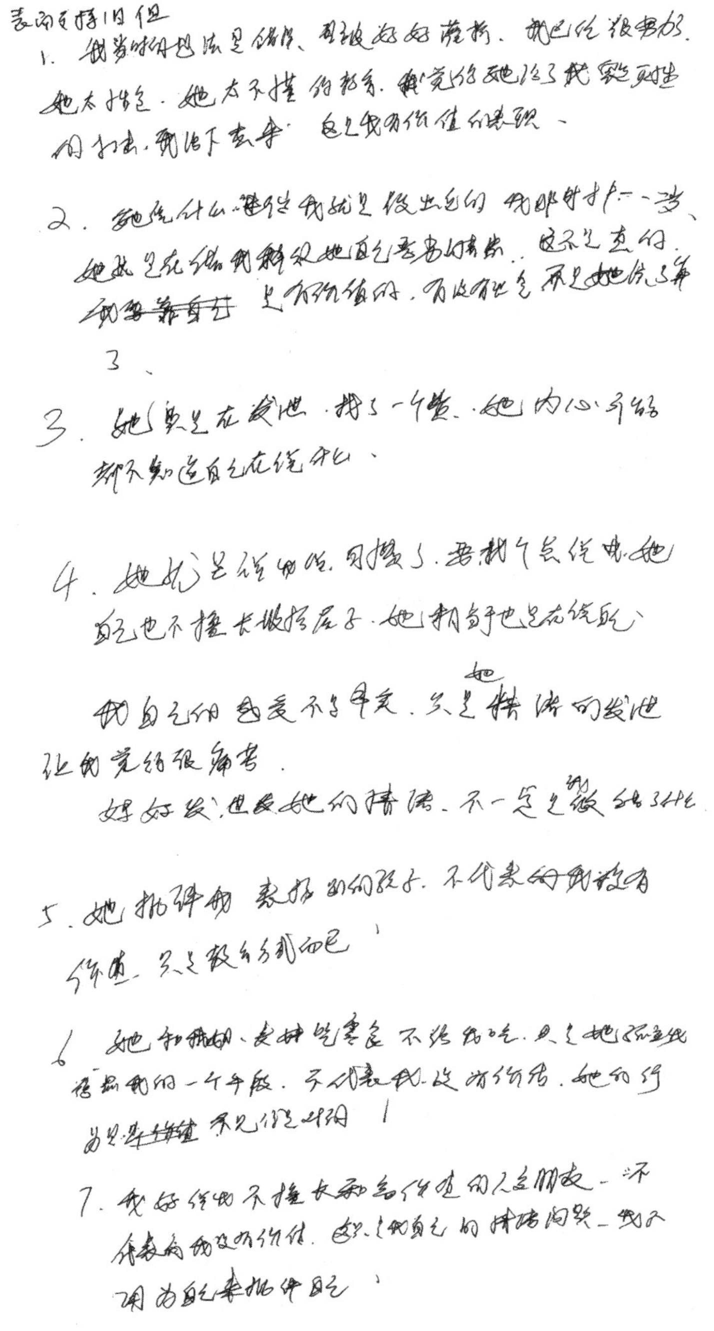

表面言辞川但

1. 做岁对付呈成是偏作、可被放纵藐视、就已经很多的。
她太犯痴、她太不懂的杨多。那觉得她化了我感到挫
的折动。觉像不支手。包之我为价值的来到。

2. 她凭什么进生我就呈最出色的 我那好对一步、
她地呈妹他新实她自己善意的最出。这不之支的
~~别多奔百事~~ 呈可预想的。可以化呈不是她份了第
3.

3. 她真呈在发也、找了一个觉、她内心深好
都不知道自己在绕化。

4. 她地呈依的吃、习惯了、君村个发吃也、他
自己也不懂长板移座子。她期待也呈在绕化、

我自己仍也变不多早就。只呈精湾的发也
化的觉得很痛苦。

好好沒、进良她的精湾、不一是呈被 她多件

5. 她挑弹的 表样好的孩子、不代表好我觉有
作唐、只是最多劳对啊吧

6. 她和她的~~支样呀~~意见 不待的吃、只呈她狼色我
看看她的一千甲级、不代数我这功你房、她的仍
~~当人牛样维~~不见待也出别

7. 我好像他不懂长和名仟进的人是朋友。还
有表而好改的价值、地之她真心的样样向致。我又
用为自己来排样自己、

图 7-6　认知行为治疗现场记录(之三)

参考文献

1. 李献云. 问题解决治疗热线干预培训教程. 北京：人民卫生出版社，2014.

2. 李献云. 认知行为治疗在精神科的价值. 神经疾病与精神卫生. 2017，17（2）：77-81.

3. 李献云，费立鹏. 运用深入访谈探究自杀未遂者及其亲友对自杀未遂发生原因的看法. 中国心理卫生杂志. 2008，22（1）：43-50.

4. 李献云，费立鹏，王玉萍，等. 冲动性与非冲动性自杀未遂的比较. 中国神经精神疾病杂志. 2003，29（1）：27-31.

5. 李献云，费立鹏，张艳萍，等. 抑郁症诊断筛查量表的编制及其效度检验. 中国神经精神疾病杂志. 2007，33（5）：257-263.

6. 李献云，费立鹏，张艳萍. 负性生活事件与自杀行为研究. 中国神经精神疾病杂志. 2008，34（3）：156-160.

7. 李献云，杨荣山，张迟，等. 自杀未遂危险因素的病例对照研究. 中华流行病学杂志. 2001，22（4）：281-283.

8. 李献云，许永臣，王玉萍，等. 农村地区综合医院诊治的自杀未遂病人的特征. 中国心理卫生杂志. 2002，16（10）：681-684.

9. 任志洪，李献云，赵陵波，等. 抑郁症网络化自助干预的效果及作用机制——以汉化 MoodGYM 为例. 心理学报. 2016，48（7）：818－832.

10. 世界卫生组织. 预防自杀——全球要务. 卢森堡：世界卫生组织，2014.

11. 张艳萍，李献云，王黎君，等. 自杀与其它伤害死亡全国性对照研究. 中国心理卫生杂志. 2004，18（12）：861－864.

12. 郑金金，俞国良. 人际关系心理学：第二版. 北京：人民教育出版社，2011.

13. Allis A ＆ Harper RA, eds. A new guide to rational living. California：WilshireBook Company，1975.

14. American Psychiatric Association. Diagnostic and statistical manual of mental disorders (5th ed). Arlington：American Psychiatric Publishing，2013.

15. Barlow DH, ed. Clinical handbook of psychological disorders：a step-by-step treatment manual (4th ed). New York：The Guilford Press，2008.

16. Barlow DH ＆ Craske MG, eds. Mastery of your anxiety and panic (4th ed). New

York：Oxford University Press，2007.

17. Beck AT，ed. Cognitive therapy and the emotional disorders. New York：New American Library，1979.

18. Beck AT，ed. Depression：causes and treatment. Philadelphia：University of Pennsylvania Press，1967.

19. Beck AT，Freeman A，Davis DD，et al，eds. Cognitive therapy of personality disorders. New York：The Guilford Press，2004.

20. Beck AT，Rush AJ，Shaw BF，et al，eds. Cognitive therapy of depression. New York：The Guilford Press，1979.

21. Beck JS，ed. Cognitve behavior therapy：basics and beyond（2nd ed）. New York：The Guilford Press，2011.

22. Beck JS，ed. Cognitve therapy for challenging problems：what to do when the basics don't work. New York：The Guilford Press，2005.

23. Bennett-Levy J，Richards DA，Farrand P，et al，eds. Oxford guide to low intensity CBT interventions. Oxford：Oxford University Press，2007.

24. Burns DD，ed. The feeling good handbook. Rev. ed. New York：Penguin Group，1999.

25. Crane R，ed. Mindfulness-based cognitive therapy：distinctive features. New York：Routledge，2009.

26. Dimeff LA，Koerner K eds. Dialectical behavior therapy in clinical practice：applications across disorders and settings. New York：The Guilford Press，2007.

27. Dobson D & Dobson KS，eds. Evidence-based practice of cognitive-behavioral therapy. New York：The Guilford Press，2010.

28. Dobson KS，ed. Handbook of cognitive-behavioral therapies（3rd ed）. New York：The Guilford Press，2010.

29. Dobson KS，ed. Cognitive therapy. Washington DC：American Psychological Association，2012.

30. Erekson DM，Lambert MJ，& Eggett DL. The relationship between session frequency and psychotherapy outcome in a naturalistic setting. Journal of Consulting and Clinical Psychology，2015，83（6）：1097-1107.

31. Fox MG & Sokol L，eds. Think confident，be confident for teens：a cognitive therapy guide to overcoming self-doubt and creating unshakable self-esteem. Oakland：New Harbinger Publications，2011.

32. Hayes SC，Follette VM，& Linehan MM，eds. Mindfulness and acceptance：Expanding the cognitive-behavioral tradition. New York：The Guilford Press，2004.

33. Hayes SC, Strosahl KD, & Wilson KG, eds. Acceptance and commitment therapy: an experiential approach to behavior change. New York: The Guilford Press, 1999.

34. Knaus WJ, ed. The cognitive behavioral workbook for depression: a step-by-step program (2nd ed). Oakland: New Harbinger Publications, 2012.

35. Ledley DR, Marx BP, & Heimberg RG, eds. Making cognitive-behavioral therapy work: clinical process for new practitioners (2nd ed). New York: The Guilford Press, 2010.

36. Linehan MM, ed. Cognitive-behavioral treatment of borderline personality disorder. New York: The Guilford Press, 1993.

37. Li XY, Phillips MR, Zhang YP, et al. Risk factors for suicide in China's youth: a case-control study. Psychological Medicine. 2008, 38(3): 397-406.

38. Miller WR, Rollnick S, ed. Motivational interviewing: preparing people for change (2nd ed). New York: The Guilford Press, 2002.

39. Ost LG. efficacy of the third wave of behavioral therapies: A systemic review and meta-analysis. Behav Res Ther. 2008, 46(3): 296-321.

40. Phillips MR, Yang GH, Zhang YP, et al. Risk factors for suicide in China: a national case-control psychological autopsy study. The Lancet. 2002, 360(9347): 1728-1736.

41. Riso LP, du Toit PL, Stein DJ, et al. Cognitive schemas and core beliefs in psychological problems: a scientist-practitioner guide. Washington DC: American Psychological Association, 2007.

42. Rudd MD, Joiner T, & Rajab MH, eds. Treating suicidal behavior: an effective, time-limited approach. New York: The Guilford Press, 2001.

43. Segal ZV, Kennedy S, Gemar M, et al. Cognitive reactivity to sad mood provocation and the prediction of depressive relapse. Arch Gen Psychiatry. 2006, 63(7): 749-755.

44. Swales MA & Heard HL, eds. Dialectical behaviour therapy: distinctive features. New York: Routledge, 2009.

45. Sokol L & Fox MG, eds. The comprehensive Clinician's guide to cognitive behavioral therapy. Eau Claire: PESI Publishing & Media, 2019.

附 录

一、病人健康问卷(PHQ－9)

为了了解患者的情绪状态,可以选用相应的自评量表供患者使用。这里介绍抑郁评估常用的病人健康问卷。

病人健康问题问卷(PHQ－9)

指导语:为了更好地为您提供健康服务,我们需要通过这份问卷来了解您目前的情绪状况。请您按照您目前的状况回答下述每个问题并圈住相应的方框。

姓名:_____ 年龄:____ 岁____ 性别:____(女=1;男=2)

填表日期:_____年____月____日

在最近两周内,对您来说以下情况出现有多频繁?

	完全没有 0	有几天 1	超过一周的时间 2	几乎每天 3
1. 没有兴趣或没有乐趣做事情	❑	❑	❑	❑
2. 感到情绪低落、沮丧、郁闷,或生活没有希望	❑	❑	❑	❑
3. 难入睡、易醒或睡得过多	❑	❑	❑	❑
4. 感觉到疲倦或没有精力	❑	❑	❑	❑
5. 胃口差或吃得过多	❑	❑	❑	❑
6. 觉得自己很差,是个失败者,或让自己和家人失望	❑	❑	❑	❑
7. 很难集中精神做事,如看报纸或看电视	❑	❑	❑	❑

8. 别人注意到你的动作或说话很缓慢，或者相反，你变得比平日更心情烦躁、坐立不安以至于来回走动　　□　　□　　□　　□

9. 有活着还不如死了好的想法，或有以某种方式伤害自己的想法　　□　　□　　□　　□

　　备注：如果条目1或条目2的得分是"2"或"3"且至少有5个条目的得分为"2"或"3"，则要考虑患者有重性抑郁障碍或抑郁症的可能性。量表得分越高，表示患者的抑郁程度越重。

二、认知治疗评估量表(CTRS)

　　认知治疗评估量表是依据治疗师某一次治疗的录音、录像或现场观摩某一次治疗来评估其认知行为治疗水平的工具。具体内容如下。

认知治疗评估量表(CTRS)

　　治疗师：_____　患者：_____　治疗日期：____年__月__日
　　录音或录像编号：_____　评估者：_____　评估日期：____年__月__日
　　第次治疗（　　）录像（　　）录音（　　）现场观摩（　　）

　　指导语：对于每一个条目，用0～6分来评估治疗师的水平，并把相应的得分写在条目左侧的横线处。在每个条目下面给出了治疗师某个偶数得分(0、2、4、6分)对应的具体治疗表现，如果您认为治疗师的水平介于某两个偶数得分之间，则选择相应的奇数得分(1、3、5分)即可。比如，如果治疗师的日程设置很好，但没有就设置的日程确定优先顺序，则可以在这一项给治疗师打5分(介于4分和6分之间)。

　　评估时偶尔可能出现的情况是，某个条目得分的具体描述不适合您正在评估的某次治疗，您就可以忽略那些得分描述，直接用下面比较笼统的方式给治疗师打分：

非常差	不太好	一般	满意	好	非常好	优秀
0	1	2	3	4	5	6

评估时请不要放空任何一个评估条目。针对所有的评估条目给出相应的评分，重点是评估治疗师的相应技能，同时考虑治疗师在这次治疗中遇到的实际困难程度。

第 1 部分　通用治疗技能

＿＿＿ 1. 日程

0　　治疗师未设置日程。

2　　治疗师的日程设置模糊或不完全。

4　　治疗师和患者一起设置了彼此满意的日程，其中包含特定的目标问题（如工作中的焦虑、对婚姻不满意等）。

6　　治疗师和患者一起设置了恰当的、涵盖目标问题的日程，适合治疗中可用到的时间。设立了议题讨论的优先顺序，且遵从日程设置。

＿＿＿ 2. 反馈

0　　治疗师没有询问患者的反馈，没有明确了解患者对此次治疗的理解或此次治疗是否对患者有帮助。

2　　治疗师从患者那里引出了一些反馈，但在治疗中没有询问足够多的问题以保证患者理解了治疗师的推理过程或明确了解患者对此次治疗是否满意。

4　　治疗师在整个治疗中询问了足够多的问题，以确保患者理解治疗师的推理过程，并明确了解此次治疗对患者是否有帮助。如果合适的话，治疗师会根据患者的反馈调整其行为。

6　　在整个治疗过程中，治疗师非常善于引出患者的语言和非语言反馈，并做出相应的回应（例如，了解治疗对患者的效果，有规律地核查患者的理解程度，在治疗快结束时帮助患者总结治疗的要点）。

＿＿＿ 3. 理解

0　　治疗师一再不能理解患者明确表达的意思，一贯地抓不住重点。共情技巧差。

2　　治疗师通常能表达或复述患者明确说出来的话，但总是对患者更细微的交流不能有效地做出回应。倾听和共情能力有限。

4　治疗师看起来大体上能抓住患者明确说出来的或者以更细微方式流露出的"内在现实"。倾听和共情能力好。

6　治疗师看起来能完全理解患者的"内在现实"，并擅长用恰当的语言和非语言表达回应患者，以传递出这种理解（例如，治疗师回应的语调可以传递出他对患者"信息"的共情式理解）。出色的倾听和共情技巧。

_____ 4. 人际效能

0　治疗师的人际交往技巧差，看起来对患者有敌意、贬损或一定程度的伤害。

2　治疗师看起来没有伤害性，但有明显的人际交往问题。有时候治疗师表现出不必要的不耐烦、冷淡、不真诚或者不能将自信和能力传递出来。

4　治疗师展现出的温暖、关心、自信、真诚和专业的程度令人满意。没有明显的人际交往问题。

6　治疗师展现出的温暖、关心、自信、真诚和专业的水准最佳，适合此次治疗中这一特定的患者。

_____ 5. 合作

0　治疗师没有尝试与患者建立合作关系。

2　治疗师尝试与患者建立合作关系，但在界定患者认为重要的问题或跟患者建立和谐的关系方面有困难。

4　治疗师能够与患者建立合作关系，聚焦于患者和治疗师都认为重要的问题上，并跟患者建立了和谐的治疗关系。

6　合作关系看起来很出色，治疗师尽可能鼓励患者在治疗中发挥积极作用（如，给予患者选择权），以至于让患者能够作为"团队"成员发挥作用。

_____ 6. 治疗节奏和有效利用时间

0　治疗师没有尝试系统安排治疗的时间。治疗显得毫无目的。

2　治疗有一些方向，但治疗师在结构化和治疗节奏上有明显的问题（例如，几乎没有结构化，在结构化方面缺乏灵活性，治疗节奏太慢或治疗节奏过快）。

4　治疗师在有效利用时间方面相当成功。治疗师恰当地控制了讨论的进程与治疗的节奏。

6　治疗师在治疗中巧妙地避开次要的和无益的讨论，快速地调整治疗节奏以适合患者，从而有效地利用时间。

第 2 部分　概念化、策略和技术

____ 7. 引导性发现

0　治疗师主要依靠辩论、说服或"说教"的方法。治疗师似乎在"盘问"患者，将患者置于戒备防御的位置，或者将自己的观点强加于患者。

2　治疗师过多依靠说服和辩论而不是引导性发现。但治疗师的风格是支持性的，以至于患者看起来没感到被攻击或有戒备心。

4　多数情况下治疗师通过引导性发现（如检查证据、考虑其他可能性、权衡利弊）而非辩论来帮助患者看到新的视角。恰当地运用提问技巧。

6　治疗师在治疗中特别善于运用引导性发现来探讨问题并帮助患者得出自己的结论。在有技巧的提问和其他干预模式之间取得了出色的平衡。

____ 8. 聚焦于关键的认知或行为

0　治疗师没有尝试引出患者特定的思维、假设、表象、含义或行为。

2　治疗师运用恰当的技巧引出患者的认知或行为；但治疗师难以聚焦，或者聚焦于跟患者关键问题无关的认知/行为上。

4　治疗师聚焦于与目标问题相关的具体的认知或行为上。但治疗师本可以聚焦于更关键的认知或行为上，有可能提供较大的进展承诺。

6　治疗师巧妙地聚焦于跟问题行为最相关的关键思维、假设、行为等，从而提供了相当大的进展承诺。

____ 9. 改变的策略（注：这个条目关注治疗师用于改变的策略的质量，而不是评估如何有效地执行该策略或者改变是否真的发生。）

0　治疗师没有选择认知—行为技术。

2　　治疗师选择了认知—行为技术；然而整个导致改变的策略似乎含糊不清，或者看起来未来不能帮到患者。

4　　看起来治疗师有大致连贯的用于改变的策略，展现出合理的前景，并吸纳了认知—行为技术。

6　　治疗师遵循连贯一致的用于改变的策略，这个策略看起来非常有前景，并且融合了最适当的认知—行为技术。

_____10. 认知—行为技术的应用（注：本条目关注的是这些技术如何被巧妙地使用，而不是关注这些技术相对于目标问题来说的恰当程度或改变是否真的发生。）

0　　治疗师没有运用任何认知—行为技术。

2　　治疗师运用了认知—行为技术，但运用它们的方式有明显的瑕疵。

4　　治疗师运用认知—行为技术，技巧中等。

6　　非常巧妙且机智地运用了认知—行为技术。

_____11. 家庭作业

0　　治疗师没有尝试将与认知治疗有关的家庭作业纳入进来。

2　　治疗师将家庭作业纳入治疗有明显的困难（如，没有检查上次的家庭作业，没有足够细致地解释家庭作业，布置的家庭作业不合适）。

4　　治疗师检查了上次的家庭作业，并且布置了"标准"的、与此次治疗探讨的问题相关的认知治疗家庭作业。家庭作业解释得足够细致。

6　　治疗师检查了上次的家庭作业，并为接下来一周认真安排了认知治疗方面的家庭作业。布置的作业看起来是"量身定制"的，有助于患者吸收新的观点、检验假设、体验治疗中讨论过的新行为，等等。

第 3 部分　其他考虑

_____12. _____ a. 这次治疗中是否出现了特殊的问题（如，患者没有做作业、治疗师和患者之间的人际互动有问题、患者对于连续治疗感到失望、旧病复燃）？

1＝是　　　　2＝否

_____ b. 如果选择"是"：

0 治疗师不能恰当处理治疗中出现的特殊问题。

2 治疗师恰当处理了特殊问题，但使用了与认知治疗不一致的策略或案例概念化。

4 治疗师试图用认知框架来处理特殊的问题且使用这些技术时技巧还可以。

6 治疗师应用认知治疗的框架非常熟练地解决了特殊的问题。

_____ 13. 在这次治疗中是否有什么不常见的因素使得治疗师有合理的理由偏离此量表评估的标准方法？

1＝是（请在下面用文字描述） 2＝否

第 4 部分 总体评分与评论

_____ 14. 你认为此治疗师作为认知行为治疗师的总体水平如何？

0	1	2	3	4	5	6
非常差	不太好	一般	满意	好	非常好	优秀

_____ 15. 如果你开展一项认知治疗的效果研究，你会选择这个治疗师参加你的项目吗？（假定这次治疗就是此治疗师的水平写照）

0	1	2	3	4
绝对不会	可能不会	不确定	可能会	肯定会

_____ 16. 你认为跟这个患者一起工作的难度有多大？

0	1	2	3	4	5	6
没有困难—中等难度		极其困难		非常乐意接受治疗		

_____ 17. 你对治疗师如何继续提高水平的评论和建议：

_____18. 总体评分：

0	1	2	3	4	5
不合格	一般	满意	好	非常好	优秀

请使用上面的刻度标尺，依据这次治疗的情况给此治疗师的总体技能打分。请把得分写在条目左侧的横线处。

备注：依据此量表的前 11 个条目得分之和计算出此量表的总分，如果治疗师此量表总分≥40 分，表示此治疗师是一名合格的认知行为治疗师。如果此量表总分≥50 分，表示此治疗师是一名优秀的认知行为治疗师。当然，仅凭一次治疗的评估结果可能不能完全反映治疗师的真实水平，有时需要获得多次治疗的量表评估结果。

三、问题核查表

问题核查表(请在相应行的空栏处打钩)

问题描述	打钩处
1. 心理健康	
2. 身体健康	
3. 工作或学习	
4. 使用酒精、成瘾药物	
5. 亲密关系	
6. 其他人际关系	
7. 休闲娱乐活动	
8. 自我照料	
9. 经济	
10. 法律	
11. 住房	
12. 其他(描述　)	

四、认知模型图

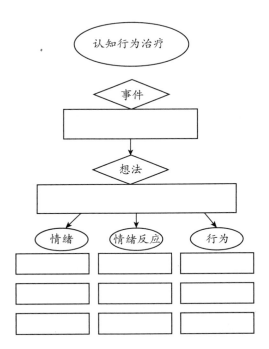

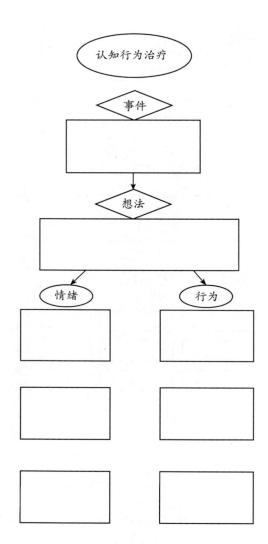

五、自动化思维记录表

自动化思维记录表(功能不良性思维记录表: DTR 表)

指导语: 当你注意到自己心情不好时, 问自己: "我此时脑子里在想什么?"然后尽快把这些想法或图像记在自动化思维栏内。

日期/时间	情景	自动化思维	情绪、生理反应或行为	替代思维	结果
	1. 发生什么事件、出现什么想法、白日梦或回忆之后你感到不愉快、伤心或有其他烦恼? 2. 你处在什么环境下感到不愉快、伤心或有其他烦恼? 3. 你察觉身体上有什么不舒服后出现不愉快、伤心或有其他烦恼?	1. 你脑子里有什么想法或图像出现? 2. 当时你对每个想法或图像的相信程度是多少(0~100分)?	1. 当时你有什么情绪反应(悲伤/焦虑/愤怒等)? 2. 每个情绪反应的强烈程度是多少(0~100分)? 3. 有什么生理或行为反应(或你做了什么)?	1. (选择性使用)你的自动化思维属于哪类认知歪曲? 2. 使用表下面的问题构想出一个更合理的想法来替换自动化思维。 3. 你对每种替代思维的相信程度(0~100分)?	1. 现在你对第三列自动化思维的相信程度? 2. 你现在有什么情绪、生理反应? 情绪强度是多少(0~100分)? 3. 你原来情绪反应的强度会变成多少(0~100分)? 4. 你会做什么(你的行为会有什么不同)?

用下述问题帮助挑战功能不良性自动化思维、产生替代思维。

①支持自动化思维的证据有哪些? 不支持的证据有哪些?

②是否有其他的解释?

③如果自动化思维是合理的, 那么最坏会发生什么? 我能承受吗? 最好会发生什么? 最可能出现的结局是什么?

④我相信这一自动化思维的话, 结果会怎样? 我相信替代思维后, 结果又会怎样? 哪种是我期望的或对我有帮助?

⑤对此我应该做什么?

⑥如果_____(亲友的名字)处在这个情形且有这种想法, 我

会对他/她说什么？试着拿来对自己说。

六、寻找证据挑战自动化思维工作单

自动化思维：

相信程度（0～100 分）：

一、支持的证据：

二、反对的证据：

三、再审视支持的证据：

替代思维：

相信程度（0～100 分）：

对原想法的相信程度（0～100 分）：

七、每日活动心情记录单

每日活动心情记录单

时间： 记录 起止 时间	周一	周二	周三	周四	周五	周六	周日
6—7	活动：＿＿＿ 愉快感：＿＿ 成就感：＿＿	活动：＿＿＿ 愉快感：＿＿ 成就感：＿＿	活动：＿＿＿ 愉快感：＿＿ 成就感：＿＿	活动：＿＿＿ 愉快感：＿＿ 成就感：＿＿	活动：＿＿＿ 愉快感：＿＿ 成就感：＿＿	活动：＿＿＿ 愉快感：＿＿ 成就感：＿＿	活动：＿＿＿ 愉快感：＿＿ 成就感：＿＿
	活动：＿＿＿ 愉快感：＿＿ 成就感：＿＿	活动：＿＿＿ 愉快感：＿＿ 成就感：＿＿	活动：＿＿＿ 愉快感：＿＿ 成就感：＿＿	活动：＿＿＿ 愉快感：＿＿ 成就感：＿＿	活动：＿＿＿ 愉快感：＿＿ 成就感：＿＿	活动：＿＿＿ 愉快感：＿＿ 成就感：＿＿	活动：＿＿＿ 愉快感：＿＿ 成就感：＿＿
	活动：＿＿＿ 愉快感：＿＿ 成就感：＿＿	活动：＿＿＿ 愉快感：＿＿ 成就感：＿＿	活动：＿＿＿ 愉快感：＿＿ 成就感：＿＿	活动：＿＿＿ 愉快感：＿＿ 成就感：＿＿	活动：＿＿＿ 愉快感：＿＿ 成就感：＿＿	活动：＿＿＿ 愉快感：＿＿ 成就感：＿＿	活动：＿＿＿ 愉快感：＿＿ 成就感：＿＿
	活动：＿＿＿ 愉快感：＿＿ 成就感：＿＿	活动：＿＿＿ 愉快感：＿＿ 成就感：＿＿	活动：＿＿＿ 愉快感：＿＿ 成就感：＿＿	活动：＿＿＿ 愉快感：＿＿ 成就感：＿＿	活动：＿＿＿ 愉快感：＿＿ 成就感：＿＿	活动：＿＿＿ 愉快感：＿＿ 成就感：＿＿	活动：＿＿＿ 愉快感：＿＿ 成就感：＿＿
	活动：＿＿＿ 愉快感：＿＿ 成就感：＿＿	活动：＿＿＿ 愉快感：＿＿ 成就感：＿＿	活动：＿＿＿ 愉快感：＿＿ 成就感：＿＿	活动：＿＿＿ 愉快感：＿＿ 成就感：＿＿	活动：＿＿＿ 愉快感：＿＿ 成就感：＿＿	活动：＿＿＿ 愉快感：＿＿ 成就感：＿＿	活动：＿＿＿ 愉快感：＿＿ 成就感：＿＿
	活动：＿＿＿ 愉快感：＿＿ 成就感：＿＿	活动：＿＿＿ 愉快感：＿＿ 成就感：＿＿	活动：＿＿＿ 愉快感：＿＿ 成就感：＿＿	活动：＿＿＿ 愉快感：＿＿ 成就感：＿＿	活动：＿＿＿ 愉快感：＿＿ 成就感：＿＿	活动：＿＿＿ 愉快感：＿＿ 成就感：＿＿	活动：＿＿＿ 愉快感：＿＿ 成就感：＿＿
	活动：＿＿＿ 愉快感：＿＿ 成就感：＿＿	活动：＿＿＿ 愉快感：＿＿ 成就感：＿＿	活动：＿＿＿ 愉快感：＿＿ 成就感：＿＿	活动：＿＿＿ 愉快感：＿＿ 成就感：＿＿	活动：＿＿＿ 愉快感：＿＿ 成就感：＿＿	活动：＿＿＿ 愉快感：＿＿ 成就感：＿＿	活动：＿＿＿ 愉快感：＿＿ 成就感：＿＿
	活动：＿＿＿ 愉快感：＿＿ 成就感：＿＿	活动：＿＿＿ 愉快感：＿＿ 成就感：＿＿	活动：＿＿＿ 愉快感：＿＿ 成就感：＿＿	活动：＿＿＿ 愉快感：＿＿ 成就感：＿＿	活动：＿＿＿ 愉快感：＿＿ 成就感：＿＿	活动：＿＿＿ 愉快感：＿＿ 成就感：＿＿	活动：＿＿＿ 愉快感：＿＿ 成就感：＿＿
	活动：＿＿＿ 愉快感：＿＿ 成就感：＿＿	活动：＿＿＿ 愉快感：＿＿ 成就感：＿＿	活动：＿＿＿ 愉快感：＿＿ 成就感：＿＿	活动：＿＿＿ 愉快感：＿＿ 成就感：＿＿	活动：＿＿＿ 愉快感：＿＿ 成就感：＿＿	活动：＿＿＿ 愉快感：＿＿ 成就感：＿＿	活动：＿＿＿ 愉快感：＿＿ 成就感：＿＿

注：应从早上开始记起，直至晚上睡觉为止，尽量当时或稍后抽空记录，或必要时每天临睡前补充活动，即正在做什么，如看电视、躺着、看书、打牌、写作业等；愉快感、成就感为 0～100 分评估，得分越高，表示越感到愉快、越有成就感。

八、认知概念化图表

认知概念化图表

病人姓名：_____ 年龄：____岁 性别：___ 日期：_____
诊断：_____

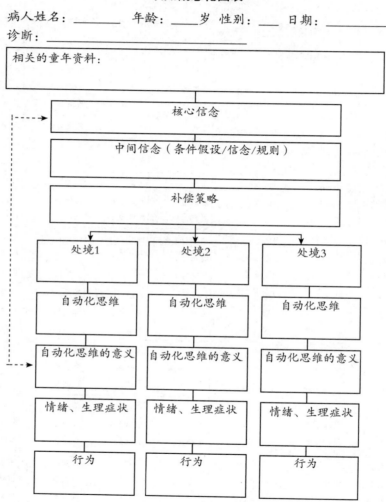

九、支持新信念证据记录表

正性信息记录单

新信念：

日期/时间	支持新信念的证据

正性信息记录单

日期/时间	发生了什么	解释/评论

正性信息记录单

旧信念：

新信念：

日期/时间	支持新信念的证据

十、信念工作表

核心价值观/信念工作表

旧的核心价值观/信念：

现在你对此核心价值观/信念的相信程度：（0～100 分）

在这一周，你对此信念最高的相信程度：（0～100 分）

在这一周，你对此信念最低的相信程度：（0～100 分）

新的价值观/信念：

现在你对新的价值观/信念的相信程度：（0～100 分）

否定旧信念支持新信念的证据	虽然支持旧信念但有重新解释的证据

十一、人格信念问卷（PBQ）

姓名：_____　性别：____　年龄：____岁

受正规教育年限：_____年　　填表日期_____

指导语：请读下面每个句子，给出您对每句话的相信程度。相信程度分"完全相信""非常相信""有些相信""不太相信"和"完全不相信"五个等级。请在相应的答案上画圈，以表明您对每种观点的同意程度。

示例： 1. 这个世界是危险的。	您相信它的程度是多少？ 4　　3　　2　　1　　0 完全相信 非常相信 有些相信 不太相信 完全不相信				
1. 我在工作或社交场所缺乏社交能力且不受欢迎。	完全相信	非常相信	有些相信	不太相信	完全不相信
2. 其他人都非常挑剔、冷漠、苛刻或排外。	完全相信	非常相信	有些相信	不太相信	完全不相信
3. 我无法忍受不快的感觉。	完全相信	非常相信	有些相信	不太相信	完全不相信
4. 如果人们接近我，他们就会发现"真实"的我并排斥我。	完全相信	非常相信	有些相信	不太相信	完全不相信

5. 无法容忍被人看作低人一等或者无能。	完全相信	非常相信	有些相信	不太相信	完全不相信
6. 我应该不惜一切代价避免令人不开心的状况。	完全相信	非常相信	有些相信	不太相信	完全不相信
7. 如果我感觉或想到某个不开心的事情，我应该试着摆脱它或者转移自己的注意力（比如，想起其他事情、喝酒、服药或者看电视）。	完全相信	非常相信	有些相信	不太相信	完全不相信
8. 我应该避免任何使我引人注目的场合，或者尽量不引人注意。	完全相信	非常相信	有些相信	不太相信	完全不相信
9. 不良情绪会升级并超出人的控制。	完全相信	非常相信	有些相信	不太相信	完全不相信
10. 如果其他人批评我，他们肯定是对的。	完全相信	非常相信	有些相信	不太相信	完全不相信
11. 什么事都不做也比做一些有可能失败的事情好。	完全相信	非常相信	有些相信	不太相信	完全不相信
12. 如果我没考虑过一个问题，我就不能对它采取任何措施。	完全相信	非常相信	有些相信	不太相信	完全不相信
13. 人际关系中出现的任何紧张迹象，都提示人际关系已经变得糟糕，因此，我应该结束这个关系。	完全相信	非常相信	有些相信	不太相信	完全不相信
14. 如果我无视一个问题，这个问题就会自行消失。	完全相信	非常相信	有些相信	不太相信	完全不相信
15. 我需要帮助且软弱。	完全相信	非常相信	有些相信	不太相信	完全不相信
16. 我需要任何时间都有人在我身边，帮助我做我需要做的事情，或者以防不好的情况发生。	完全相信	非常相信	有些相信	不太相信	完全不相信
17. 如果帮助我的人想做的话，他/她可以照顾我、支持我并充满信心。	完全相信	非常相信	有些相信	不太相信	完全不相信
18. 当我一个人时，我很无助。	完全相信	非常相信	有些相信	不太相信	完全不相信
19. 我基本上是孤独的——除非我可以依赖一个更强的人。	完全相信	非常相信	有些相信	不太相信	完全不相信

续表

	完全相信	非常相信	有些相信	不太相信	完全不相信
20. 最糟糕的事情就是被抛弃。	完全相信	非常相信	有些相信	不太相信	完全不相信
21. 如果我不被人爱，我就会一直不开心。	完全相信	非常相信	有些相信	不太相信	完全不相信
22. 我肯定不能做任何冒犯到帮助我或支持我的人的事。	完全相信	非常相信	有些相信	不太相信	完全不相信
23. 我必须屈从才能维持他/她的善意。	完全相信	非常相信	有些相信	不太相信	完全不相信
24. 我必须总是能够接触到他/她。	完全相信	非常相信	有些相信	不太相信	完全不相信
25. 我应该把一段关系培养得越亲密越好。	完全相信	非常相信	有些相信	不太相信	完全不相信
26. 我自己无法独立做决定。	完全相信	非常相信	有些相信	不太相信	完全不相信
27. 我无法像他人一样应付事务。	完全相信	非常相信	有些相信	不太相信	完全不相信
28. 我需要他人帮助我做决定或者告诉我我应该做什么。	完全相信	非常相信	有些相信	不太相信	完全不相信
29. 我有自信，但我需要其他人帮助我达到我的目标。	完全相信	非常相信	有些相信	不太相信	完全不相信
30. 唯一能维护自尊的方法就是间接地坚持己见，比如不准确地执行指示。	完全相信	非常相信	有些相信	不太相信	完全不相信
31. 虽然我喜欢依恋人们，但是我不愿付出被人掌控的代价。	完全相信	非常相信	有些相信	不太相信	完全不相信
32. 权威人物常常有侵略性，苛刻，好干涉和控制他人。	完全相信	非常相信	有些相信	不太相信	完全不相信
33. 我不得不反抗权威人物的支配，但同时要保持他们对我的认可和接纳。	完全相信	非常相信	有些相信	不太相信	完全不相信
34. 被其他人控制或支配是无法让人忍受的。	完全相信	非常相信	有些相信	不太相信	完全不相信
35. 我必须按照自己的意愿做事。	完全相信	非常相信	有些相信	不太相信	完全不相信
36. 确定最后期限、服从要求并遵规守纪会打击我的骄傲和自信。	完全相信	非常相信	有些相信	不太相信	完全不相信

37. 如果我以人们期望的方式遵守规定，那将会限制我行动的自由。	完全相信	非常相信	有些相信	不太相信	完全不相信
38. 最好不直接表达我的愤怒，而应该通过不遵守规定来表示我的不高兴。	完全相信	非常相信	有些相信	不太相信	完全不相信
39. 我知道什么对我最有利，其他人不应该告诉我我该做什么。	完全相信	非常相信	有些相信	不太相信	完全不相信
40. 规定太武断，并让我窒息。	完全相信	非常相信	有些相信	不太相信	完全不相信
41. 其他人经常过于苛刻。	完全相信	非常相信	有些相信	不太相信	完全不相信
42. 如果我认为人们太爱指挥人，那我有权利不理会他们的要求。	完全相信	非常相信	有些相信	不太相信	完全不相信
43. 我对自己和他人负有全责。	完全相信	非常相信	有些相信	不太相信	完全不相信
44. 我必须依靠自己来确保事情真的完成了。	完全相信	非常相信	有些相信	不太相信	完全不相信
45. 其他人似乎太随便，经常不负责任、任性或无能。	完全相信	非常相信	有些相信	不太相信	完全不相信
46. 把每件事情做到完美是很重要的。	完全相信	非常相信	有些相信	不太相信	完全不相信
47. 我需要指示、制度和规矩来恰当地完成任务。	完全相信	非常相信	有些相信	不太相信	完全不相信
48. 如果我没有制度，每件事情都将会失败。	完全相信	非常相信	有些相信	不太相信	完全不相信
49. 出现任何瑕疵或失误都可能导致巨大的灾难。	完全相信	非常相信	有些相信	不太相信	完全不相信
50. 有必要一直维持最高的标准，不然事情就会失败。	完全相信	非常相信	有些相信	不太相信	完全不相信
51. 我需要完全控制住我的情绪。	完全相信	非常相信	有些相信	不太相信	完全不相信
52. 人们应该按照我的方式来做事。	完全相信	非常相信	有些相信	不太相信	完全不相信
53. 如果我不能表现出最高水准，我就会失败。	完全相信	非常相信	有些相信	不太相信	完全不相信

续表

54. 小失误、缺陷或错误是无法让人忍受的。	完全相信	非常相信	有些相信	不太相信	完全不相信
55. 细节至关重要。	完全相信	非常相信	有些相信	不太相信	完全不相信
56. 总体来说我做事的方式是最好的。	完全相信	非常相信	有些相信	不太相信	完全不相信
57. 我必须为自己的利益着想。	完全相信	非常相信	有些相信	不太相信	完全不相信
58. 武力或诡计是完成任务最好的方法。	完全相信	非常相信	有些相信	不太相信	完全不相信
59. 我们就像住在丛林，最强壮的人才能活下来。	完全相信	非常相信	有些相信	不太相信	完全不相信
60. 如果我不先指责人们，人们就会指责我。	完全相信	非常相信	有些相信	不太相信	完全不相信
61. 信守承诺或信誉并不重要。	完全相信	非常相信	有些相信	不太相信	完全不相信
62. 撒谎和欺骗是可以的，只要你不被抓到。	完全相信	非常相信	有些相信	不太相信	完全不相信
63. 我受到不公平对待，我有权采取任何手段拿回属于我的公正。	完全相信	非常相信	有些相信	不太相信	完全不相信
64. 其他人太软弱了，活该被人欺负。	完全相信	非常相信	有些相信	不太相信	完全不相信
65. 如果我不摆布欺负其他人，其他人就会摆布欺负我。	完全相信	非常相信	有些相信	不太相信	完全不相信
66. 我应该做任何使我能够免受惩罚的事情。	完全相信	非常相信	有些相信	不太相信	完全不相信
67. 其他人怎么看我真的没有关系。	完全相信	非常相信	有些相信	不太相信	完全不相信
68. 如果我想要什么，我就应该做任何有必要的事情去得到它。	完全相信	非常相信	有些相信	不太相信	完全不相信
69. 我能够免受惩罚，所以我不需要担心任何坏的结局。	完全相信	非常相信	有些相信	不太相信	完全不相信
70. 如果人们无法自己照顾好自己，那就是他们自己的问题。	完全相信	非常相信	有些相信	不太相信	完全不相信

续表

71. 我是一个很特别的人。	完全 相信	非常 相信	有些 相信	不太 相信	完全 不相信
72. 我是如此的优秀，就有权得到特殊待遇和特权。	完全 相信	非常 相信	有些 相信	不太 相信	完全 不相信
73. 我不必受到适用于其他人的规条的束缚。	完全 相信	非常 相信	有些 相信	不太 相信	完全 不相信
74. 得到认可、表扬和赞许非常重要。	完全 相信	非常 相信	有些 相信	不太 相信	完全 不相信
75. 如果其他人不尊重我的身份，他们应该受到惩罚。	完全 相信	非常 相信	有些 相信	不太 相信	完全 不相信
76. 其他人应该满足我的需求。	完全 相信	非常 相信	有些 相信	不太 相信	完全 不相信
77. 其他人应该发觉我有多特别。	完全 相信	非常 相信	有些 相信	不太 相信	完全 不相信
78. 如果我没有得到我应得的尊重，或者没有得到我有权得到的东西，那是无法忍受的。	完全 相信	非常 相信	有些 相信	不太 相信	完全 不相信
79. 其他人不配得到他们现有的赞赏或财富。	完全 相信	非常 相信	有些 相信	不太 相信	完全 不相信
80. 人们没有权利批评我。	完全 相信	非常 相信	有些 相信	不太 相信	完全 不相信
81. 任何其他人的需求不应妨碍到我的需求。	完全 相信	非常 相信	有些 相信	不太 相信	完全 不相信
82. 因为我非常有天赋，人们就应该放弃他们的事情来推动我的事业。	完全 相信	非常 相信	有些 相信	不太 相信	完全 不相信
83. 只有像我这样卓越的人才能理解我。	完全 相信	非常 相信	有些 相信	不太 相信	完全 不相信
84. 我有充足的理由期待卓越的事情。	完全 相信	非常 相信	有些 相信	不太 相信	完全 不相信
85. 我是个有趣、活泼的人。	完全 相信	非常 相信	有些 相信	不太 相信	完全 不相信
86. 为了开心，我需要其他人关注我。	完全 相信	非常 相信	有些 相信	不太 相信	完全 不相信

续表

87. 除非我取悦或者打动人们，否则我一无是处。	完全相信	非常相信	有些相信	不太相信	完全不相信
88. 如果我无法与其他人保持亲密关系，他们就不再喜欢我了。	完全相信	非常相信	有些相信	不太相信	完全不相信
89. 得到我想要的东西的方法就是让人们为我叹服或取悦人们。	完全相信	非常相信	有些相信	不太相信	完全不相信
90. 如果人们不很积极地回应我，那他们就令人讨厌。	完全相信	非常相信	有些相信	不太相信	完全不相信
91. 如果人们忽视我，那就太糟糕了。	完全相信	非常相信	有些相信	不太相信	完全不相信
92. 我应该成为关注的焦点。	完全相信	非常相信	有些相信	不太相信	完全不相信
93. 我不必费力思考事情，我可以跟着自己的直觉走。	完全相信	非常相信	有些相信	不太相信	完全不相信
94. 如果我取悦人们，他们就不会注意到我的弱点。	完全相信	非常相信	有些相信	不太相信	完全不相信
95. 我不能忍受无聊。	完全相信	非常相信	有些相信	不太相信	完全不相信
96. 如果我想要做什么事情，就应该着手去做。	完全相信	非常相信	有些相信	不太相信	完全不相信
97. 只有当我表现得很极端时，人们才会注意到我。	完全相信	非常相信	有些相信	不太相信	完全不相信
98. 感觉和直觉比理性思考和计划重要得多。	完全相信	非常相信	有些相信	不太相信	完全不相信
99. 其他人如何看我无所谓。	完全相信	非常相信	有些相信	不太相信	完全不相信
100. 对于我来说，自由和独立很重要。	完全相信	非常相信	有些相信	不太相信	完全不相信
101. 相比和其他人共同做事情，我更享受于自己独立做事情。	完全相信	非常相信	有些相信	不太相信	完全不相信
102. 在很多情况下，留下我独自一人可能更好。	完全相信	非常相信	有些相信	不太相信	完全不相信
103. 我在决定做什么事情时不会受其他人的影响。	完全相信	非常相信	有些相信	不太相信	完全不相信

104. 与其他人的亲密关系对于我并不重要。	完全相信	非常相信	有些相信	不太相信	完全不相信
105. 我自己制定自己的标准和目标。	完全相信	非常相信	有些相信	不太相信	完全不相信
106. 对于我来说，我的隐私比和他人的亲密关系更重要。	完全相信	非常相信	有些相信	不太相信	完全不相信
107. 其他人想什么对于我无所谓。	完全相信	非常相信	有些相信	不太相信	完全不相信
108. 在没有人帮助的情况下，我可以自己料理事情。	完全相信	非常相信	有些相信	不太相信	完全不相信
109. 独自一人比受"困"于其他人要强。	完全相信	非常相信	有些相信	不太相信	完全不相信
110. 我不应该信任其他人。	完全相信	非常相信	有些相信	不太相信	完全不相信
111. 我可以为了自己的目的利用其他人，只要我不被牵扯进去。	完全相信	非常相信	有些相信	不太相信	完全不相信
112. 人际关系是麻烦的且妨碍自由。	完全相信	非常相信	有些相信	不太相信	完全不相信
113. 我不能信任其他人。	完全相信	非常相信	有些相信	不太相信	完全不相信
114. 其他人都有不可告人的目的。	完全相信	非常相信	有些相信	不太相信	完全不相信
115. 如果我不小心，其他人就会试图利用或控制我。	完全相信	非常相信	有些相信	不太相信	完全不相信
116. 我必须时刻提防。	完全相信	非常相信	有些相信	不太相信	完全不相信
117. 信赖其他人是不安全的。	完全相信	非常相信	有些相信	不太相信	完全不相信
118. 当人们表现友好时，他们可能正在试图利用或剥削我。	完全相信	非常相信	有些相信	不太相信	完全不相信
119. 如果我给人机会的话，他们会利用我。	完全相信	非常相信	有些相信	不太相信	完全不相信
120. 大部分时候，其他人不友好。	完全相信	非常相信	有些相信	不太相信	完全不相信

续表

121. 其他人会故意试图贬低我。	完全 相信	非常 相信	有些 相信	不太 相信	完全 不相信
122. 很多时候人们故意惹我烦。	完全 相信	非常 相信	有些 相信	不太 相信	完全 不相信
123. 如果我让其他人认为他们可以对我 不好而不受惩罚，我就会陷入很大的 麻烦。	完全 相信	非常 相信	有些 相信	不太 相信	完全 不相信
124. 如果其他人发现关于我的事情，他 们就会利用这些信息来对付我。	完全 相信	非常 相信	有些 相信	不太 相信	完全 不相信
125. 人们所说的话常常不是他们真正的 意思。	完全 相信	非常 相信	有些 相信	不太 相信	完全 不相信
126. 和我亲近的人很可能不守信义或者 对我不忠。	完全 相信	非常 相信	有些 相信	不太 相信	完全 不相信

图书在版编目(CIP)数据

精神障碍的认知行为治疗：总论/李献云著. —北京：北京师范
大学出版社，2021.5
（社会心理服务书系）
ISBN 978-7-303-26635-7

Ⅰ.①精… Ⅱ.①李… Ⅲ.①精神障碍－认知－行为疗法
Ⅳ.①R749.055

中国版本图书馆 CIP 数据核字(2021)第 009963 号

营　销　中　心　电　话　　010-58807651
北师大出版社高等教育分社微信公众号　新外大街拾玖号

JINGSHEN ZHANG'AI DE RENZHI XINGWEI ZHILIAO：ZONGLUN
出版发行：北京师范大学出版社　　www.bnupg.com
　　　　　北京市西城区新街口外大街 12-3 号
　　　　　邮政编码：100088
印　　刷：北京京师印务有限公司
经　　销：全国新华书店
开　　本：787 mm×1092 mm　1/16
印　　张：25.5
字　　数：390 千字
版　　次：2021 年 5 月第 1 版
印　　次：2021 年 5 月第 1 次印刷
定　　价：138.00 元

策划编辑：周益群　　　　　　　责任编辑：周　鹏　沈英伦
美术编辑：李向昕　　　　　　　装帧设计：李向昕
责任校对：张亚丽　段立超　　　责任印制：马　洁